네터의 움직임 해부학

NETTER'S MOVING ANATO*Me*

네터의 움직임 해부학

필라테스와 요가를 위한 근골격계 해부학 가이드

임 규 돈 외 옮김

NETTER'S MOVING ANATOMe

AN INTERACTIVE GUIDE TO MUSCULOSKELETAL ANATOMY

Stephanie Marango, MD, RYT
New York, New York
Carrie McCulloch, MD, RYT
New York, New York

영 문 출 판 사

■ 옮긴이

임규돈

호주 카이로프랙틱 의사
한국 물리치료사
모던필라테스 명예회장

박세웅

더에이랩(주) 대표
더에이랩평생교육 원장
대한운동전문가협회 협회장

백형진

가천대학교 특수치료대학원 운동치료전공 교수
국민대 경영대학원 헬스케어매니지먼트 교수

이지현

대한운동전문가협회 이사

성기석

사) 한국과학마사지 협회장

〈주의〉
이 분야의 지식과 치료는 끊임없이 변하고 있다. 새로운 연구와 경험이 우리의 이해를 넓히는 것처럼 연구 방법, 전문적인 치료, 또는 의학적 치료에는 변화가 필요할 수 있다. 치료사들과 연구진들은 어떠한 정보, 방법, 여러 복합적인 것들, 여기에 설명된 실험들을 평가하고 사용하는 데에 있어 자신들의 경험과 지식에 항상 의존해야 한다. 이러한 정보나 방법을 사용할 때, 자신들의 안전뿐만 아니라 전문적인 책임이 있는 사람들을 포함한 다른 사람들의 안전 또한 염두에 둬야 한다.
확인된 모든 약물 또는 의약품과 관련하여 권장된 복용량이나 형식, 투여의 방법과 기간, 금기증을 확실히 하기 위해 (1) 방법 또는 (2) 투여할 각 상품의 제조자가 제공한 가장 최신의 정보를 확인할 것을 권장한다. 환자에 대한 치료사의 경험과 지식에 의존하여 환자 개개인에 대한 진단을 내리고, 복용량과 최고의 치료를 결정하며, 적절한 안전 예방 조치를 취하는 것은 치료사의 책임이다.
최대한의 법의 범위에서, 출판사, 저자, 기여자, 편집자들은 제조물 책임의 문제, 과실, 또는 이 책에 포함된 방법, 상품, 지침, 아이디어의 사용이나 실행으로 인한 인명 또는 재산의 어떠한 상해나 손상에 대해서도 책임을 지지 않는다.

네터의 움직임 해부학

필라테스와 요가를 위한 근골격계 해부학 가이드

2023년 6월 20일 초판인쇄
2023년 6월 27일 초판발행

지은이 : Stephanie Marango & Carrie McCulloch
옮긴이 : 임 규 돈 외
발행인 : 박 병 조
발행처 : 도서출판 영문출판사
등 록 : 1987년 12월 21일 제2-419호
주 소 : 서울시 강남구 삼성동 69-2
전 화 : (02) 514-5590, 776-5590
팩 스 : (02) 756-8943
홈페이지 : www.ymsbook.net
E-mail : yeongmunsa@empal.com
정 가 : 25,000 원
ISBN 978-89-7224-549-0 93510

※ 파본은 교환해 드립니다.

모든 보건의료인에게 !

건강은 행복처럼 추구하는 것입니다.

건강을 향한 이 여정이 당신에게 영감을 주고

당신을 움직일 수 있기를 바랍니다.

저자에 대해 ABOUT THE AUTHORS

Stephanie Marango, MD, RYT는 의사이자 통합의학 교육자이다. 그녀는 스탠포드 대학을 졸업하고, Icahn School of Medicine at Mount Sinai에서 뛰어난 연구 업적으로 의학사 학위를 받았고, California Pacific Medical Center에서 정신과(psychiatry) 수련을 했다. 그녀는 뉴욕에서 개업의로 활동하는 것 이외에 아동의 건강을 연구하고 촉진하는 비영리 의료단체인 Operations for Documenting Hope의 대표로 활동하고 있다. Marango는 의료기관과 건강기구에서 건강교육을 하고 있다. 그녀는 Women's Health, Fitness, SiriusXM, WABC radio, WTNH TV와 같은 방송매체에서 활동하고 있다. 그녀는 임상 해부학계의 움직임 전문가를 훈련하는 요가강사이고, 국제적으로 명성이 있는 Functional Anatomy for Movement and Injuries (FAMI) Workshop의 공동 설립자이다. 또 그녀는 의대생을 위한 Lving AnatoME(상을 받은 해부학 교육과정)을 강의하고 있다. 그녀는 학술 논문뿐만 아니라「The Wisedom of Your Body」와「Your Body The Stars」와 같은 인기 있는 대중서의 저자이다. 그녀는 신체를 다양한 관점에서 연구했고, 이들 관점이 건강과 웰빙에 어떻게 이용될 수 있는지를 연구했다.

Carrie McCulloch, MD, RYT는 해부학 교수이고, 뉴욕시에서 손상 예방과 재활을 전문으로 하는 통합 필라테스 센터인 Kinected의 공동 설립자이고 의료원장으로 활동하고 있다. 그녀는 Icahn School of Medicine at Mount Sinai에서 뛰어난 연구 업적으로 의학사 학위를 받았고, 노스웨스턴 대학의 Medill School of Journalism로부터 저널리즘 학사 학위를 받았다. 그녀는 움직임에 대한 연구와 의학을 바탕으로, 환자와 전문가 모두를 위한 훈련법을 연결하는 교육 도구를 개발했다. 그녀는 피트니스 전문가를 위한 국제적으로 명성이 있는 임상 해부학 과정인 Functional Anatomy for Movement and Injuries(FAMI) Workshop의 공동 설립자이고, 요가와 필라테스를 의대생에게 Lving AnatoME(상을 받은 해부학 교육과정)를 강의하고 있다. McCulloch는 요가 강사 이외에, STOTT 필라테스로부터 필라테스 강사 자격을 수료했다. 그녀의 교육과 전문성은 학술지뿐만 아니라 Vogue, Marie Clarie, Fitness, and Pilates Style 과 같은 미국의 유명 잡지에서도 다루어졌다. 그녀는 인체에 대한 정확한 이해를 바탕으로 동작하고, 그 움직임에 집중함으로써 건강을 증진시키는 방법을 교육한다.

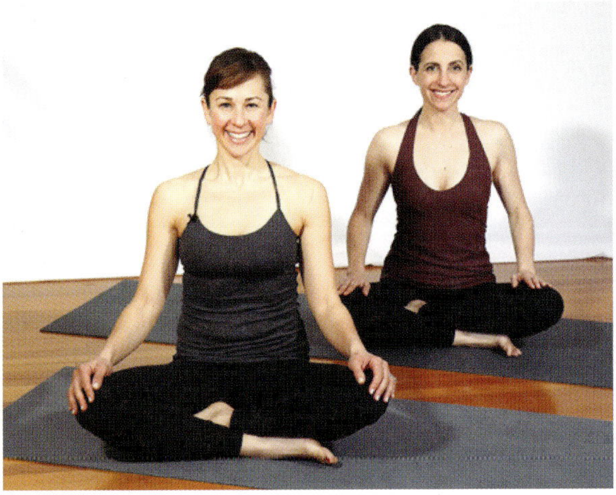

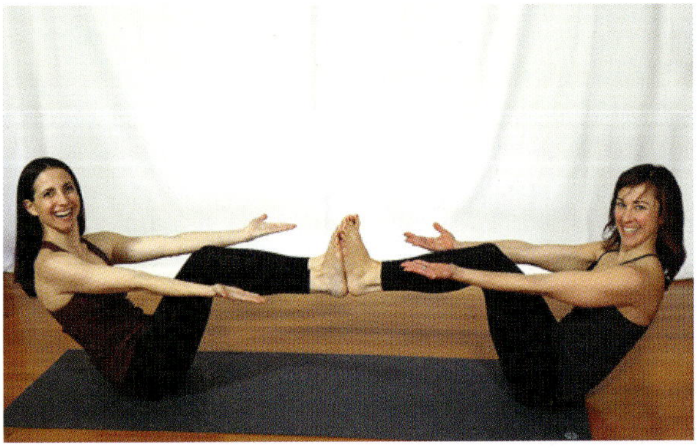

Frank H. Netter, MD

Frank H. Netter는 1906년 뉴욕에서 태어났다. 그는 뉴욕대학교 의과대학에 입학하기 전에, Art Students League와 National Academy of Design에서 미술을 전공했고, 1931년 뉴욕대학교에서 의학사 학위를 받았다. 그는 의대생 시절, 인체 스케치 실력으로 의대 교수와 다른 의사들로부터 주목을 받았고, 논문이나 교재에 삽화를 그려줌으로서 수입을 얻었다. 그는 1933년부터 외과 임상을 하면서, 부업으로 그림을 그리다가, 결국에는 풀타임으로 그림을 그리기 위해 의사 직무를 포기했다. 2차 세계대전 때 미국 군인으로 참여한 후, Netter는 CIBA 제약회사(오늘날에는 Novartis 제약회사)와 장기간의 협업을 시작했다. 45년간의 협업은 의사뿐만 아니라 보건의료계통 종사자라면 누구나 친숙하게 떠올리는 독보적인 의학 미술 컬렉션을 탄생시켰다.

Icon Learning Systems이 2000년 7월 Netter Collection을 취득한 후, Netter의 원본을 추가적으로 수집해 왔고, Netter의 화풍에 맞게 훈련받은 미술작가들에게 의뢰하여 컬렉션을 증보했다. 2005년 Elsevier Inc.가 Netter Collection과 Icon Learning Systems의 모든 출판물을 구입했다. 오늘날 Elsevier Inc.를 통해 이용할 수 있는 Netter의 작품이 담긴 출판물은 50개 이상이다.

Netter의 작품은 의학적 개념을 가르칠 때 사용하는 손꼽히는 수준의 삽화이다. 13권의 Netter Collection은 지금까지 출간된 모든 의학 서적을 통틀어 가장 유명한 작품으로, Netter가 그린 20,000점 이상의 그림을 포함하고 있다. 1989년에 처음 출간된 Netter Atlas of Human Anatomy는 Netter Collection의 해부학 그림으로 구성되어 있다. 오늘날 16개 나라의 언어로 번역되었고, 전세계의 의학과 보건학을 배우는 학생들의 해부학 교본으로 사용되고 있다.

Netter의 그림은 미학적으로 아름다울 뿐만 아니라, 지적 자료로서 뛰어난 가치를 가지고 있다. Netter는 1949년에 자신의 그림에 대해 다음과 같이 글을 썼다: "주제의 명확성이 삽화의 목적이고 목표이다. 아무리 아름답게 그리고 섬세하게 그림을 그려도, 만약 그림이 의학적 관점을 명확하게 보여주지 않으면, 이 그림은 의학 그림으로서 가치가 없다." Netter의 그림에는 자신의 계획, 개념, 관점 및 접근법이 담겨 있기 때문에 뛰어난 지적 가치가 있다.

의사이면서 아티스트인 Frank H. Netter, MD는 1991년에 사망했다.

Netter Reference Collection에 영감을 준 의사-아티스트 Netter에 대해 다음 웹사이트에서 더 많이 알아보자. https://www.netterimages.com/artist-frank-h-netter.html

Carlos Machado, MD

Carlos Machado는 Netter의 후계자로 Novartis에 의해 선택되었다. 그는 Netter 콜렉션에 주요 아티스트로 계속 참여했다.

의학 그림을 독학한 심장전문의인 Carlos Machado는 Netter의 원본에 섬세한 업데이트에 기여했고, Netter Collection의 확장판으로서 Netter의 화풍에 자신만의 작품을 만들어냈다. 사진처럼 사실적으로 그리는 Machado의 실력과 의사/환자 관계에 대한 그의 통찰력은 생생하고 잊을 수 없는 화풍을 탄생시켰다. 각 주제와 소재를 조사하는 그의 노력이 오늘날 그를 손꼽히는 의학 전문 화가로서 자리매김하게 만들었다.

그의 배경과 그림에 대해 다음 웹사이트에서 더 많이 알아보자: https://www.netterimages.com/artist-carlos-a-g-machado.html

추천사 FOREWORD

모든 사람은 몸을 가지고 있기 때문에, 자기 몸의 해부학에 대해 관심을 가지는 게 당연하다. 그러나 대부분의 전통 해부학 교재는 펼치면 숨이 턱 막힌다(보건의료계통 학생들의 마음도 마찬가지다). 해부학 구조물들이 백과사전처럼 나열된 교재들은 부담스러울 수 있다. 그들 저자들은 세부사항 하나도 빠뜨리지 않기 위해서 무던히 애쓰고, 잘못된 정보가 없게 거듭 확인했을 것이다. 더 나아가 관련된 손상과 질병에 대해서도 다루었을 것이다. 그러나 전통적인 방식으로 쓰인 교재에는 아쉬운 점이 많고, 너무 지루한 나머지 읽다가 잠들어버리게 된다. 해부학을 가르친 경험이 있는 사람이라면 누구나 해부학 교재가 흥미 진진한 책이 아님을 알 수 있다. 정보의 나열과 정적인 이미지들은 창의성, 유머, 열정이 부족하며, 학생들의 삶에 적용할 수 없어 죽은 지식이다.「*네터의 움직임 해부학: 필라테스와 요가를 위한 근골격계 해부학 가이드*」는 다른 해부학 교재들의 이러한 문제점들을 타파한 독보적인 책이다.

저자인 Stephanie Marango와 Carrie McCulloch는 이 책을 통해 여러분을 운동 감각을 체험하는 여정으로 이끌 것이다. 그들은 해부학 교육을 새로운 차원으로 발전시켰다. 자신의 몸을 중심에 두고 경험을 통해 근골격계 해부학을 배우는 방법. 저자들은 근골격계 해부학을 이해하기 위해 움직임을 학습 도구로 이용한다. 이 책은 Anatomy에서 "ME(나)"를 강조하기 위해 교재 타이틀을 "Moving AnatoME"로 했다. 다시 말하자면, 이 책을 읽는 당신과 당신의 해부학에 초점을 맞추었다.

나는 의대 교수이면서 비교해부학자로 TV 자연과학 다큐멘터리에 출연하고 있다. 전문 교육자로서, 나의 청중을 참여시키는데 창의성과 공감을 이끌어내는 표현의 가치가 매우 중요함을 잘 알고 있다. 수십 년을 교육자로서 활동하면서, 흥미를 주고, 참여시키고, 더 많은 사람들이 공감할 수 있는 교육 방법이 많음을 알게 되었다. 예를 들어, 왜 척골(Ulna)에 주두(olecranon)가 있는지를 설명할 때, 나는 지렛대 원리를 설명하기 위해 시소를 인용할 수 있다. 나는 고양이가 앉을 때, 스핑크스처럼 팔꿈치를 굽힌 채 앞발을 펼치는 이유를 설명할 때 그 자세를 취하면서 설명한다. 고양이는 사람처럼 주두돌기를 상완골 속으로 넣을 수 없기 때문에 180°로 팔을 뻗을 수 없다.

해부학을 생생하게 이해시키기 위해, 비록 그림 실력이 좋지 않지만 그림을 그려가며 설명하기도 한다.

내가 사용했던 모든 방법 중에서, 가장 성공적인 것은 자원자를 앞에 두고 시연하면서 소통하는 방식이었다. 움직임은 2차원 구조물을 우리의 삶 속으로 가져왔고, 3차원의 신체운동을 흥미롭고, 공감되고, 또 기억에 남게 만들었다. 잠시 여러분의 어린 시절을 생각해 보자. 신체 부위를 기억하기 위해 율동과 함께 노래를 불렀을 것이다(예: "머리, 어깨, 무릎, 발…"). 만약 여러분이 이 노래를 아직 기억한다면, 그 방법은 매우 성공적인 학습 방법이었다. 대부분의 어른들은 내면 아이(inner child)와 접촉하는 것을 아직도 즐기고 있고, 또 놀이를 통해 학습하는 것을 원하고 있다. 바로 이것이 이 책을 매우 재미있는 책으로 만드는 것이다. 여러분은 더 이상 수동적인 학습자가 아니고, 능동적인 참여자로서 활동할 기회를 갖게 될 것이다. 다시 말해, 신체 활동을 통한 능동적 학습을 적극적으로 권장한다. 여러분은 자발적인 시연자, 춤추는 아이, 신체활동을 통해 정신을 채우는 적극적인 학생이 될 것이다.

이 책은 신체운동에 대한 저자의 축적된 교육법과 의학적 지식(해부학, 생리학, 병리학, 정형외과학 등)이 결합된 것이다. 이들 저자는 움직임 강사(요가와 필라테스)이고 의사이다. 이것은 움직임과 의학이 완벽하게 결합된 것이고, 이것을 통해 창의적인 새로운 교재를 만들었다. 이 책을 통해 해부학을 배울 때, 여러분은 자신의 신체 능력에 대한 자신만의 인식을 하게 될 것이다. 이런 지식과 자각이 여러분 자신뿐만 아니라, 환자들과 고객들을 포함한 더 넓은 지역사회의 건강과 행복을 지켜주는 건강한 운동의 확산으로 이어지기를 희망한다.

Joy S. Reidenberg, PhD
Profesor of Anatomy
Center for Anatomy and Functional Morphology
Icahn School of Medicine at Mount Sinai
New York, New York

서문 PREFACE

"건강"을 정의하는 것은 쉬운 일이 아니다. 건강한 상태는 질병을 정의하듯이 비정상 병리검사 수치나 영상 소견과 같은 객관적인 측정 기준이 있는 것이 아니다. 검사 결과의 정상 수치와 병리학적 소견을 통해 비질병 상태를 정량화할 수 있지만, 본질적으로 건강은 개인에 의해 평가되는 주관적인 느낌이다.

당신은 건강한가? 건강함을 느끼는데, 무엇이 필요한가(예: 어떤 음식, 좋아하는 신체 활동, 수면 시간, 취미 시간 등)? 여러분과 건강한 생활 양식 사이에 어떤 방해물이 있는가? 이것이 단순한 질문처럼 보일지 모르지만, 모든 사람이 여기에 대해 답할 수 있는 것은 아니다. 그러나 미래의 건강 전문가로서, 여러분은 자신의 건강뿐만 아니라 환자의 건강을 책임져야 한다.

지금 보다 더 좋은 시기는 없다. 지금은 너무 바쁘니 미래의 어느 순간에, 예를 들어, 의대의 마지막 본과 4학년, 레지던트나 펠로우의 마지막 년차, 또는 의사로서 처음 일을 시작할 즈음에 시간을 낼 수 있을 것이라 생각한다. 그러나 우리의 경험으로 볼 때, 삶은 그렇게 작동하지 않는다. 만약 여러분이 의식적으로 운동, 명상, 독서 및 수면을 우선시 하지 않으면, 여러분은 그 밖의 모든 것으로 여러분의 시간을 채우게 될 것이다.

자가관리는 실천이다. 근육과 마찬가지로, 여러분이 자가관리에 참여하면 할수록, 자가관리를 더 잘 할 수 있게 된다. 매일 2분간의 **요가 Plank 자세**를 연습하면, 3개월 후에는 더 강한 코어를 가지게 될 것이다(더 많은 시간을 운동하면서 보내게 될 확률도 높아진다).
이와 반대로, 헬스 클럽을 가는 것을 1시간 미루면, 3개월 후에도 헬스 클럽에 가지 못할 것이다.

지금 시작하자. 여러분의 자가관리의 종류가 무엇이든 간에, 잠깐이라도 짬을 내자. 그리고 이 책을 통해 자가관리를 강화시켜보자. 더 좋은 다음시간 같은 것은 없으니 이 책을 읽으면서 바로 운동하자. 이 책을 통해 자신의 몸을 이해하고 몸을 움직이자. 정기적이고 의도적으로 신체 활동에 참여하자. 우리가 이 책을 쓴 이유는 당신이 가장 건강한 상태로 살아갈 수 있도록 돕기 위해서이다.

당신의 몸은 놀라운 것이고, 당신이 가지고 있는 하나뿐인 것이다. 자신의 몸에 귀기울이고, 자신의 몸으로부터 배우자. 평생동안 함께 할 귀한 몸을 귀하게 관리하자.

여러분의 건강을 위해

Drs Marango & McCulloch

감사의 글 ACKNOWLEDGEMENTS

우리는 신체 분절이 하나의 연결체로서 어떻게 작용하는지를 생각하면서 책을 출간했다. 우리의 삶 속에서 함께 하는 선생님들, 학생들, 친구들, 동료들, 가족들, 그리고 다른 모든 사회 구성원들이 이 책이 탄생하는 데 도움을 주었다고 생각한다. 모든 분들께 감사드린다.

그 중에서도 이 책의 탄생을 위해 직접적으로 도움을 주신 몇 분께는 직접적인 감사를 드리고 싶다.

우리의 프로젝트에 통찰력과 신념을 보여주신 Elsevier의 Elyse O'Grady; 헌신과 근면으로 우리와 함께 일하신 편집자 Marybeth Thiel; 의대에서 해부학으로 우리에게 영감을 주신 Drs Jeffrey Laitman 와 Joy Reidenberg; 우리를 의대에 보내주신 부모님; 재정적 지원, 인내, 조언과 사랑을 보내주신 Jotin Marango와 Matt McCulloch에게 감사드리고 싶다.

역자 서문 TRANSLATOR'S PREFACE

대부분의 해부학책이 해부학 구조물들을 제시한 교재들이라, 움직임에 관한 동작들을 함께 공부할 수 있는 교재의 필요성을 느끼고 있던 차에,
지루하지 않게 해부학과 움직임에 대한 지식을
보다 더 용이하게 습득할 수 있겠다는 바램을 가지고 번역을 시작하게 되었습니다.

이 교재를 번역해 나가면서 이 책에 소개되어 있는 동작들을 따라하면서 해부학 지식을 재정립하면서 스스로의 몸에 적용하여 자기 관리도 강화해나가는 좋은 기회가 되었습니다.

근골격계 의학과 움직임은 임상가들이 경험적으로 발전시킨 학문이기에 보다 더 정확한 의학적 지식을 밑바탕으로 이전에 경험해 온 동작들보다 더 향상된 필라테스, 요가, 움직임 동작들을 연구하고자하는 학생 및 전문가분들에게 좋은 지침서가 되리라고 추천드리면서

이 교재를 번역하는데 같이 협력을 주신 분들께 감사드립니다.

역자 대표 **임 규 돈**

목차 CONTENTS

단원 I 소개 Introduction

단원 II 축성 골격: 머리, 목과 등
Your Axial Skeleton: Head, Neck, and Back

단원 III 부속 골격: 상지
Your Appendicular Skeleton: Upper Extremity

단원 IV 부속 골격: 하지
Your Appendicular Skeleton: Lower Extremity

단원 V 의학으로서 여러분의 몸
Your Body as Medicine

1 장

움직임 해부학에 대한 소개

Introduction to Moving AnatoME

우리는 왜 이 책을 썼는가?

WHY WE WROTE THIS BOOK

의과대학에 입학했을 때, 우리 둘은 운동하는 사람으로서의 경험이 있었다: Carrie는 필라테스 강사였고, Stephanie는 요가 강사였다. 우리는 운동하는 사람으로서, 해부학 교실에 참여하던, 해부학 책을 열심히 공부하던, 또는 스터디 그룹에 참여하든 간에, 근골격계 해부학을 배울 때 누구보다 열정적이었다. 비록 이러한 교육 자료들이 방대한 정보를 제공했지만, 우리는 무엇인가 부족함을 느꼈다. 우리는 우리 자신의 몸과 연관시켜서 해부학을 배우고 싶었다. 이와 동시에 우리는 우리 자신의 몸을 움직이는 것을 더 많이 갈망했는데, 그 이유는 운동하는 시간이 부족했고, 또 공부로 많은 스트레스를 받았기 때문이다. 이런 곤란한 상황으로부터 요가와 필라테스를 이용해서 우리의 몸을 공부해야겠다는 생각이 나왔다. 우리는 개인적인 삶과 전문가로서의 삶에서 움직임 분야와 의학을 연결하려는 노력을 수년간 해 왔고, 그 과정에서 **움직임 해부학(Moving AnatoME)**을 만들었다. 우리는 각자의 일상에 적용할 수 있는 종합적인 학습 도구로 이 책을 집필했다.

학생들은 움직임 해부학의 접근법을 고맙게 생각한다. 왜냐하면, 움직임 해부학은 한꺼번에 (1)해부학에 대한 이해 (2)자신의 신체에 대한 자각 (3)웰빙 생활이라는 3가지 목표를 달성할 수 있기 때문이다. 요가와 필라테스는 기능해부학 지식과 몸과 마음의 상관관계를 중요하게 다룬다. 요가와 필라테스에 해부학 학습을 결합시키는 것은 인체에 대한 학생의 이해를 더욱 깊게 만들뿐만 아니라, 인체에 대한 자각도 강화시킨다. 예를 들어, 대퇴이두근의 장두가 고관절을 신전하는 것은 단지 암기해야 할 지식이 아니다; 운동할 때 지침이 되어주는 정보이자 경험할 수 있는 신체적인 실체이다.

움직임 해부학 접근이 효율적인 다른 이유는 학생들의 여러 학습 패러다임과 선호를 포함하고 있다는 점이다. 움직임 해부학은 강의 형식, 시각적 시연, 기본 움직임을 교재에 통합시킨 다차원적인 교육 도구이다. 그러므로 움직임 해부학은 학습자들이 시각적 교육, 청각적 교육, 문서화된 교육 또는 움직임을 통한 교육 중 어느 것을 선호하든지 간에 모든 학습자들을 아우를 수 있다.

움직임 해부학은 의사와 간호사의 도움 없이 과도한 업무로 인한 피로누적이 어느 때 보다도 극심한 이 시기에 스스로를 돌볼 수 있도록 돕는다. 피로 누적으로 인한 번아웃 증후군은 학생 때 버릇이 된 습관이 많은 문제를 일으킬 수 있다. 비록 학교의 혹독함이 교과목의 완전한 습득을 장려하고 있지만, 동시에 충분하지 못한 수면, 영양이 불균형한 나쁜 식사, 정기적인 운동의 부족과 충분하지 못한 여가 시간 등과 같은 나쁜 건강 습관을 당연시하게 한다. 나쁜 건강 습관이 생활양식이 되어 버리면 이후에 보건의료인이 되어서도 나쁜 습관은 영구적으로 고착될 수 있다. 이러한 악습에서 벗어나기 위해 우리 저자들은 학생 여러분에게 환자들의 생활습관을 평가할 때와 같은 척도로 스스로를 돌아보기를 촉구한다. 동료 학생이나 선생님의 건강뿐만 아니라, 여러분의 건강도 중요하다. 자기 자신의 건강보다 중요한 것은 없다. 더 나아가 여러분의 건강은 친구, 가족 및 환자에게 파급효과를 가진다. 상식적으로 생각해봐도 그렇겠지만 연구 결과를 살펴보면, 어떻게 먹고 어떻게 움직임 하는 것이 좋은지를 아는 의사는 다른 사람에 더 나은 정보를 제공할 수 있다. 그러므로 학생들은 그들의 연구 분야로서 해부학, 건강 및 영양에 대한 지식을 지속적으로 향상시키는 동시에 스스로에게 적용시켜야 한다.

학생, 선생님, 의사, 환자 등 여러분의 위치에 관계없이 여러분의 건강은 궁극적으로 여러분의 책임이다. 새로운 습관을 들이는 것이 더 어려워지기 때문에 지금이야말로 건강한 생활습관을 실천하고 체득하기 가장 좋은 예이다. 본 책은 건강한 움직임 습관을 형성하는 한 가지 방법을 제공한다. 우리 저자들도 여러분처럼 학생 시절을 겪어왔다. 교과 과정을 따라가는 것 뿐만 아니라 일반적으로 좋은 습관을 들이기 위해서는 내용이 복잡하고 번거로워서는 안된다는 것을 잘 알고 있다. 최대한 따라오기 쉽도록 간편하게 만들고자 노력했다. 그러니 우리 함께 움직이자! 남들을 돌보기 이전에 스스로를 돌보자!

이 책 안에 무엇이 있는가?

WHAT'S IN THIS BOOK

이 책은 보건의료인에게 근육뼈대 해부학과 운동학을 체험하듯 배울 수 있는 학습법을 제공한다. 본 책은 움직임을 근간으로 구성되어 있고, 여러분이 관절별로 각 영역을 공부할 수 있도록 구성되어 있다. 우리는 각 관절 하나하나마다 요가와 필라테스 운동을 포함시켰다. 그래서 여러분은 각 영역의 해부학에 대해 배웠던 것을 여러분의 몸에 적용해 볼 수 있다.

본 책은 3개의 단원으로 구성된다.

단원 I: 소개

소개 단락인 단원 I은 3개의 장으로 구성된다. 1장은 움직임 해부학의 주제를 소개하고, 책의 내용을 설명한다. 2장은 요가와 필라테스의 배경 자료를 제시한다. 3장은 움직임의 기초에 대한 내용을 다루고 있다; 해부학 용어뿐만 아니라, 해부학과 생체역학의 중요한 원리를 설명하고 있다. 해부학을 처음 배우는 사람이든, 복습을 하는 의학 전문가이든 간에 해부학을 공부하는 사람을 위해서는 효율적인 학습을 위한 튼튼한 기초가 필수적이다. 학생들이 해부학 용어가 어떻게 유래되었는지를 이해한다면, 해부학 학습 과정은 단순한 암기에서 체계적인 추론으로 전환된다. 생체역학과 운동학의 중요한 개념은 단원 Ⅱ, Ⅲ, Ⅳ에서 제시된 관절 역학을 이해하기 위한 기초를 마련할 수 있게 설명했다. 비록 각 관절이 퍼즐의 한 조각처럼 제각각 일 수 있지만, 모든 퍼즐 조각을 맞추는 일반적인 원리가 있다.

단원 II: 축성 골격: 머리, 목과 등;
단원 III: 부속 골격: 상지;
단원 IV: 부속 골격: 하지

단원 Ⅱ, Ⅲ 및 Ⅳ에서, 단원 I에 소개된 원리를 인체의 두 가지 골격에 적용한다: 축성 골격과 부속 골격(이들 두 골격은 여러분에게 익숙한 하나의 골격을 형성한다). 축성 골격은 진화상 오래된 골격이고, 머리뼈, 척주, 흉곽 등을 포함한다. 부속 골격은 나중에 발달된 골격으로 견갑대와 상지의 뼈와 골반대와 하지의 뼈들로 구성되어 있다. 이러한 골격을 바라보고 탐구하기 위한 다양한 관점이 있다: 우리가 선택한 관점은 움직임이다. 우리는 각 영역에 대해 독자들이 해부학적으로 바라볼 수 있도록 간략한 개요를 제공했다.

단원 Ⅱ의 "축성 골격: 머리, 목과 등"에는 머리, 목 및 등에 대한 장들이 있고, 단원 Ⅲ의 "부속 골격: 상지"에는 어깨, 팔꿈치, 손목 및 손에 대한 장들이 있다.
단원 Ⅳ의 "부속 골격: 하지"에는 고관절, 무릎, 발목과 발에 대한 장들이 있다.

각 장들은 한 번에 한 관절씩 신체를 해부하여, 각 관절의 구조, 기능 및 움직임을 자세히 다룬다. 우리는 관절 구조물을 이해하는데 필요한 "기초적이고 실용적인 지식"을 보여주기 위해 방대한 해부학적 정보들 중 핵심을 추려냈다. 비록 본 책이 종합적인 운동학 교재는 아니지만, 우리는 개별 관절이 어떻게 작용하는지 또 다른 영역의 관절과 어떻게 연결되어 있는지를 보여주기 위해 생체역학적 개념도 다루었다.

각 장은 각 관절에 허용되는 움직임의 생체역학뿐만 아니라, 주동근과 신경지배도 자세히 다루고 있다. 여러분은 다른 해부학적 맥락에 따라서 조금씩 다른 근육 작용을 다루는 것을 보게 될 것이다; 우리는 해부학, 정형의학 및 운동학적 기초 원칙을 모두 아울러서 설명의 대상과 방식을 결정했다.

각 움직임 요약의 끝 부분에서, 우리는 각 관절의 해부학을 생활에 적용할 수 있는 요가와 필라테스 운동을 제시하고, 여러분이 유연한 몸을 유지할 수 있도록 운동 방법도 제공했다. 우리는 다음과 같은 여러 이유 때문에 이들 2가지 운동 방법(요가와 필라테스)을 선택했다; 요가와 필라테스는 그 자체로 훌륭한 건강 수칙일 뿐만 아니라 (요가와 필라테스) 운동 강사로서 저자들이 전문성을 가지고 있고, 해부학을 공부할 때 유용하게 적용할 수 있으며, 주류 의료를 보완하는 가치를 가지고 있다. 비록 요가와 필라테스가 오늘날 가장 인기 있는 운동이기 때문에, 여러분은 그들 운동을 이미 경험했거나, 여러분이 시작하길 원한다면 쉽게 운동 교실을 접근할 수 있을 것이다. 책에서 제시된 운동은 각자의 몸 상태와 필요에 따라 조정할 수 있고, 초보자부터 전문가까지 누구나 수행할 수 있다. 본 책은 각 운동의 이미지뿐만 아니라, 자세한 지시사항을 포함하고 있다.

단원 V: 의학으로서 여러분의 몸

단원 Ⅰ – 단원 Ⅳ에서, 우리는 해부학을 공부하기 위해 움직임과 신체 자각을 이용했다. 단원 Ⅴ에서 우리는 이들 교육도구를 자가관리 도구로 전환하여 여러분의 삶 속에 녹여내도록 하고 책 속의 지식으로만 머무르지 않도록 했다. 건강한 습관에 대해 아는 것과 그 습관을 실천하는 것은 또 다른 차원의 문제이다. 더 나아가 다른 사람에게 건강한 습관을 효과적으로 전달하고 지도하기 위해서는 또 다른 노력이 필요하다.

이 단원의 실습 적용은 자세와 명상에 초점을 맞춘다. 비록 자세와 명상이 건강관리분야에서 폭넓게 다루어지지 않지만, 이들 주제는 건강을 위한 훌륭한 기초 지식이다. 또한 움직임에 대해서 설명하는 것을 연습할 때 좋은 출발점이다. 또 자기 관리를 하는 과정에서 언제든지 돌아가서 재정비할 수 있는 지점이다. 예를 들어, 어떻게 서는 것(자세 단락)이 효율적이고 어떻게 호흡하는 것이 깊은 호흡인지(명상 단락) 아는 것은 흔하게 발생하는 직업 재해를 극복하는 데 도움을 줄 뿐만 아니라, 여러분의 환자군에게 긍정적인 효과를 줄 수 있다. 예를 들어, **요가**와 **필라테스**에 참여하는 것으로 적절한 서기 자세를 몸에 익힐 수 있고, 현재에 집중할 수 있게 도와줄 수 있다. 제시된 팁과 도구들은 여러분이 원하면 얼마든지 적용할 수 있는 것이다.

연습하기 및 임상초점

본 책의 1차 목표는 여러분께 가장 실용적인 정보를 제공하는 것이다. 우리는 책의 전반에 걸쳐 "연습" 상자와 "임상 초점" 상자를 제공한다. "연습" 상자는 여러분 자신의 건강과 기능을 향상시키기 위해 해부학적 개념을 이용한 팁을 제공한다. 예를 들어, 의료인들의 척추측만증을 이겨내는 방법을 배운다. "임상 초점" 상자는 기능장애에 대한 기본 정보를 제공하고, 흔한 근골격계 손상과 그의 원인, 그리고 각 운동의 예후와 함축적 의미를 설명한다.

이 책을 사용하는 방법
HOW TO USE THIS BOOK

이 책은 의료인, 보건의료직군, 움직임 전문가, 피트니스 전문가, 물리치료사, 도수치료사 등을 포함한 인체를 공부하는 학생들을 위한 책이다. 그러나 이 책은 모든 사람에게 모든 것을 제공할 수 없다. 많은 해부학 교재들이 존재하고, 각 해부학 교재들은 각각의 목적을 가지고 있다.

본 책은 실용적인 해부학, 나와 밀접한 해부학, 기능적인 해부학을 추구한다. 이런 이유 때문에, 우리는 모든 인대와 뼈표식점을 일일이 다루지는 않았다. 우리의 목표는 뻔한 해부학적 사실을 제공하는 것이 아니다; 그들은 이미 다른 책이나 온라인에서 확인할 수 있는 것이다. 우리는 여러분이 자리에서 일어나 이 책 뿐만 아니라 다른 해부학 서적에서 취합한 정보들을 삶 속에서 응용하기를 바란다.

그러므로 우리는 본 책을 사용할 때 보편적인 상식과 세심한 주의를 곁들이기를 권장한다. 제시된 추천 운동은 보편적인 대중을 기준으로 한다. 우리 모두는 서로 다른 몸을 가지고 있다. 우리는 기준을 명시할 수 있지만, 당신이나 다른 누군가에게는 벅찰 수 있다. 그래서 여러분의 몸에 맞도록 각 운동을 수정하기를 바란다(예, 런지의 깊이를 감소시키거나, 지지용 쿠션이나 블록을 이용할 수 있다). 그리고 스스로의 몸에 집중하며서 성실하게 운동하라. 운동 시 적절한 자세를 취하는 것도 중요하고, 통증 없이 편안한 가동범위로 운동을 해야 한다. 궁극적으로 여러분 자신의 몸을 가장 잘 아는 사람은 바로 여러분이다.

이 책을 사용하면, 여러분 자신의 몸에 대해 더 많이 알게 될 것이고, 또 여러분의 몸이 어떻게 작용하는지에 대해서도 더 많이 알게 될 것이다. 여러분이 이 책을 처음부터 끝까지 읽을 수도 있지만, 우리는 여러분이 이 책을 참고서로 읽길 바란다. 이미 여러분은 "Atlas of Human Anatomy"이나 "Netter's Clinical Anatomy" 와 같은 해부학 교재를 1개 이상 가지고 있을 것이다. 예를 들어, 고관절의 뼈, 근육 및 기타 구조물에 대해 여러분의 해부학 교재로 공부하다가 이들 구조물이 어떻게 작용하는지(예, 관절 역학)를 알고 싶고, 또 이들 구조물의 작용을 느끼기 위해 우리의 책을 다시 보게 되길 바란다. 또 체육관에서 스쿼트를 하고 나서 여러분이 사용했던 구조물에 대해 알고 싶으면, 여러분은 허벅지 굴곡과 신전의 기전에 대한 지식을 상기시키기 위해 본 책의 고관절 단락을 다시 찾아 볼 수 있다. 우리는 해부학을 조사하고, 반복하고, 적용하여 열심히 공부하면, 해부학을 더욱 쉽게 체득할 수 있다는 것을 안다.

우리가 진실로 바라는 것은 우리가 글을 쓸 때 즐거웠던 것만큼 여러분도 이 책을 읽을 때 즐거울 수 있기를 바라고, 또 우리가 이 책을 편집하면서 배웠던 것만큼 여러분도 이 책으로부터 많은 것을 배우길 바란다. 오래도록 운동과 의학은 밀접한 관계를 가지고 존재해 왔다. 이제 새로운 시대가 도래했고, 운동과 의학 사이의 간격을 메우는 기회가 찾아왔다. 우리는 이 책이 운동과 의학 사이를 연결하는 다리 역할을 하고 있고, 또 이 책을 통해 여러분과 만날 수 있는 특혜를 가진다는 사실을 영광스럽게 생각한다.

2장

요가와 필라테스의 개요

Overview of Yoga and Pilates

요가와 필라테스는 오늘날 가장 인기있는 운동 방법이다. 수천만 명이 요가와 필라테스를 운동하고 있고, Bureau of Labor 통계에 따르면, 요가와 필라테스는 피트니스 산업의 한 섹터로 빠르게 성장하고 있다. 요가와 필라테스는 많은 유사점을 가지고 있지만, 그들의 기원은 완전히 다르다. 비록 요가가 미국 사회에 비교적 늦게 새롭게 소개되었지만, 전 세계의 여러 국가에서 수 백년 동안 이루어져 왔다. 요가에 대한 최초의 기록 (Vedas)은 기원전 5000년 인도까지 거슬러 올라간다. 반대로, 필라테스는 20세기 초반에 유럽에서 시작되었다.

요가 YOGA

범어로 yoga는 “결합하는 행위” 또는 “하나로 통합한다”는 의미이다. 요가를 통해 통합하고자 하는 것은 개인으로서의 자신과 영적인 존재로서의 자신이다. 요가는 몸-마음-정신의 균형을 제공한다. 요가는 여러분의 삶을 행복하고 건강하고 조화롭게 만든다. 요가는 철학이면서 동시에 6개의 다른 시스템을 통해 실천하는 수련 과정이다: Raja(명상의 길), Karma(업보의 길), Bhakti(헌신의 길), Jnana(지식의 길), Tantra(의식의 길), Hatha(육체적 정화의 길). 각각의 길은 통합이라는 하나의 목표를 달성하는 각각의 다른 방법을 의미한다. 그러나 중요한 것은 이 하나의 길에 몰두하는 것이 다른 길을 배제하는 것이 아니라는 점이다; 많은 경우에 이러한 길들은 자연스럽게 교차한다. 예를 들어, 여러분이 자세를 연습하기 위해 요가 수업에 정기적으로 참여할 때(Hatha; 육체적 정화의 길), 지역사회 노숙자 쉼터에서 봉사자로 참여할 때(Karma; 업보의 길), 요가 철학(Jnana; 지식의 길)을 공부할 때 등이다.

육체적 정화의 길인 Hatha는 오늘날 서구 사회에서 가장 인기 있는 길이다. 이것은 인기 있는 요가 **Yoga Downward-Facing Dog**나 **Yoga Tree Pose**와 같은 아사나(요가 자세)의 연습을 통해 실천한다. 일반적으로 이들 아사나는 요가교실에서 강사의 지도 아래에서 순차적으로 수행된다: Ashtanga(파워 요가), Bikram(핫 요가) 및 Vinyasa(플로우 요가) 등이 모두 Hatha 요가의 현대 방식이다.

필라테스 PILATES

필라테스 방법은 보다 최근에 개발되었다. 필라테스는 Joseph Pilates에 의해 약 100년 전에 개발되었다. 그는 1883년 독일에서 태어났고, 아동기에 천식과 기타 질환으로 고생을 했다. 그는 자신의 건강을 회복시키기 위해 요가, 참선 및 무술 등과 같은 운동을 공부하기 시작했다. 성장하면서 그는 스키어, 체조선수 및 복싱 선수가 될 만큼 건강해졌다. 이러한 경험들은 전통 그리스에서 말하는 지·덕·체 를 갖춘 이상적인 인간상을 추구하는 그의 믿음을 더욱 굳건하게 했다. 이후 그는 자신만의 신체 조율 방법을 개발하게 되었다.

Pilates는 1차 세계대전 동안 영국에서 살면서, 자신의 지식을 바탕으로 한 운동법을 개발했다. 그는 영국 포로수용소에서 포로 동료와 훈련을 시작했고, 코어 강화, 호흡 및 적절한 자세 등과 같은 원리에 초점을 맞춘 운동 시스템을 개발했다. 오늘날 **Pilates Swimming**과 **Spine Twist**로 알려진, 최초의 운동들은 매트에서 수행되었다. 몇 년 후, 다른 포로수용소의 양호실에서 일할 때, 그는 새로운 운동법과 함께 pilates reformer 라고 부르는 특별한 운동기구를 개발했다. 이 아이디어들은 침대에서 움직이지 못하는 환자들을 움직이게 하는 창의적인 접근법을 생각해 내었다. 예를 들어, 비체중부하 저항 훈련의 형태를 제공하기 위해 간이 침대에 스프링을 설치했다.

Pilates는 1926년에 미국으로 이민 갔고, 그와 그의 아내인 Clara는 자신의 시스템을 갖춘 스튜디오를 뉴욕시에서 열었다. 그의 스튜디오는 뉴욕시 발레 협회와 주소를 공유했고, 필라테스 기법이 Martha Graham과 George Balanchine 등과 같은 댄서가 활용하게 되면서 대중적인 인기를 얻기 시작했다. 필라테스의 운동요법의 원래 이름은 Contrology(조절학)이었지만, 대중들에게 개발자의 성을 따서 필라테스로 알려졌다. 그러나 "필라테스"라는 기법은 Pilates가 사망한 후에야 주류 사회에서 인정받게 된다.

요가와 필라테스의 가치

VALUE OF YOGA AND PILATES

대중들의 피트니스에 대한 관심도가 증가하는 1970년대와 1980년대가 되어서야 대중매체에서 요가와 필라테스를 폭넓게 다루기 시작했다. 사람들이 요가와 필라테스에 주목했고, 이들이 운동의 주류에 편입되었다. 오늘날에는 요가와 필라테스는 전세계의 피트니스 시설에서 쉽게 접할 수 있을 뿐만 아니라, 엘리트 운동선수들에게 보완적인 훈련 방법이 되었고, 근로자들의 근로효율을 높이기 위한 웰빙 운동이 되었고, 또 의학적 치료를 받는 환자에게 보완대체요법의 하나로 역할하게 되었다.

비록 요가와 필라테스가 다르지만, 사람들은 다음과 같은 비슷한 이유로 요가와 필라테스를 찾는다: 건강과 웰빙을 유지하기 위해, 통증과 손상의 치료를 받기 위해, 또는 손상을 예방하기 위해. 사람들이 이들 운동을 안전하고 효율적으로 실천하려면, 기능해부학의 지식을 가져야 한다. 이런 기능해부학 지식은 꾸준하게 운동을 실천하면서 더욱 잘 이해하게 된다. 요가와 필라테스는 해부학의 지식을 생활속으로 가져가는데, 그 이유는 그들이 해부학적 지식을 신체 자각으로 전환하고 또 학문적 지식을 일상의 경험으로 활용할 풍부한 기회를 제공하기 때문이다.

요가와 필라테스는 웰빙을 촉진하는 전인적 접근법이다. 학생들은 어려운 학습내용으로 가득찬 빡빡한 학과일정 속에서 정신적으로 또 육체적으로 고통받으며 살아간다. 요가와 필라테스는 학생들의 삶을 위한 보너스가 되어 줄 수 있다. 요가와 필라테스는 환자와 간병인들에게도 실용적인 도구가 된다.

3 장

움직임의 기초

A Primer on Movement

해부학 용어의 소개

INTRODUCTION TO ANATOMICAL TERMINOLOGY

외국어와 비슷하게, 해부학 용어는 익숙하지 않은 명사, 동사, 형용사를 가진 복잡한 어휘이다. 해부학 용어는 Hippocrates, Galen, Velasius 등과 같은 고대 그리스와 로마의 의사들에 의해 최초로 개발되었다. 그들은 인체를 연구했고, 오늘날 해부학 연구의 표준을 설정한 많은 작업들을 집대성했다. 시간이 흘러, 해부학 학명의 공식어가 라틴어로 설정되었다. 해부학 용어는 최근에 “Terminologia Anatomica” 로 코드화되어 왔다. 여기에는 약 7500 단어가 수록되어 있다. 이들 용어는 건강과학을 포함한 많은 전문 분야에서 표준 해부학 학명으로 국제적으로 수용되고 있다. 해부학 용어를 배우는 것이 중요한데, 그 이유는 여러 분야와 문화 사이에서 이루어지는 의사소통의 기본이기 때문이다; 예를 들어, 인도의 내과 의사가 해부학 용어를 통해 미국 Pennsylvania 주의 필라테스 전문가와 의사소통을 한다.

해부학적 자세

ANATOMICAL POSITION

해부학적 목적을 위해, 일반적인 방법은 해부학적 자세(그림 3.1)를 통해 신체를 바라보는 것이다. 이런 관점은 신체의 영역과 구조물을 기술하는 기본적인 기준을 제공한다. 신체는 다음과 같은 방식으로 해부학적 자세를 취한다:

- 양쪽 발은 정면을 향한다.
- 양쪽 팔은 몸통 옆에 위치하고, 손바닥은 정면을 향하고, 손가락은 신전한다.
- 머리는 중앙에 위치하고 자연스런 얼굴 표정을 짓는다.

해부학적 방향

ANATOMICAL DIRECTIONS

신체는 공간 속에서 움직이는 3차원의 실체이다. 한쪽 신체 부위와 다른 신체 부위와의 관계를 기술하는 방법은 쉬운 일이 아닐 수 있다. 예를 들어, **Yoga Wide-Legged Forward Bend**의 자세를 묘사하는 것은 어려운 일이다. 왜냐하면 자세를 취할 때는 머리가 다리보다 앞쪽에 있지만, 해부학적으로는 머리가 다리보다 위쪽에 있기 때문이다. 신체의 위치를 설명하기 위해 표준 해부학적 자세를 기준점으로 사용하고 적절한 해부학 용어를 적용하면, 의사소통이 쉬워진다. 신체가 회전할 수 있는 어떠한 자세를 묘사하기 위해서도 해부학적 용어를 사용할 수 있다(그림 3.2). 신체의 여러 방향에 대한 용어는 다음과 같다:

- **상측(superior/cranial)**: 위쪽, 또는 머리에 가까운 쪽(예, 머리가 목보다 위쪽에 위치한다).
- **하측(inferior/caudal)**: 아래쪽, 또는 발에 가까운 쪽(예, 팔꿈치가 어깨보다 아래쪽에 위치한다).
- **전측(anterior/ventral)**: 구조물이나 신체의 앞쪽면에 가까운(예, 코끝이 나머지 얼굴 부위보다 앞쪽에 위치한다).
- **후측(posterior/dorsal)**: 구조물이나 신체의

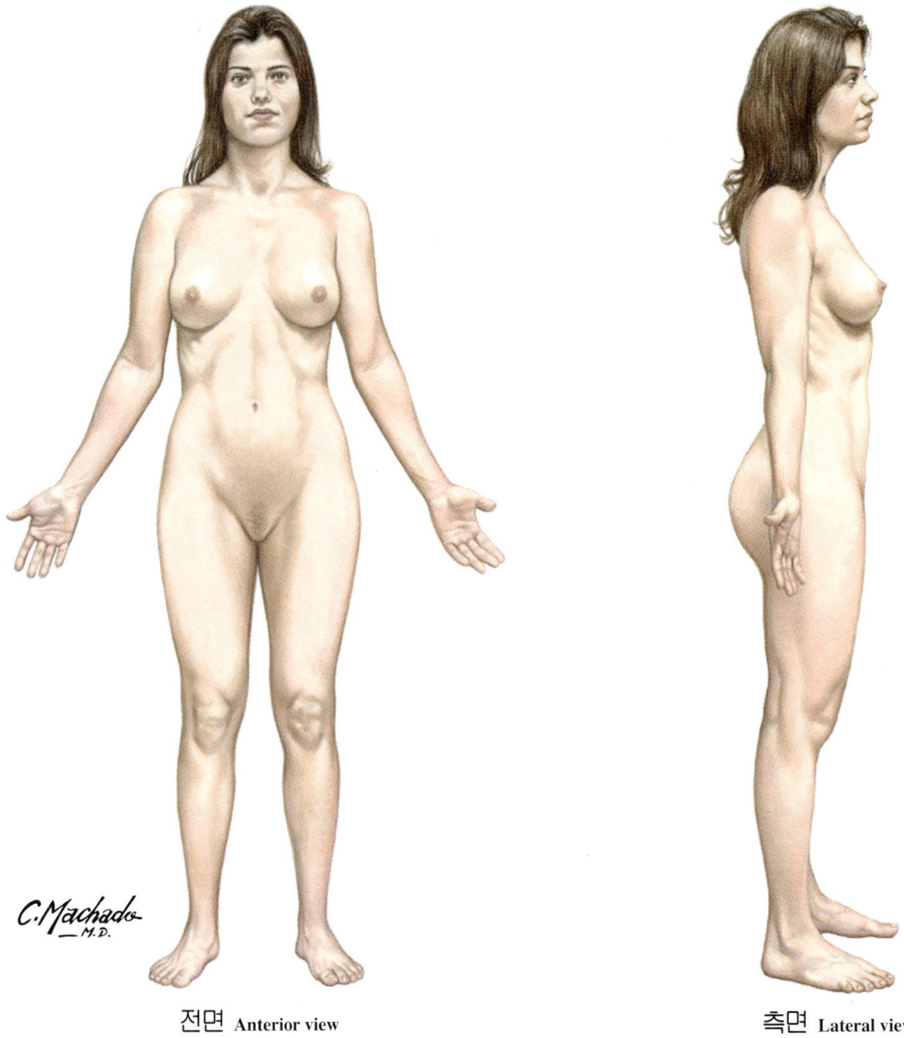

그림 3.1 해부학적 자세

뒤쪽면에 가까운(예, 슬괵근이 대퇴사두근보다 뒤쪽에 위치한다).

- **내측(medial)**: 신체의 중심선에 가까운 쪽 (예, 쇄골이 상완골보다 안쪽에 위치한다).
- **외측(lateral)**: 신체의 중심선에서 먼 쪽 (예, 상완골이 쇄골보다 가쪽에 위치한다).
- **근위(proximal)**: 몸통, 근육의 기시점 또는 지절의 부착점에 가까운 쪽(예, 무릎 바로 아래에서 근위 경골을 촉진한다).
- **원위(distal)**: 몸통, 근육의 기시점 또는 지절의 부착점에서 먼 쪽(예, 발목 바로 위에서 원위 경골을 촉진한다).
- **표측(superficial)**: 구조물이나 신체의 표면에 가까운 쪽(예, 복직근은 복벽 근육 중에서 가장 얕은 층에 위치하는 근육이다).
- **심측(deep)**: 구조물이나 신체의 표면에서 먼 쪽 (예, 복횡근은 복직근과 복사근보다 깊은 곳에 위치한다).
- **복측(palmar)**: 손의 앞쪽면(예, 푸쉬-업 자세에서, 손바닥에 지면에 닿는다).
- **저측(plantar)**: 발의 아래쪽면 또는 발바닥쪽 (예, 선 자세를 취할 때 발바닥이 지면에 닿아 있음).

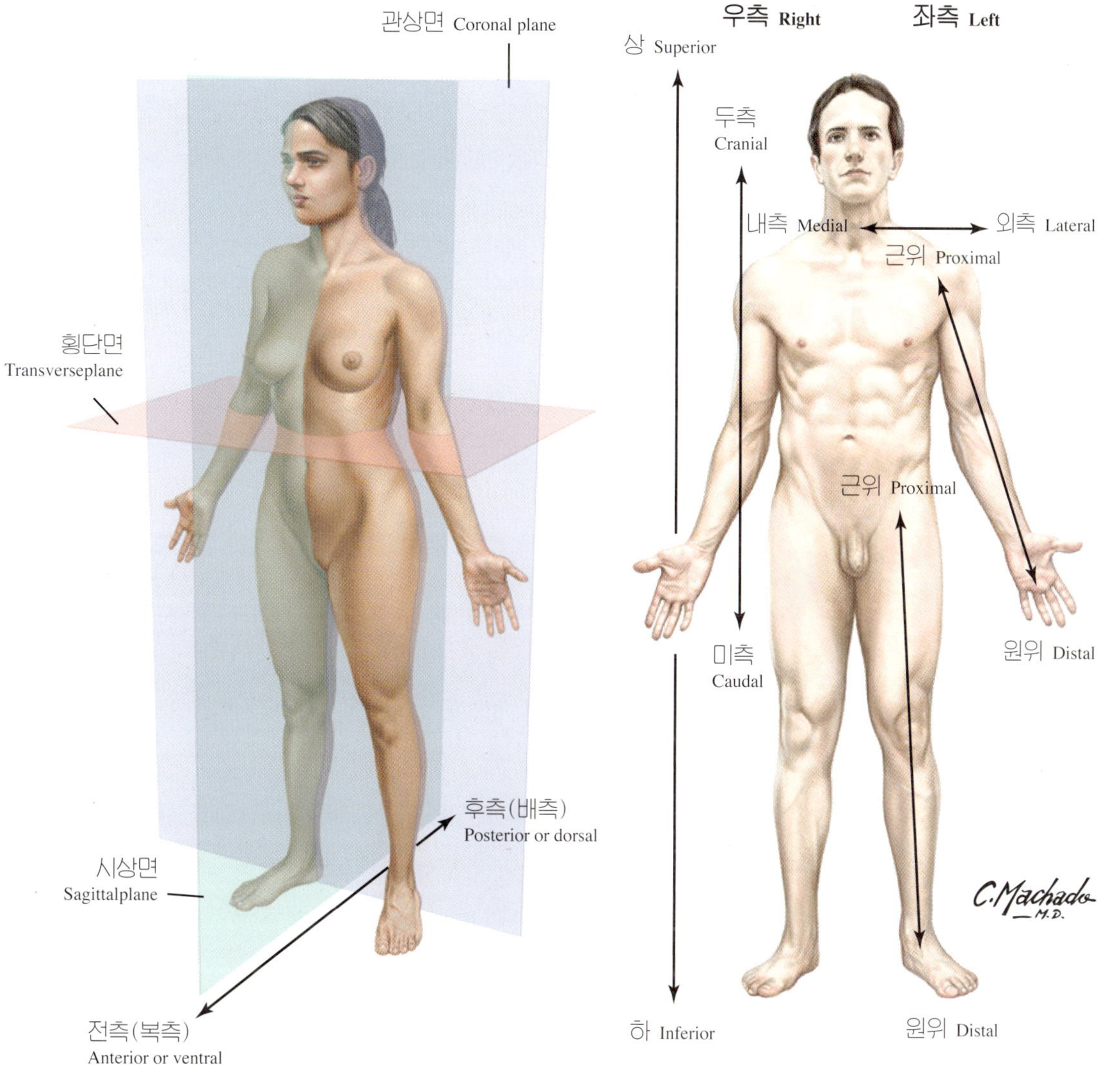

그림 3.2 해부학적 운동면과 방향

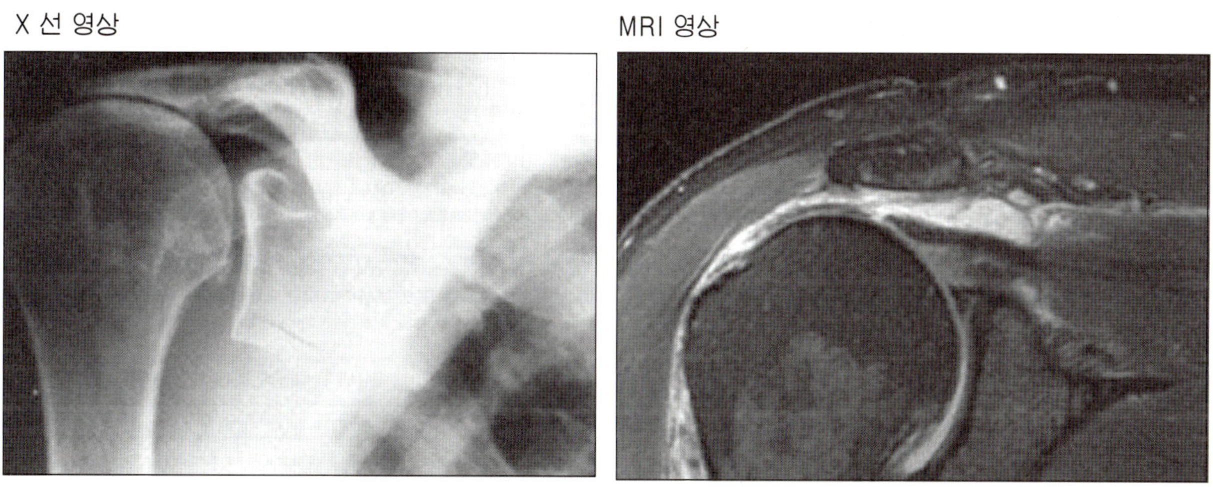

그림 3.3 관상면: 찢어진 회선근개의 X 선 영상과 MRI 영상

해부학적 운동

ANATOMICAL MOTION

운동면과 움직임 Planes and Movements

해부학을 공부할 때, 우리는 여러 각도에서 신체를 관찰한다. 이들 각도는 우리가 바라보는 운동면에 의해 결정된다. 3개의 주요 운동면이 해부학적 자세의 신체를 지나간다: 시상면, 관상면(전두면) 및 수평면(횡단면)(그림 3.2 참고). 이들 운동면은 가상의 면이며, 특정 지점에서 신체를 절단한다. 의학 전문가들은 이들 면을 따라 신체를 시각화한다. 예를 들어, 첨부된 영상자료에서 어깨의 X-ray 영상은 관상면으로 촬영되었다(그림 3.3). 같은 신체 부위는 첨부된 MRI 영상처럼 횡단면으로 촬영될 수 있다. 한편, 어깨를 시상면으로 보기 위해 해부학자는 상완골의 길이를 따라 상완골을 절단할 수 있다.

해부학적 면에 대한 지식은 인체 움직임을 이해하는 데 필수적이다. 슬관절의 굴곡에서 전완의 회내까지 모든 움직임은 3개 기본면(시상면, 관상면 및 횡단면)의 결합으로 이루어지거나, 이들 기본면의 파생 운동면(예, 시상면과 약간의 각을 형성한 운동면인 시상면에 가까운 운동면)에서 일어난다.

회전축 Axes of Rotation

운동면이 지절이나 신체 분절의 대단위 움직임을 묘사하는 데 도움을 주지만, 회전축은 관절에서 일어나는 관절운동형상학을 기술하는 데 도움을 준다. 회전축은 관절 회전 운동에 대한 가상의 기준선이다. 그러므로 회전축은 운동면과 수직을 이룬다. 예를 들어, 견관절은 3개의 축을 가진다: 종축(longitudinal), 내외축(medial-lateral), 전후축(anterior-posterior). 견관절이 굴곡하는 동안, 상완골은 내외축을 중심으로 회전하여 팔이 시상면 상에서 위쪽으로 움직인다. 외전과 내전은 전후축을 중심으로 회전하고(어깨는 관상면 상에서 움직인다), 내회전과 외회전은 관절의 종축을 중심으로 움직인다(어깨는 횡단면 상에서 움직인다).

운동사슬 Kinetic Chain

관절의 생체역학을 기술하는 다른 방법은 운동사슬의 개념을 이용하는 것이다. 복잡한 운동사슬 이론은 움직임과 관련된 관절들의 상관관계를 인정한다; 그것은 열린 운동이나 닫힌 운동을 만들 수 있는 사슬의 링크와 비교될 수 있다. 비록 이들 두 범주 사이에 애매한 부분이 존재하더라도, 일반적으로 그들은 다음과 같이 정의될 수 있다:

- **열린사슬운동**은 고정된 근위 뼈를 중심으로 원위 뼈가 움직이는 양상이다(예, 슬관절의 신전은 고정된 대퇴골을 중심으로 경골이 움직이는 양상으로 일어난다. 공을 찰 때 흔히 볼 수 있다).
- **닫힌사슬운동**은 고정된 원위 뼈를 중심으로 근위 뼈가 움직이는 양상이다(예, 슬관절의 신전은 고정된 경골을 중심으로 대퇴골이 움직이는 양상으로 일어난다. 앉은 자세에서 일어설 때 흔히 볼 수 있다).

이들 두 종류의 움직임이 신체 전반에서 일어나지만, 다양한 양상으로 분포되어 나타난다. 일반적으로 상지는 근위 분절에 대한 원위 분절이 움직여서 물체를 몸 가까이 가져오는 열린사슬운동을 주로 수행하고, 하지는 원위 분절이 지면에 고정된 닫힌사슬운동을 주로 수행한다.

근육과 운동

MUSCLES AND MOTION

기시점과 착지점 Origins and Insertions

근육은 관절을 매개하여 뼈를 움직인다. 대부분의 근육은 한 관절만 지나가기 때문에, 그 관절에만 영향을 미친다; 예를 들어, 상완근은 주관절을 지나가고, 전완을 굴곡시키는 역할을 한다. 상완이두근, 대퇴직근, 비복근 등과 같은 몇몇 근육들은 2 관절을 지나가서, 양쪽 관절에 영향을 준다(예, 대퇴직근은 고관절을 굴곡하고 슬관절을 신전한다[그러나 대개 동시에 이들 관절을 움직이지는 않는다]).

관절의 움직임에 영향을 주려면, 근육은 그 관절의 근위와 원위 부위에 부착해야 한다. 이들 근 부착점은 기시, 종지로 알려져 있다. 경험의 법칙에 따르면, 일반적으로 근위에 부착한 지점을 기시(이는곳, origin)라 하고, 원위에 부착한 지점을 종지(닿는곳, insertion)라 한다. 부가적으로, 기시는 움직임 동안 움직이지 않는 고정 분절에 위치하고, 반면 종지는 가동분절에 위치한다. 예를 들어, 대퇴사두근의 광근들을 생각해 보자: 공을 차기 위해 무릎을 신전하기 위해서는, 이들 광근이 기시(대퇴골)를 고정하고 종지(경골)를 움직이는 수축을 해야 한다.

가끔, 경험의 법칙이 맞지 않는 경우도 있다. 즉, 종지가 고정되고 기시가 움직이는 경우도 있다. 무릎을 신전하는 광근의 다른 역할을 살펴보자. 사람이 앉은 자세에서 일어서는 동작: 이 경우, 광근의 종지가 고정되고, 기시가 움직인다.

윗몸 일으키기를 할 때 복직근에 의해 나타나는 것처럼, 근 수축시 기시와 종지가 모두 움직인다. 윗몸 일으키기 동안, 척추를 굴곡하고 기시와 종지 사이를 좁히기 위해, 복직근의 기시와 종지가 모두 움직인다.

작용근으로서의 근육 Muscles as Movers

무릎을 굴곡할 때 얼마나 많은 근육이 참여하는가? 슬괵근과 같은 무릎 굴곡근이 반드시 참여한다. 무릎을 굴곡할 때 슬괵근이 수축해야 하고, 대퇴사두근이 이완되어야 한다. 또 신전된 무릎의 잠김을 풀기 위해 슬와근이 참여해야 한다. 여러분이 알 수 있듯이, 하나의 신체 분절을 움직이기 위해서는 1개 이상의 근육이 참여해야 한다. 다음 용어들은 근육의 역할을 설명하는 용어들이다:

- **주동근(Agonist)**: 특정 움직임을 직접 담당하는 주요 근육과 근육군. 예를 들어, 상완삼두근은 주관절의 주요 신전근이다.
- **길항근(Antagonist)**: 주동근과 반대 기능을 가진 근육이나 근육군; 길항근은 주동근이 작용할 때, 이완되어야 한다. 예를 들어, 상완이두근은 상완삼두근이 수축할 때 이완되고 신장되어야 한다.
- **협력근(Synergist)**: 주동근의 작용을 촉진하는 근육이나 근육군. 상완삼두근이 전완을 신전할 때, 주근(anconeus)은 협력근으로 작용하여 효율적인 신전을 촉진하기 위해 동시에 수축한다.

근수축의 종류 Types of Muscle Contractions

근육은 신경자극에 의해 수축된다. 그러나 단축과 수축을 혼동하지 않아야 한다. 정의에 따르면, 근수축은 근섬유의 활성화이다. 근육의 활성화에 의해 근육이 단축될 수 있고(팔굽혀펴기를 하는 동안 주관절을 신전할 때 상완삼두근이 단축된다), 또는 길어질 수도 있고(팔굽혀펴기를 하는 동안 몸을 천천히 내릴 때 상완삼두근이 신장된다), 또는 근육 장력의 정적 증가가 일어날 수 있다(예, 벽을 밀 때 상완삼두근의 장력이 증가한다). 만약 수축이 근섬유의 길이를 변화시키면, 등장성 수축이라 한다. 만약 근섬유의 길이 변화가 없으면, 등척성 수축이라 한다.

- **등장성 수축(Isotonic)**: 등장성 수축이 일어날 때, 근육은 동일 수준의 장력을 유지하고, 근섬유의 길이 변화가 일어난다. 등장성 수축은 근 섬유의 길이 변화에 따라 분류된다.
  - **구심성 수축(Concentric)**: 구심성 수축은 기시와 종지 간격을 가깝게 만들어 근육을 단축시키고, 해당 관절을 움직인다. 이런 개념을 근 운동감각적으로 이해하기 위해, 여러분의 주관절을 굴곡해 보자. 팔꿈치를 굴곡하기 위해, 여러분은 상완근과 같은 주관절 굴곡근을 구심성 수축을 하여 팔꿈치의 위쪽과 아래쪽에 있는 근 부착점들을 서로 가깝게 만들었다.
  - **원심성 수축(Eccentric)**: 원심성 수축은 기시와 종지 사이의 간격을 넓게 만들어, 근육을 신장시키고 해당관절을 움직인다. 굴곡된 팔꿈치 자세에서 시작해서 저항의 반대 방향으로 팔꿈치를 천천히 신전해 보자. 여러분의 전완이 어떻게 하강하는지를 살펴보자; 여러분은 여전히 주관절 굴곡근을 수축하고 있는 상태이다. 이런 원심성 수축은 중력과 반대되는

방향으로 작용한다. 만약 원심성 수축이 일어나지 않으면, 여러분의 전완이 지면 방향으로 맥없이 털썩 떨어질 것이다.

- **등척성 수축(Isometric)**: 등척성 수축은 근섬유의 길이 변화 없이 장력을 증가시킨다. 관절이 움직이지 않기 때문에 움직임도 일어나지 않는다. 피아노의 측면에 양손을 올려놓는 것을 생각해 보자. 팔꿈치를 굽힌 상태에서 여러분의 온 힘을 다해 피아노를 밀어보자. 피아노는 꼼짝도 안할 것이고, 여러분의 팔꿈치도 움직이지 않을 것이다.

그러나 여러분은 등척성 수축하는 근육의 활성화를 분명히 느낄 수 있다. 여러분은 아무 생각도 없이 매일 등척성 수축을 하고 있다. 예를 들어, 여러분의 머리 위치를 생각해 보자. 목의 신전근이 여러분의 머리를 똑바르게 지탱할 수 없다면, 두개골의 중력중심이 여러분의 머리를 계속 앞쪽으로 당겨, 눈이 지면으로 향하고 머리와 목이 전방굴곡된 채 하루 종일 걸어 다니게 될 것이다.

4 장

축성 골격의 영역 개요

Regional Overview of Axial Skeleton

인체에는 약 206개의 뼈가 있다(종자뼈, 경추늑골, 또는 부속 주상골과 같은 작고 모호한 뼈는 포함시키지 않았다). 이들 뼈는 1개가 아닌, 2개의 골격을 형성한다. 사실, 일반적으로 인체 골격으로 간주되는 것은 2개 골격의 결합: 축성 골격은 오래된 골격으로 두개골, 늑곽 및 척주로 구성되고, 부속 골격은 진화학적으로 뒤늦게 발달한 뼈이며, 팔과 다리의 모든 뼈로 구성된다. 축성 골격은 신체의 수직축을 형성한다; 축성 골격은 자신도 움직이지만, 팔과 다리와 같은 다른 뼈의 움직임도 가능하게 만든다. 축성 골격의 중심 구조물은 척주이다(우리의 몸은 실제로 여러 개의 가시뼈(spine)를 가지고 있다; 척추뼈만 아니라, 견갑골의 극, 또는 골반의 좌골극 등이 있다). "Spina"는 라틴어로 "thorn"이고, 초기 해부학자들은 신체 전반에 걸쳐 발견되는 가시모양의 뼈를 묘사하기 위해 "thorn"이란 용어를 채택했다. 이런 용어의 유래를 이해하기 위해, 여러분의 손을 등의 중심부에 대고 위에서부터 아래로 어루만져 보자.

척주와 함께, 두개골과 늑곽은 함께 작용하여 내장기를 지지하고 보호하는 틀 구조를 만든다: 두개골은 뇌를 보호하고, 척주는 척수를 보호하고, 늑곽은 심장과 폐를 보호한다. 축성 틀 구조는 부속 골격의 뼈(예, 견갑골)들이 부착하는 지점뿐만 아니라, 이들 뼈를 움직이는 근육의 부착점(예, 견갑골)을 제공한다. 2개의 골격을 연결하는 근골격 부착점은 움직임을 일으킨다: 예를 들어, 견갑골 내밈(그림 8.10 참고). 축성 골격 고유의 움직임은 그 자체의 영역에서 일어난다: 척주(예, 등의 굴곡), 머리(예, 턱의 전인), 늑곽(예, 늑골의 거상).

축성 골격의 영역

REGIONS OF THE AXIAL SKELETON

축성 골격과 관련된 영역(그림 4.1)은 다음과 같다:

- 머리는 축성 골격 중에서 가장 위쪽에 위치한다. 머리의 틀 구조는 두개골에 의해 형성된다. 경추를 포함한 목은 앞쪽으로 머리에서부터 쇄골 높이인 목의 기저부까지 이어지고, 뒤쪽으로는 7번 경추까지 이어진다.
- 등은 몸통의 뒤쪽면이고, 목의 아래쪽에서 볼기 영역의 위쪽까지 이어진다. 등은 주로 척주(경추, 흉추, 요추, 천추 및 미추 등)에 의해 이루어진다. 그리고 등은 흉요부(등허리 부위; 흉추와 관련)와 하배부(아래허리 부위; 요추와 관련)로 분류된다. 천골은 양쪽 장골 사이에 위치하고, 또 미골 위에 위치한다. 미골은 축성 골격의 가장 아래쪽 부분이고, 골반저를 형성하는 중요한 근육, 힘줄 및 인대의 부착점으로 작용한다; 미골은 힘줄이 신전하여 배변 작용을 돕는다; 또 의자에 앉으면서 등을 기울일 때, 균형을 잡는 기전에서도 작용할 수 있다.

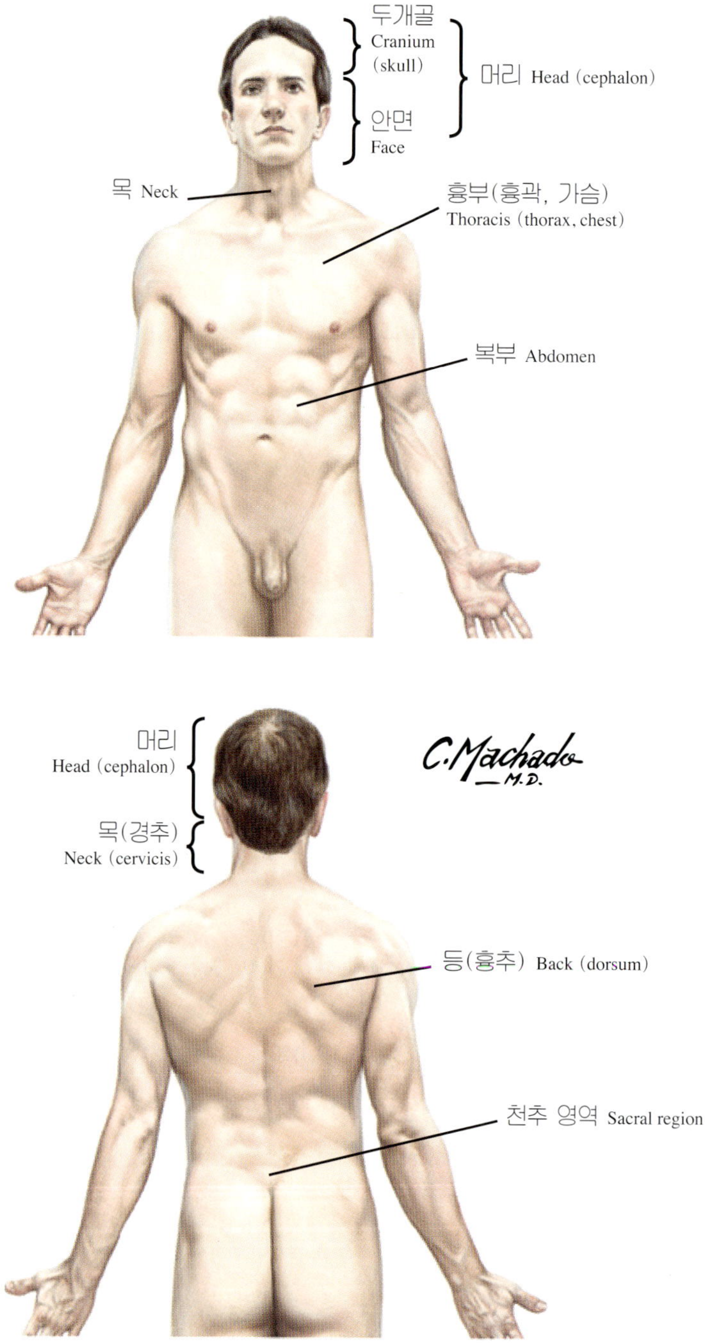

그림 4.1 축성 골격과 관련된 영역

- 흉곽은 흔히 가슴으로 불린다. 흉곽은 흉곽상구(위가슴우리문; 늑곽 위쪽에 있는 구멍)에서 흉곽하구(아래가슴우리문; 횡격막에 의해 닫힌 늑곽 기저부에 있는 구멍)사이까지 이어져 있다. 근육과 뼈로 구성된 유연한 흉벽은 앞쪽, 뒤쪽 및 가쪽으로 흉곽을 연결한다. 여러분의 양손은 몸통 측면에 대고 흉벽을 느껴보자. 흉벽 안에는 많은 구조물이 들어 있는 흉강이 있다: 흉강은 심장, 폐, 기관지, 식도, 횡격막, 미주신경 및 횡격막신경 등을 보호한다.
- 일반적으로 복부는 흉곽과 골반 사이에 있는 체간의 아래 부분으로 정의된다; 많은 사람이 알듯이 복부는 배로 알려져 있다. 복부는 많은 장기(결장, 신장, 비장)를 가지고 있고, 이들 장기는 여러 층의 근육과 결합조직에 의해 보호된다. 근육은 보호성 다발막이 되어줄 뿐만 아니라, 호흡, 출산, 배변 등과 같은 많은 일상의 기능을 돕는다. 부가적으로 많은 근육들이 중요한 코어 부분을 형성한다 (6장의 "움직임: 코어" 참고).

축성 골격의 뼈

BONES OF THE AXIAL SKELETON

- 축성 골격의 틀은 다음과 같은 뼈로 구성된다 (그림 4.2):
  - **두개골과 머리**
    - **해골, 기저부:** 안면골, 측두골(2), 두정골(1), 후두골, 접형골, 사골, 이소골(추골, 침골, 등골)
    - **안면 골격:** 비골(2), 누골(2), 서골(1), 구개(2), 하비갑개(2), 관골(2), 상악골(2)
    - **하악골**
  - **척주**
    - **목:** 경추: C1(환추), C2(축추), C3, C4, C5, C6, C7
    - **등**
      - **흉추:** T1, T2, T3, T4, T5, T6, T7, T8, T9, T10, T11, T12
      - **요추:** L1, L2, L3, L4, L5
    - **천추:** 5개의 천골이 하나의 뼈로 융합됨
    - **미추:** 3-4개의 미골이 하나의 뼈로 융합됨
  - **흉곽**
    - **늑골:** 1-7번 늑골(진늑골), 8-10 번 늑골(가늑골), 11-12번 늑골은 유늑골
    - **흉골:** 흉골병, 흉골체 및 검상돌기

축성 골격의 근육

MUSCLES OF THE AXIAL SKELETON

위에서 언급했듯이, 축성 골격에 부착하는 근육은 다른 영역의 축성 골격(예, 흉곽[흉추], 목[경추], 또는 머리 영역에 있는 최장근)이나 부속 골격(예, 요추방형근은 12번 늑골, 모든 요추와 골반)에 종지한다. 그런 다음, 축성 골격의 근육은 광범위한 부착점을 가진다; 그들은 척주, 머리, 늑골, 골반 그리고 팔다리를 움직인다(표 4.1-표 4.6과 그림 4.2-그림 4.8). 축성 골격 근육은 가동성을 제공하는 것 이외, 안정성도 제공한다 (6장의 "움직임: 코어" 참고). 골반저근은 코어와 연결되어 있기 때문에, 본 장에 포함되어 있다; 여러분은 다른 자료에서 골반 영역과 함께 골반저근이 거론되는 것을 볼 수 있을 것이다.

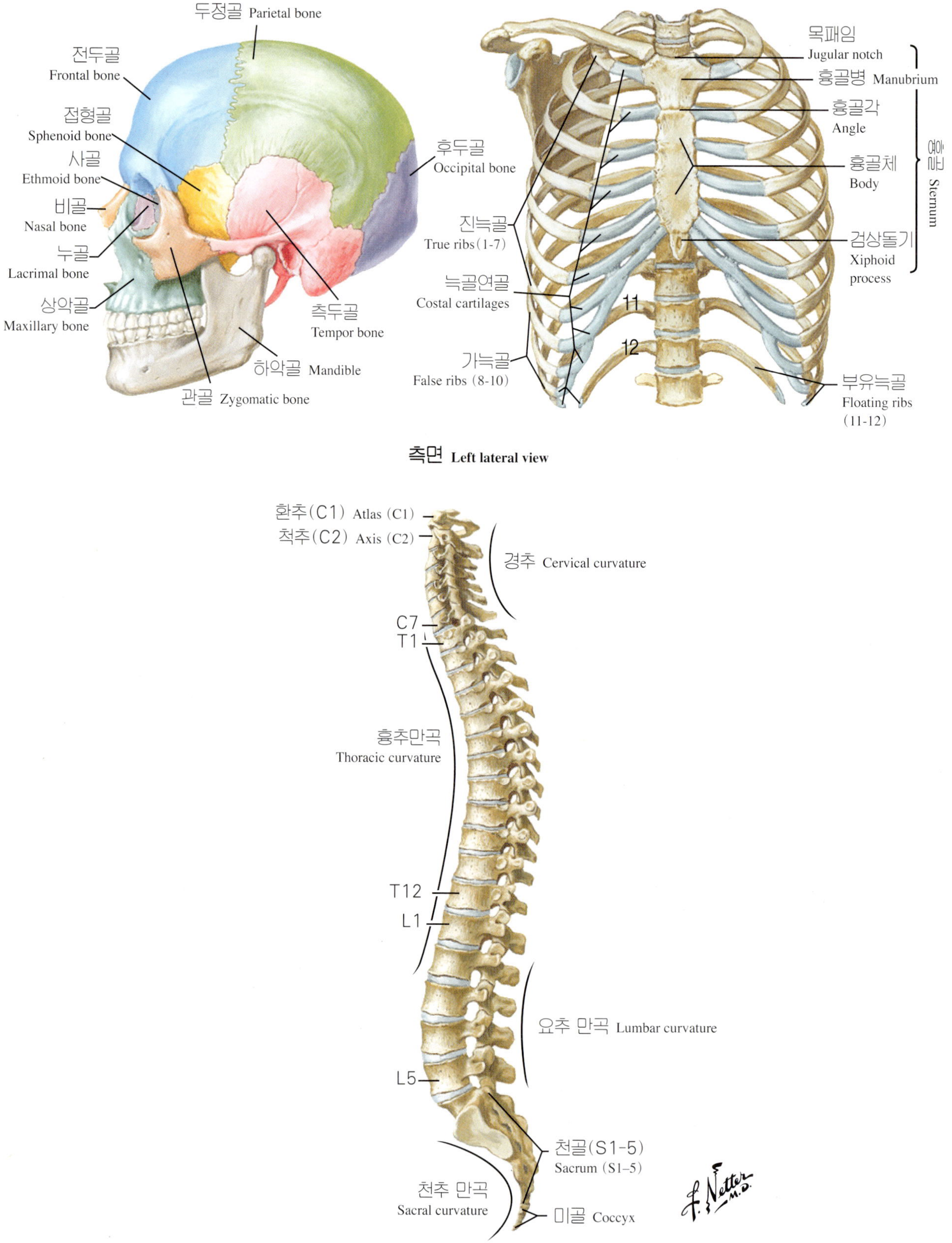
두정골 Parietal bone
전두골
Frontal bone
접형골
Sphenoid bone
사골
Ethmoid bone
비골
Nasal bone
누골
Lacrimal bone
상악골
Maxillary bone
후두골
Occipital bone
측두골
Tempor bone
하악골 Mandible
관골 Zygomatic bone
목패임
Jugular notch
흉골병 Manubrium
흉골각
Angle
흉골체
Body
검상돌기
Xiphoid
process
흉골
Sternum
진늑골
True ribs (1-7)
늑골연골
Costal cartilages
11
12
가늑골
False ribs (8-10)
부유늑골
Floating ribs
(11-12)
측면 Left lateral view
환추(C1) Atlas (C1)
척추(C2) Axis (C2)
경추 Cervical curvature
C7
T1
흉추만곡
Thoracic curvature
T12
L1
요추 만곡 Lumbar curvature
L5
천골(S1-5)
Sacrum (S1–5)
천추 만곡
Sacral curvature
미골 Coccyx
F. Netter M.D.

그림 4.2 축성 골격의 뼈

표 4.1 머리 근육 Muscles of the Head (그림 4.3)

근육	코멘트
저작 작용: 저작근, 측두근, 외익상근과 내익상근 **얼굴 표정:** *눈 근육군:* 안륜근, 추미근. *코 근육군:* 비근, 비근근, 비중격하제근. *입 근육군:* 구각하제근, 하순하제근, 이근, 소근, 큰관근, 소관근, 상순거근, 상순비익거근, 구각거근, 구륜근, 협근. *기타:* 후두전두근, 이개근(상, 전, 후), 광경근	머리 근육은 기능, 신경지배, 발생학 등을 기초로 그룹화될 수 있다. 설상근(목뿔위근육)은 목에 위치하며, 저작 근육에 포함된다. 왼쪽에 목록된 근육 이외, 기타 머리 내재근으로는 외안근(안구와 안검을 움직이는 근육), 연구개 근육(구개거근과 구개하제근), 혀 근육(혀를 움직이고 혀의 형태를 바꾸는 근육), 중이 근육(소리 전달을 돕는 근육) 등이 있다.

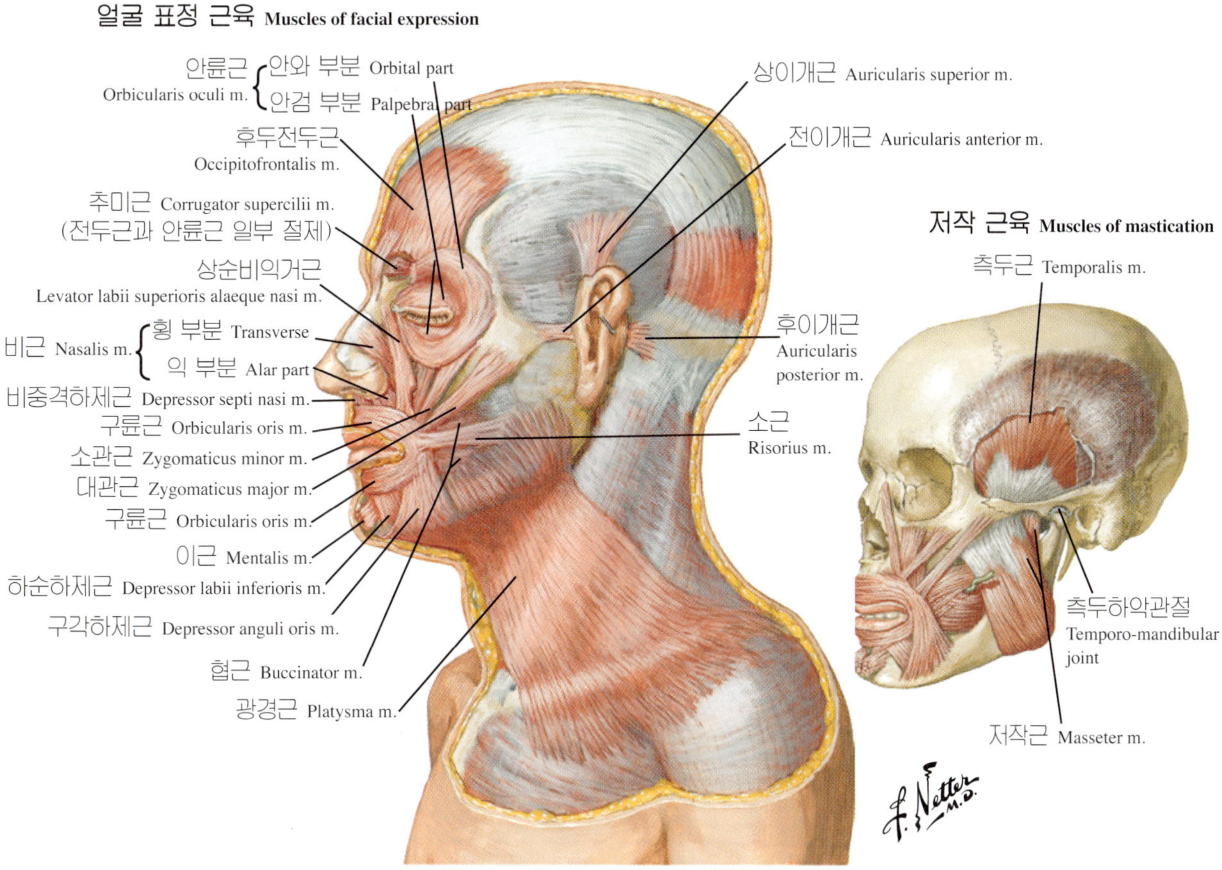

그림 4.3 머리 근육(보이지 않는 근육: 외익상근, 내외상근, 구각거근)

표 4.2 목의 근육 Muscles of the Neck (그림 4.4)

근육	코멘트
뒤쪽 근육: 승모근(상부), 견갑거근, 극횡근(두판상근, 경판상근), 척주기립근(경장늑근, 경최장근, 두최장근, 경극근과 두극근), 횡극근(경반극근, 두반극근, 다열근, 목회전근). *후두하근:* 대/소 후두직근, 상/하 두사근.	많은 목 뒤쪽 근육은 등 근육의 연장부이고, 그들의 이름에 경(목)이나 두(머리)가 포함되어 있다. 그들은 함께 작용하여 머리와 목을 신전, 측굴, 그리고 회전시킨다. 후두하근은 두경부(머리목부분)에 내재된 근육이다.
앞쪽 근육: 흉쇄유돌근, *척추 앞쪽 근육:* 두장근, 경장근, 전두직근, 측두직근, 사각근(전, 중, 후). *상설골근:* 하악설골근, 이설골근, 경상설골근, 이복근. *하설골근:* 흉골설골근, 견갑설골근, 흉골갑상근, 갑상설골근.	전면부에 있는 대부분의 근육은 목을 굴곡, 측굴 그리고 회전시키기 위해 경추에 작용한다. 광경근은 가끔 목 근육으로 분류되기도 하지만, 실제로는 얼굴 표정 근육에 포함된다. 설골근은 목의 앞쪽 삼각에 위치하고, 설골을 기준으로 상설골근과 하설골근으로 나누어진다. 그들은 삼킴 작용을 한다.

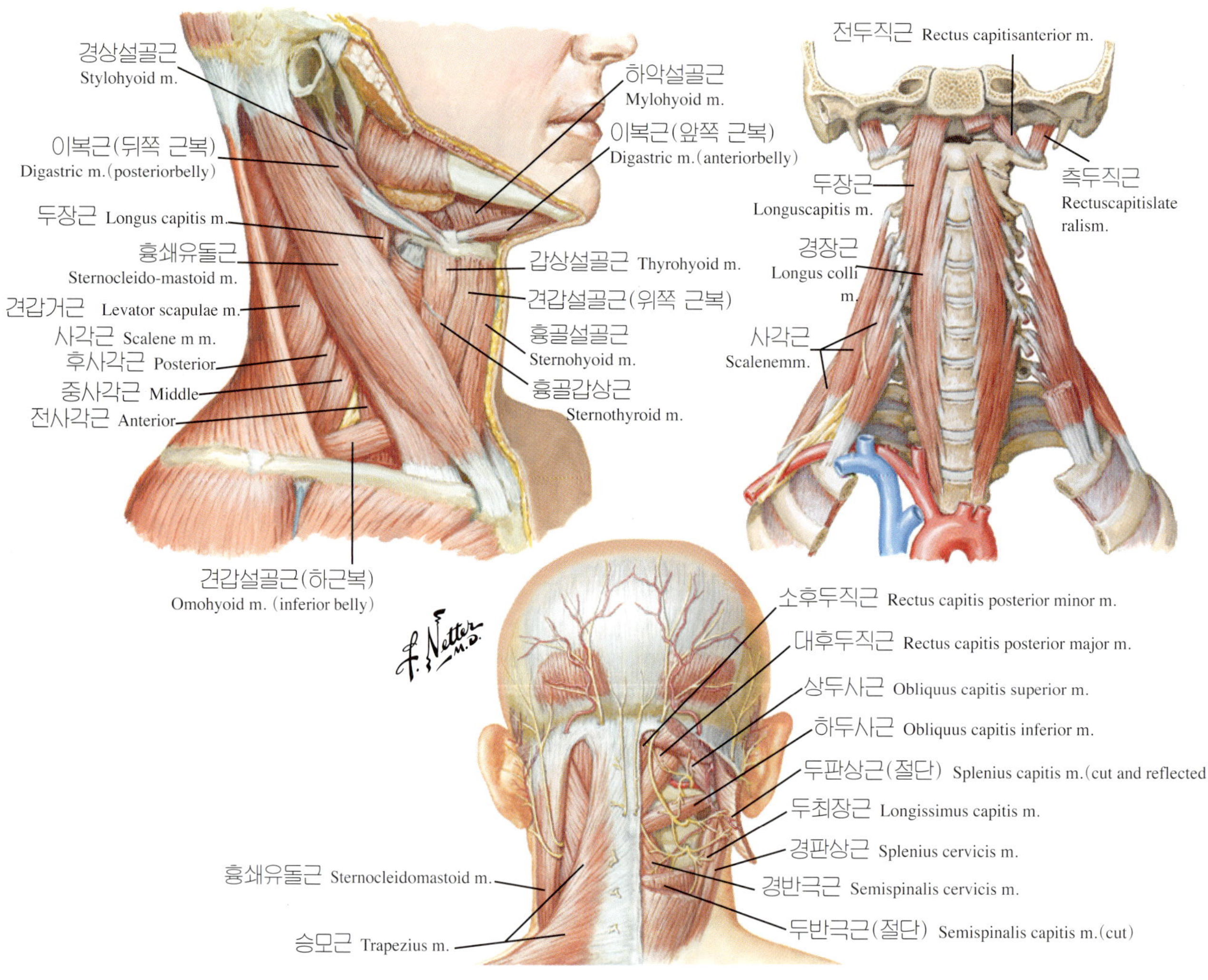

그림 4.4 목의 근육(보이지 않는 근육: 경장늑근, 경최장근, 경극근, 두극근, 다열근, 경회전근, 이설골근)

표 4.3 등 근육 Muscles of the Back (그림 4.5)

근육	코멘트
얕은층: 광배근, 승모근, 대/소 능형근, 견갑거근 **중간층:** 상후거근, 하후거근 **깊은층:** 척주기립근(흉장극근, 요장극근, 흉최장근, 흉극근), 횡극근(흉반극근, 다열근, 흉회전근과 요회전근), 분절 근육(횡간근, 극간근, 늑거근)	등에 위치한 모든 근육 중, 깊은층 근육이 주로 등을 움직이고 고정한다(늑골을 거상하는 늑거근을 제외하고); 그들은 등의 내재근으로 간주된다. 반대로, 체간과 견갑대에 붙어 있는 얕은층 근육은 팔을 움직이고, 중간층의 근육은 호흡에 작용한다. 이들 두 근육은 등의 외재근으로 간주된다.

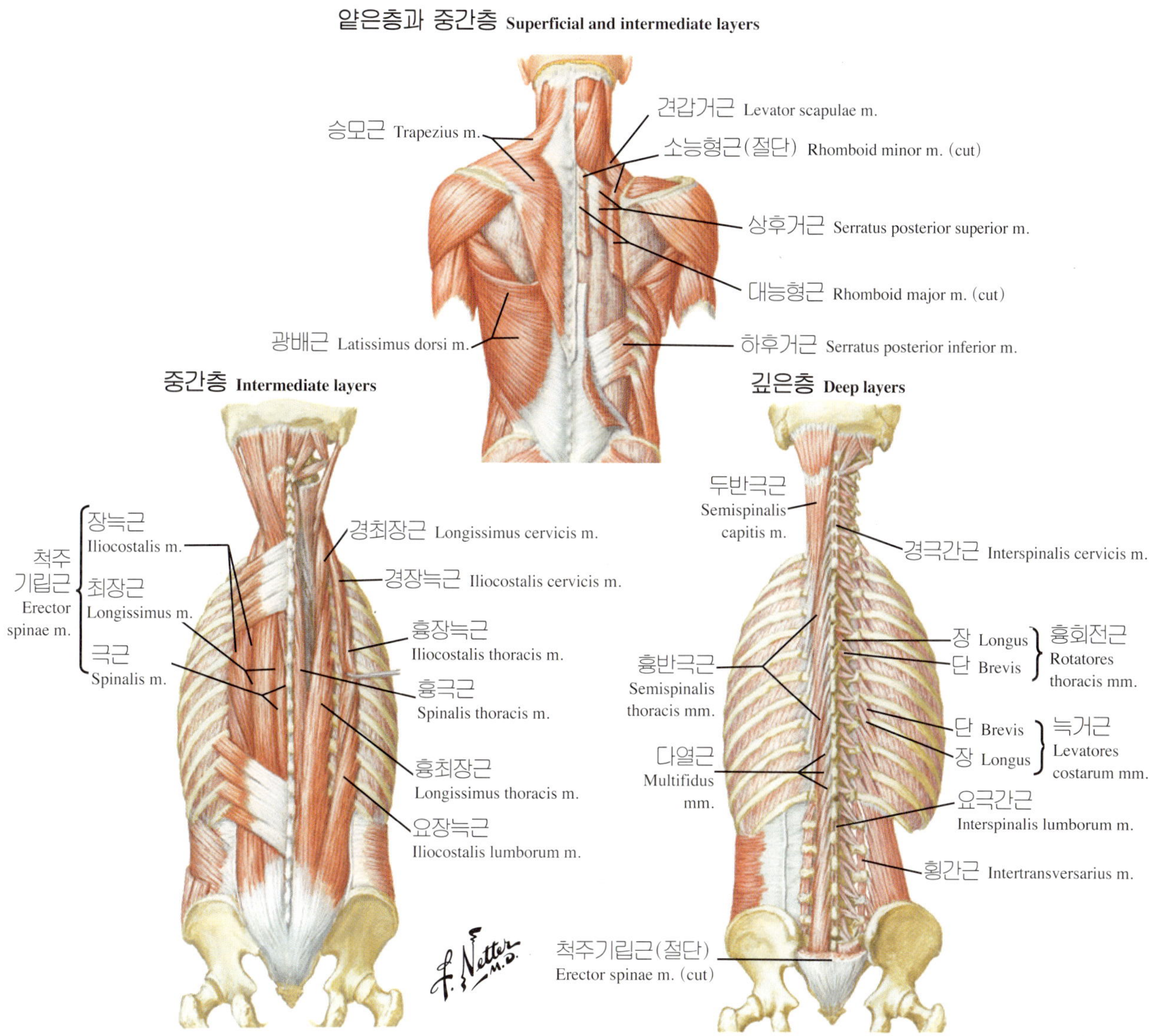

그림 4.5 등의 근육(보이지 않는 근육: 허리 근육)

표 4.4 흉곽 근육 Muscles of the Thorax (그림 4.6)

근육	코멘트
고유 근육: 횡격막, 늑간근(외늑간근, 내늑간근, 최내늑간근), 늑하근, 횡흉근	흉곽 고유 근육은 기시(이는 곳)과 종지(닿는 곳)이 늑곽 안에 있다: 그들은 주요 호흡 근육으로 작용한다.
흉부속근: *앞쪽:* 대흉근, 소흉근, 쇄골하근, 전거근. *뒤쪽:* 승모근, 광배근, 견갑거근, 대능형근과 소능형근.	앞팔이음근육은 흉곽과 팔을 연결하여 외흉 관절에 영향을 준다(예, 대흉근은 견관절을 움직인다: 대흉근의 기시는 늑곽, 흉골, 쇄골이고, 종지는 상완골이다). 이들 근육 중의 몇몇 근육은 호흡 보조 근육으로 내흉 관절에도 영향을 준다. 늑거근과 후거근 등과 같이 흉곽에서 발견되는 다른 호흡 근육은 영역에 따라 등 근육으로 분류된다.

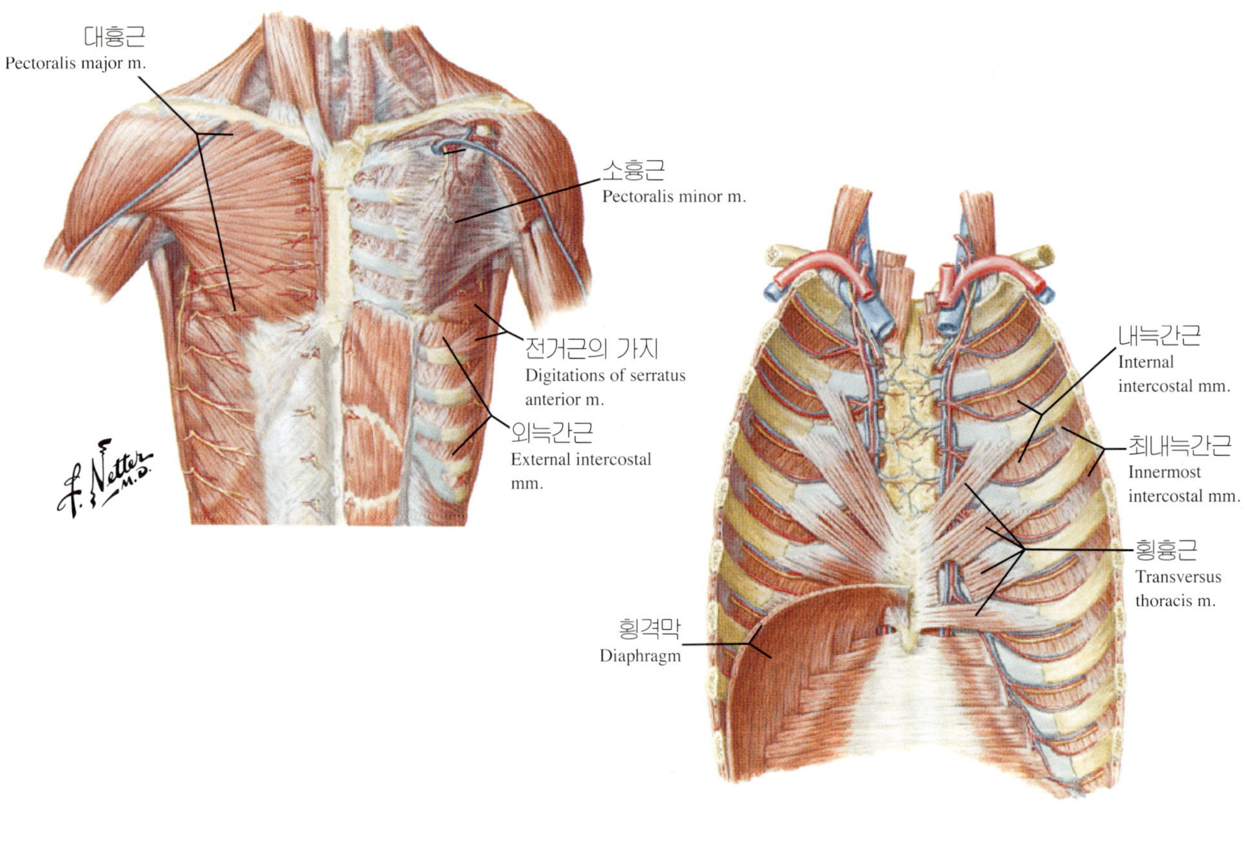

그림 4.6 흉곽의 근육(보이지 않는 근육: 늑하근, 쇄골하근, 승모근, 광배근, 견갑거근 및 대/소 능형근)

표 4.5 복부 근육 Muscles of the Abdomen (그림 4.7)

근육	코멘트
앞가쪽 복벽: 복직근, 외복사근, 내복사근, 복횡근, 추체근	앞가쪽 복벽 근육은 주요 장기를 보호하고, 척추를 굴곡, 측굴, 그리고 회전시킨다. 호흡을 돕고, 복내압을 증가시킨다.
뒤쪽 복벽: 장골근, 대요근과 소요근, 요방형근	뒤쪽 복벽 근육은 깊은층 등 근육의 앞쪽에 위치한다. 비록 이들 근육이 척주에서 시작하고 척주에 작용하더라도, 그들은 다리에 영향을 준다. 예를 들어, 장골근과 대요근은 함께 작용하여 인체에서 가장 강한 고관절 굴곡근이 된다.

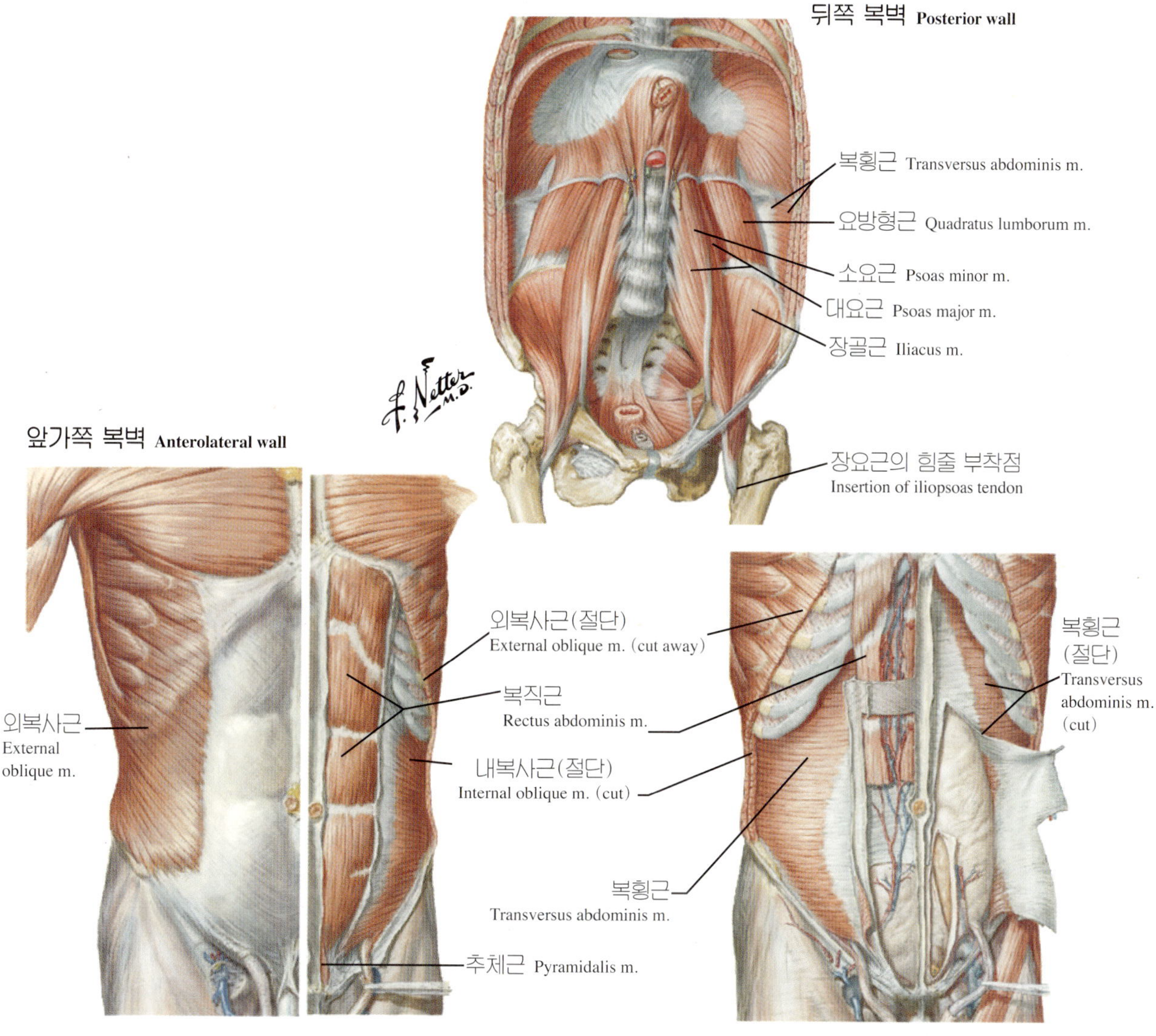

그림 4.7 복부 근육

표 4.6 골반저 근육 Muscles of the Pelvic Floor (그림 4.8)

근육	코멘트
골반 횡격막: 미골근, 항문거근(치골미골근, 치골직장근, 장골미골근) **심회음 주머니:** 외요도괄약근, 요도압축근(여성에서만), 심횡회음근, 요도질 괄약근	골반저 근육은 골반횡격막과 심회음 주머니에 있는 근육들로 구성된다. 골반횡격막은 코어의 바닥으로 알려져 있다. 왜냐하면, 이들 근육과 근막이 아랫등과 골반을 고정하는 데 도움을 주기 때문이다(6장의 "움직임: 코어" 참고). 이 영역의 기타 근육은 괄약근으로 작용하고, 성 생활 시 발기 기능에 도움을 준다. 골반저 근육은 골반 장기(방광, 소장, 자궁, 전립선, 직장)를 지지하는 슬링을 형성한다. 골반저 근육이 수축과 이완하여 창자와 방광의 움직임을 조절하는 데 도움을 준다(임상 초점 4.1 참고).

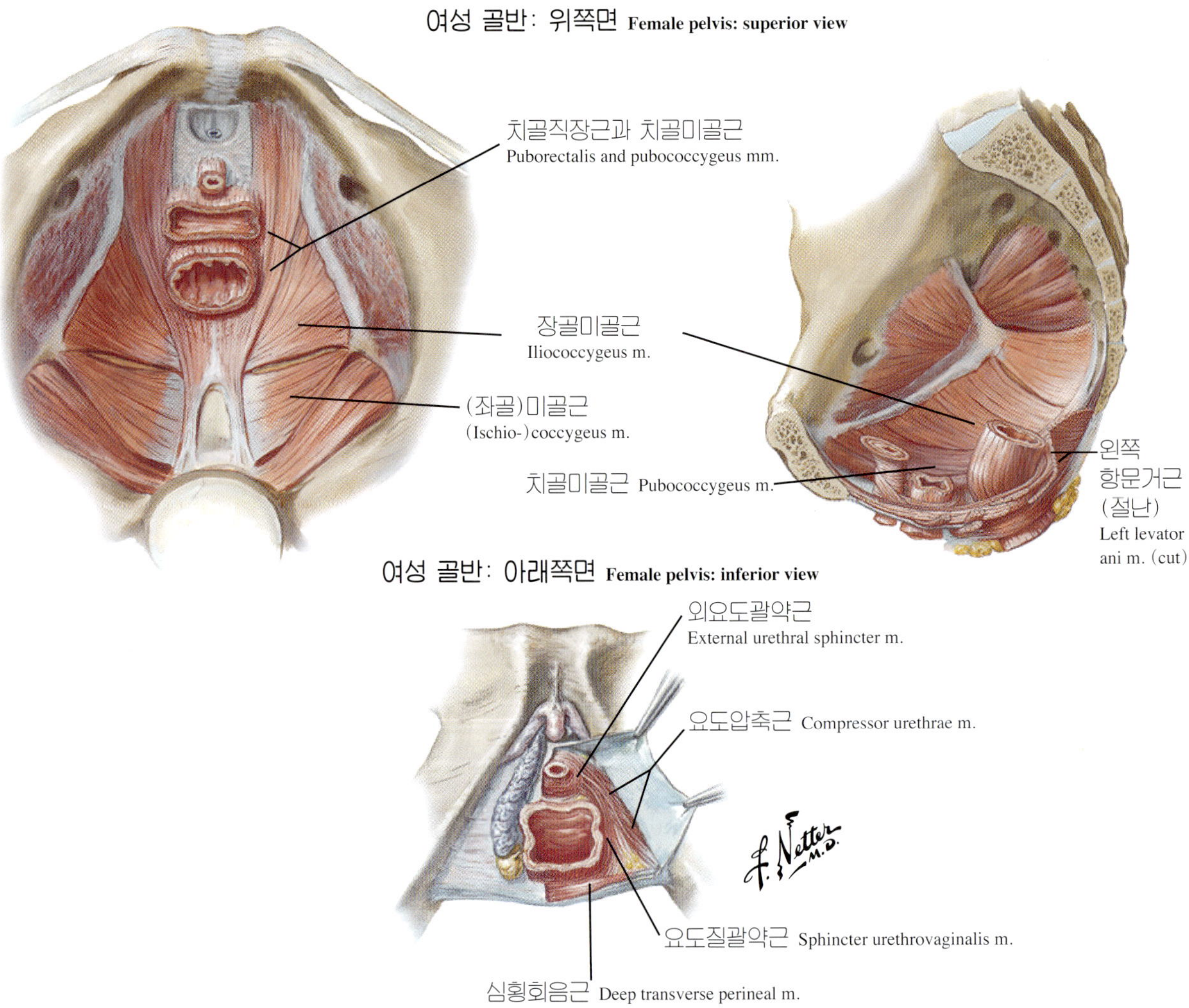

그림 4.8 골반저 근육

임상 초점 4.1 **골반저 기능장애** Pelvic Floor Dysfunction

골반저 기능장애(PFD)는 골반 근육과 결합조직이 약해지거나 손상되었을 때 일어난다. 예를 들어, 출산이나 수술 이후 또는 만성 기침의 결과로 골반저 구조물이 약해지거나 손상될 수 있다. 가장 흔한 PFD의 한 예는 골반장기의 탈장이다. 이것은 골반 근육과 결합조직이 더 이상 골반 장기를 지지할 수 없어 장기들이 아래쪽으로 떨어지는 것이다. 예를 들어, 자궁 탈장의 경우 자궁이 질 구멍 안으로 내려간다. 방광과 창자가 정상 위치로부터 이동할 때, 방광과 창자의 조절 문제가 일어날 수 있다. 방광 실금의 증상으로 기침, 재치기, 조깅 등을 할 때 요실금이 일어난다. 건강한 골반저의 유지는 PED을 예방할 뿐만아니라, 코어 근육을 강화하고 건강한 성생활을 영위하도록 만든다. 이들 근육을 직접 목적으로 하기 위해, 환자에게 Kegel 운동(소변을 보는 도중 중간에서 소변을 멈추는 운동)을 권장한다. 부가적으로, 골반의 위치가 골반저 근육의 기능에 영향을 줄 수 있기 때문에, **필라테스 Pelvic Tilt**와 같은 운동도 골반저 근육을 강화하는데 중요한 역할을 할 것이다.

요약 MOVEMENTS

전반적으로 축성 골격 근육은 축성 골격을 가동하고 또 안정화하는데 중요한 역할을 한다. 특히 척주의 안정화는 매우 중요한데, 그 이유는 척주가 대부분의 움직임이 일어나는 구조물 중에서 중심에 위치하는 구조물이기 때문이다. 척주기립근은 척추를 안정화시키는 중요한 근육이고, 전체 척주를 신전시키고, 또 신전된 자세를 유지한다. 척주기립근이 장시간 작용하거나 잘못 정렬되면(예, 장시간 동안 앉은 자세, 구부정한 자세로 보낼 때), 척주기립근이 약해지거나 손상될 수 있다. 이런 이유 때문에, 척추 주위근이 만성 요통에 중요한 역할을 한다. 물론, 그들이 단독적으로 작용하지 않는다.
횡극근, 횡간근, 극간근 등과 같은 다른 심층 근육도 안정화에 중요한 역할을 한다.

5장

머리 Head

개요 OVERVIEW

- 머리는 신체 중에서 가장 높은 곳에 위치한다; 머리는 목 위에 놓여 있다. 머리에는 얼굴, 감각기관 및 뇌 등이 포함되어 있다.
- 두개골 내에서 관절 움직임이 일어난다: 측두골과 하악골 사이(측두하악관절), 두개골의 봉합(봉합관절), 그리고 이소골(이소골 관절).
- 머리 영역 내의 움직임으로는, 저작 활동과 얼굴 표정의 움직임이 있다.
    - 머리와 경추의 움직임(예, 머리와 목의 굴곡)은 "6장. 목과 등"에서 설명될 것이다.
- 운동의 예: **요가 Lion's Pose(사자 자세)**

구조와 기능 STRUCTURE AND FUNCTION

머리를 가볍게 톡톡 때릴 때, 여러분은 마치 딱딱한 하나의 뼈를 만지는 것 처럼 느낄 수 있다. 여러분의 두개골은 실제로 22개의 뼈로 구성되어 있고(이소골 제외), 각기 다른 영역에 배치되어 있다. 두개골의 각 영역은 다른 시간대에 다른 목적으로 진화한 것 같다. 예를 들어, 두개골 중에서 가장 오래된 뼈는 두개골 기저부(두개골 바닥을 형성하는 뼈)로 알려진 아래쪽 영역의 뼈(후두골과 같은)들이다. 두개골 바닥을 이루는 뼈들에는 많은 중요한 구멍이 존재한다; 이들 구멍을 통해 혈관이 지나가고, 뇌로부터 신경이 빠져나온다. 시간이 경과하여 뇌가 발달함에 따라, 뇌를 둘러싸는 뼈(전두골과 측두골 등)들도 성장하고 이동한다. 이것은 현대인이 커다란 이마를 가진 이유이다. 끝으로, 음식 공급이 풍부해지고, 씹는 동작이 더욱 어려워짐에 따라, 현대인의 하악두 치아가 앞쪽으로 나오게 된다.

오늘날, 머리뼈는 2개의 범주로 분류된다: 두개골과 하악골.

두개골 Cranium

두개골은 머리뼈의 천장이다. 이것은 위쪽 영역(두개골 덮개), 기저부 및 아래쪽 앞영역(얼굴)으로 나누어진다.

봉합관절 Suture Joints

두개골 덮개와 두개골 바닥을 형성하는 뼈들로는, 전두골, 측두골, 두정골, 후두골, 접형골, 사골 등이 있다. 납작한 이들 뼈는 두정골과 후두골 사이의 관절처럼, 강력한 봉합관절에 의해 연결된다(그림 5.1 참고). 봉합관절은 견고한 섬유성 관절이고, 보호(뇌를 보호함)와 강력한 강도를 요구한다. 비록 성인의 경우에는 봉합관절에서 움직임이 거의 일어나지 않지만, 유아기 때는 약간의 움직임을 허용한다. 사실, 신생아의 두개골 유연성 때문에, 아기의 머리가 뇌를 손상시키기 않고 산도(골반)를 통과할 수 있는 것이다. 그런 다음, 뇌가 성장하고 발달해야하기 때문에, 생후 2년까지 봉합관절이 닫히지 않는다.

이소골 관절 Ossicular Joints

측두골(귓속) 안에 3개의 작은 이소골이 존재한다: 추골, 침골 및 등골(그림 5.1B 참고). 고막과 함께, 이들 뼈는 중이 안에 위치하고, 주로 음파를 뇌로 전달하는 기능을 한다(친숙한 단어, 노래 및 기타 소리 등을 처리한다). 비록 이들 뼈가 육안으로 확인될 수 있지만, 매우 작

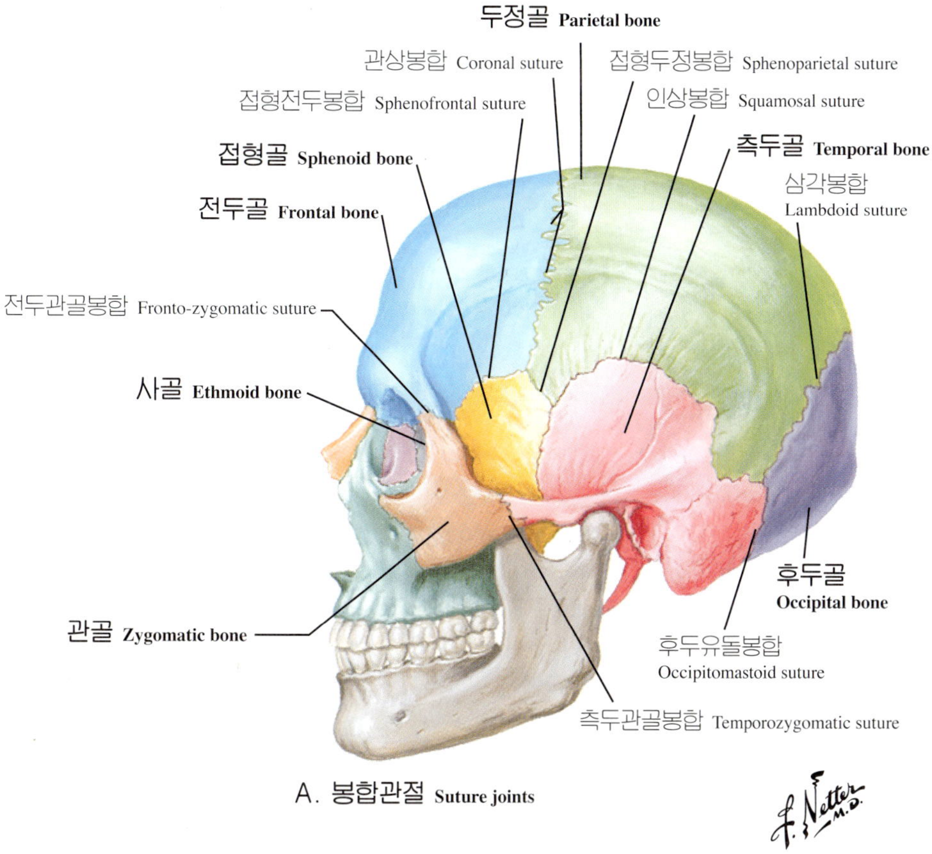

A. 봉합관절 **Suture joints**

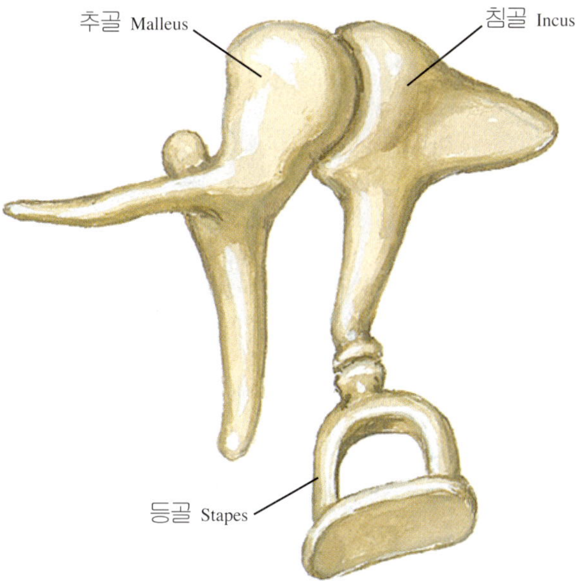

B. 이소골 관절 **Ossicular joints**

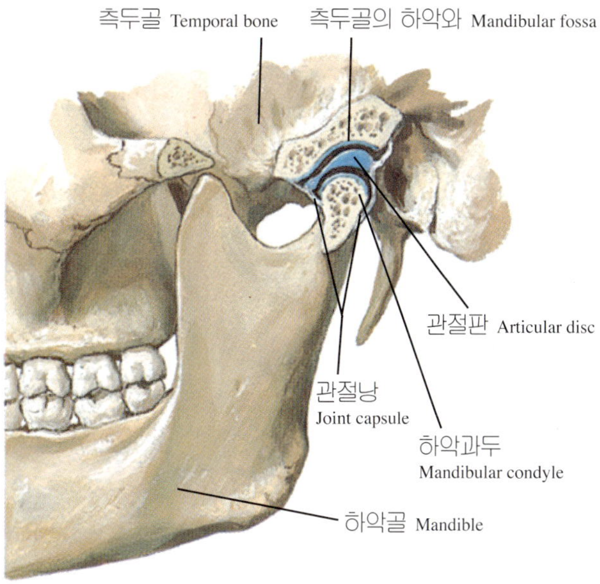

C. 측두하악관절 **Temporomandibular joint**

그림 5.1 머리의 관절

은 뼈이고, 등골이 인체에서 가장 작은 뼈이다. 이소골은 인체에서 가장 작은 가로무늬근인 2개의 근육에 의해 연결된다: 고막장근(tensor tympani)과 등골근(stapedius). 이들 뼈의 크기에도 불구하고, 이들을 연결하는 관절은 무릎과 어깨의 큰 관절처럼 윤활관절이다. 이들 큰 관절이 손상되는 것처럼, 이소골의 관절도 손상되기 쉽다. 예를 들어, 류마티스 관절염에 의해 관절 손상이나 염증이 발생할 때, 청각 손상이 일어날 수 있다.

안면 골격 Facial Skeleton

여러분이 사랑하는 사람을 볼 때 여러분의 얼굴이 빛이 나고, 얼굴 표정의 근육이 수축하여 행복함을 보여준다. 예를 들어, 대관골근이 입꼬리를 위로 당겨 미소를 짓게 한다. 비록 안면에는 움직임이 일어나는 관절이 없지만, 얼굴 뼈는 움직임을 위한 기초를 제공한다. 얼굴 뼈에는 상악골(윗턱), 비골(콧등), 관골(뺨의 뼈) 및 누골(안와의 뼈) 등이 있다("4장. 축성 골격의 영역 개요" 참고). 이들 구조물도 얼굴 표정과 관련된 근육을 지지한다(표 5.1).

하악골 Mandible

하악골 또는 아래턱은 일반적으로 얼굴뼈이나 두개골의 부분으로 간주되지 않는다(그림 5.1 참고). 두개골처럼, 하악골이 단일 뼈처럼 보이지만, 2개의 뼈가 어릴

표 5.1 얼굴표정 근육과 그들의 작용 (그림 4.3 참고)

근육	작용
눈 근육군	
안륜근	눈꺼풀을 닫는다.
추미근	눈썹을 안쪽과 아래쪽으로 당겨, 코 위에 수직 주름을 형성한다(예, 눈살을 찌푸리게 한다).
코 근육군	
비근	콧구멍을 벌리고 닫는다.
비근근	눈썹의 안쪽 모서리를 아래쪽 당겨, 콧등에 가로 주름을 만든다(예, 눈살을 찌푸리게 한다).
비중격하제근	코를 아래쪽을 당긴다(예, 콧구멍을 넓힌다).
입 근육군	
구각하제근	입꼬리를 이래쪽과 가쪽으로 당긴다.
하순하제근	아랫 입술을 아래쪽과 가쪽으로 내림한다.
이근	아랫 입술을 올린 후 내민다(입으로 물컵을 마실 때처럼).
소근	양쪽 입꼬리를 뒤로 당긴다.
대관골근	입꼬리를 위쪽과 가쪽으로 당긴다.
소관골근	윗 입술을 위쪽으로 당긴다.
상순거근	윗 입술을 올리고 콧구멍을 크게 벌림한다. 콧입술 고랑을 만든다.
상순비익거근	윗 입술을 올리고 콧구멍을 크게 벌림한다(콧구멍을 넓히는 데 도움을 준다).
구각거근	입꼬리를 올린다. 콧입술 고랑을 만든다.
구륜근	입술을 다물고 내민다(예, 휘파람 불듯이)
협근	뺨을 치아 쪽으로 붙인다. 팽창된 뺨을 압박한다.
기타 근육군	
후두전두근	이마를 주름짓는다. 눈썹을 올린다. 두피를 뒤쪽으로 당긴다.
이개근(전, 상, 후)	귀를 올린다. 귀를 위쪽, 앞쪽 및 뒤쪽으로 당긴다(상자 5.1).
광경근	목 피부를 긴장시킨다.

상자 5.1 귀를 움직여라

비록 이개근이 얼굴에 직접 위치하지 않지만, 귀를 둘러싸는 3개의 이개근은 얼굴표정 근육으로 간주된다. 몇몇 연구자들은 다른 포유동물처럼, 귀의 움직임이 소리를 모으는데 도움을 준다고 했다(고양이는 희미한 소리가 나면 그쪽으로 귀를 쫑긋 세운다). 그러나 오늘날에는 이들 근육은 중요하게 여겨지지 않는다. 그럼에도 불구하고, 이들 근육은 얼굴신경(뇌신경 Ⅶ이며 얼굴 표정 근육을 지배하는) 가지에 의해 지배를 받는 근육이다. 그러므로 몇몇 사람들은 귀를 자연스럽게 움직일 수 있고, 다른 사람은 많은 연습을 통해 귀를 움직일 수 있다.

임상 초점 5.1 측두하악관절 Temporomandibular Joint Disorder

측두하악관절은 두개골의 관절 중에서 가장 큰 윤활관절이며, 다양한 방법으로 턱을 움직여 말하기, 씹기, 하품하기 등과 같은 일상 활동을 촉진한다. 상지의 윤활관절과 마찬가지로, 측두하악관절은 마모되기 쉽다. 사실, 측두하악관절 질환(TMD)은 안면 통증을 일으키는 가장 흔한 원인 중의 하나이다. 이런 유병률에도 불구하고, TMD의 원인은 다음과 같이 다양하다: 머리 외상(편타 손상), 후두하근의 심한 긴장, 반복 미세손상(예, 이갈기), 구조적 경향(예, 부정교합). 전형적인 증상은 측두하악관절에서 시작되는 방사통이다. 기타 증상으로는 목 근육의 긴장, 두통, 측두하악관절 움직임 제한 등이 있고, 이들 증상은 스트레스를 받으면 악화된다. TMD 환자가 거북목 자세(연습 5.1)를 가질 수 있기 때문에, **요가 Cobra Pose(코브라 자세)**와 **필라테스 Head Nods(고개 끄덕이기)**와 같은 운동으로 머리와 목 근육의 균형을 적절하게 조절하면 증상이 완화될 수 있다. 호흡 운동과 명상을 이용해 전반적인 스트레스 수준을 감소시키는 것도 도움이 될 수 있다. 관절 주변 근육과 인대의 도수치료도 증상을 완화시킬 수 있다.

때 융합되었다. 하악골은 얼굴뼈 중에서 가장 크고 튼튼한 뼈이고, 많은 치아들이 들어 있다. 그리고 턱을 움직이는 많은 근육들이 부착하는 지점이기도 한다. 하악골은 큰 가동성을 가진 측두하악관절에서 중요한 역할을 하는 뼈이다.

측두하악관절 Temporomandibular Joint

측두하악관절(TMJ)은 하악두 측두골 사이의 경첩관절이다. 하악두가 측두골의 하악골와 안으로 들어가고, 측두하악관절을 2개의 관절로 나누는 관절원반이 있다(그림 5.1C 참고). 모든 사람은 좌우 2개의 측두하악관절을 가지고 있다. 대부분의 윤활관절과 마찬가지로, 측두하악관절은 인대(예, 측두하악인대), 관절낭 및 관절원반 등과 같은, 지지성 결합조직 구조물을 가지고 있다. 그리고 관절원반은 강하고 반복적인 관절 움직임의 충격을 흡수한다. 다른 윤활관절과는 달리, 관절원반은 유리연골로 덮여 있지 않고, 충격흡수 효과가 좋은 섬유연골로 덮여 있다. 이런 섬유연골성 원반은 관절을 덜 팽창시키지만, 반복 스트레스를 잘 견딜 수 있다(그래서 여러분은 껌을 씹을 수 있다). 사실, 측두하악관절(TMJ)은 인체 중에서 가장 많이 사용되는 관절 중의 하나이다: 턱이 거상, 하강, 전인, 후인 그리고 측방 움직임 등으로 움직인다(그림 5.2 참고). 측두하악관절의 이런 움직임은 저작 활동의 기본이 되고, 치아로 음식을 씹고 분쇄하는 능력을 만든다. 비록 부하를 견디는 능력이 잘 발달되어 있다지만, 측두하악관절은 반복 스트레스와 관련된 통증을 가질 수 있다(여러분이 얼마나 자주 씹기, 삼키기, 말하기, 하품하기 등을 하는지 생각해 보자)(임상 초점 5.1).

움직임 MOVEMENTS

대부분의 머리 움직임은 머리의 감각기관(눈, 귀, 코, 입, 피부 등)에 의해 가이드된다. 이들 기관은 여러분이 주변 환경과 안전하고 스마트하게 상호작용할 수 있도록 다양한 종류의 정보를 제공한다: 예를 들어, 눈은 도로에서 주행하는 자동차를 발견하고, 귀는 도움을 요청하는 울음소리를 듣고, 코는 연기 냄새를 맡고, 혀는 음식물이 상했는지 맛을 본다. 머리를 좌우로 180°로 회전할 수 있는 능력은 주변 환경을 살피는데 매우 유용하다(상자 5.2). 머리의 굴곡과 신전 이외, 머리의 회전 운동은 "6장. 목과 등"에서 설명되듯이, 경추와 후두골의

상자 5.2 몸의 균형

움직임은 근육, 뼈 및 신경과 같은 요소를 필요로 한다. 균형이라는 다른 요소도 매우 중요하다. 체육관과 운동 교실에서, "균형 잡기"는 일반적으로 코어(6장 참고), 발 배치 또는 시선의 방향과 관련되어 언급된다. 그러나 실제로 균형은 협응과 똑바른 자세를 유지시키는 고위 명령 중추(뇌, 내이, 경추 근육을 포함한)에서 시작한다. 이들 명령 중추는 신경 조절, 혈류역학 및 근육 움직임 등의 복잡한 시스템을 통해 통합된다.

예를 들어, 뇌는 환경의 특징을 파악하고 머리의 위치를 조절하기 위해 내이에서 오는 신호를 필요로 한다. 내이는 와우기관(청각 기관)과 반고리관이 들어 있는 골성 미로를 가지고 있다. 이들 반고리관은 체액으로 차 있고, 뇌로 움직임을 보고하는 신경세포에 연결되어 있다. 뇌는 이런 복합한 시스템을 통해 미묘한 체액 흐름의 변화를 감지하고, 적절한 신체 균형을 위해 머리가 어떤 자세를 취해야 하는지를 결정한다. 3번째 균형 명령 중추는 경추 근육(소후두직근)으로 구성된다. 경추 근육은 내이에서 오는 신호에 반응하여 머리 자세를 취한다. 경추 근육들은 전체 신체 협응을 달성하기 위해 협력 작용하여 머리의 위치를 개선하는 움직임을 촉진한다.

역으로, 균형 명령 중추가 외적 요소나 내적 요소에 의해 조절되지 않을 때, 균형 문제가 발생할 수 있다. 머리를 빠르게 흔든 후 보행을 시도할 때처럼, 여러분의 근육이 부적절하게 참여할 때, 외적 균형조절 문제가 일어날 수 있다. 그리고 술을 너무 많이 마시고 걸을 때처럼, 내이 속의 섬세한 체액과 신경세포가 나쁜 영향을 받을 때, 내적 균형조절 문제가 일어날 수 있다. 균형 명령 중추에 기능장애가 있으면, 머리 위치가 동요되고, 이로 인해 몸통과 팔다리의 움직임 협응에도 문제가 일어난다. 다음부터 운동 교실에 참여할 때 여러분이 균형을 잡은 다음, 코어의 참여와 발의 위치뿐만 아니라, 머리를 어떻게 움직이고 사용해야 되는지도 고려해 보자.

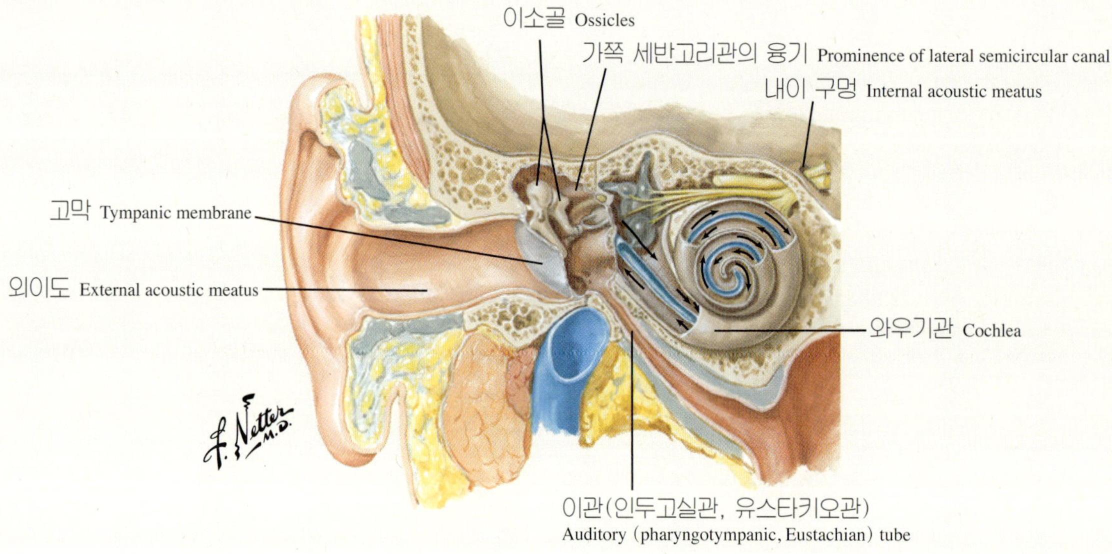

관절에 의해 이루어진다. 다음 단락은 측두하악관절에서 일어나는 움직임을 설명한다: 거상, 하강, 전인, 후인 및 측방 운동(그림 5.2). 이들 움직임은 함께 작용하여 저작 운동을 일으키고, 또 턱을 사용하는 모든 일상활동을 일으킨다.

하강과 거상 Depression and Elevation

하악골의 하강을 확인하기 위해 숟가락을 입 안에 넣는다(그림 5.2A 참고). 하악골 하강은 입을 벌리는 움직임이고, 이것은 식사하기, 하품하기, 말하기, 또는 환호하기 등에 꼭 필요한 동작이다. 성인의 입은 평균 약 5cm(3개 너클의 폭) 정도 벌릴 수 있다(중앙 윗니와

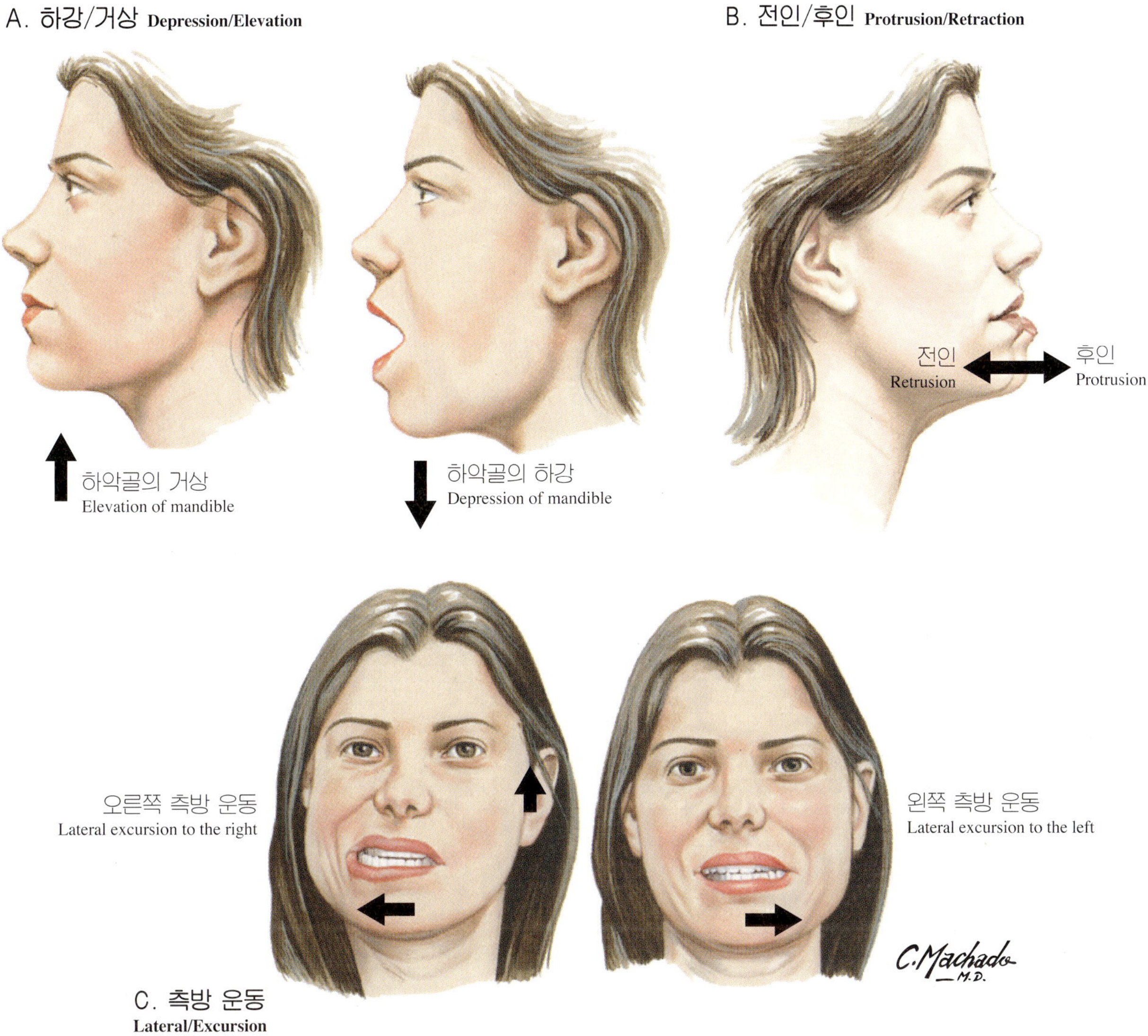

그림 5.2 하악골의 움직임

아랫니 사이의 간격). 하악골의 거상은 입을 다무는 움직임이다(그림 5.2B 참고). 이들 움직임 동안, 측두하악관절은 하악골의 과두와 측두골의 하악와 사이에서 회전과 병진운동이 결합된 복잡한 움직임을 수행한다. 하악골을 완전하게 하강하여 입을 벌리기 위해서는, 전방의 병진운동인 전인도 필요하다. 완전한 하강과 거상은 여러 단계를 거쳐 일어난다(팔을 완전히 외전을 할 때처럼). 관절원반은 움직임 동안 능동 요소로 작용하고, 관절면에 가해지는 압박을 줄여주는 동시에, 턱의 움직임을 유도한다(연습 5.1).

연습 5.1 머리를 중립위로 정렬하기

주위를 살펴보면 머리를 앞쪽으로 내밀고 걷는 사람이나 책상 앞에 앉아 있는 사람을 볼 수 있을 것이다. 거북목 자세는 상부 흉추와 하부 경추가 굴곡되고, 후두경추 영역이 신전된 자세이다. 거북목 자세의 경우, 하악골도 영향을 받아 후인과 하강하는 방향으로 당겨진다. 그래서 여러분 자신의 구부정한 자세를 발견하고, 머리, 목 및 어깨의 자세를 똑바로 만드는 활동을 할 때, 하악골의 자세도 잊지 않아야 한다. 여러분은 머리의 적절한 위치를 다시 만들기 위해, 턱을 중립위로 재배열시키키는 연습을 해보자.

전인과 후인 Protrusion and Retrusion

우리가 불독을 흉내낼 때처럼, 첫 번째로 해야 할 일은 턱을 내미는 것이다. 전인은 입을 크게 하강하는 데 도움을 준다. 후인은 전인의 반대 동작이다(그림 5.2B 참고). 후인은 원래 위치로 턱을 뒤쪽으로 당기는 것으로 입을 다무는 데 도움을 준다. 전인과 후인 동안, 하악두와 관절원반은 측두골의 하악와 안에서 각각 앞쪽과 뒤쪽으로 움직인다.

측방 운동 Lateral Excursion

꽉 다문 턱을 이완하기 위해, 하악골을 좌우로 움직일 수 있다. 이런 동작은 측방 운동이며, 오른쪽이나 왼쪽으로 일어날 수 있다(그림 5.2C). 측방 운동은 하악두와 관절원반이 측두골의 하악와 안에서 좌우로 병진하는 운동이며, 약간의 회전운동을 동반한다. 이런 움직임은 치아로 음식물을 분쇄하는데 중요한 역할을 한다.

요약 SUMMARY

비록 2개의 측두하악관절이 함께 작용하여 턱을 가동시키지만, 그들의 움직임은 비대칭적으로 일어난다. 우리가 공을 던질 때 우성 팔을 사용하듯이, 측두하악관절도 한쪽 측두하악관절이 다른쪽 측두하악관절보다 더 우성으로 작용한다. 하악골과 측두골이 측두하악관절의 움직임에 기여하지만, 상악골, 관골, 접형골, 설골 등과 같은 주변의 많은 뼈들도 측두하악관절의 움직임에 도움을 준다. 예를 들어, 접형골은 익상근의 부착점으로 작용한다. 측두하악관절을 움직이는 주요 근육은 뇌신경 V의 하악가지에 의해 지배를 받는다.

근육 MUSCLES

그림 5.3 참고

움직임	근육
거상	저작근
	측두근
	내익상근
하강	외익상근
	설골상근
	설골하근(설골상근을 돕기 위해 설골을 고정한다)
전인	외익상근
후인	측두근
측방 운동	저작근
	측두근
	내익상근
	외익상근
삼킴	설골상근
	설골하근
	표 4.2 참고

움직임 해부학 운동 Moving AnatoME Exercise

하악골 하강: 요가 Lion's Pose(Simhasana)

그림 5.4 참고

일단 이 포즈에서 편안한 상태로 "재미있는 얼굴 표정"을 만들어 본다. 여러분이 어린 시절 때 많이 해 본 재미있는 표정들을 만들어 보고, 얼굴 표정들이 하악골의 움직임과 어떻게 작용하는지를 확인해 본다.

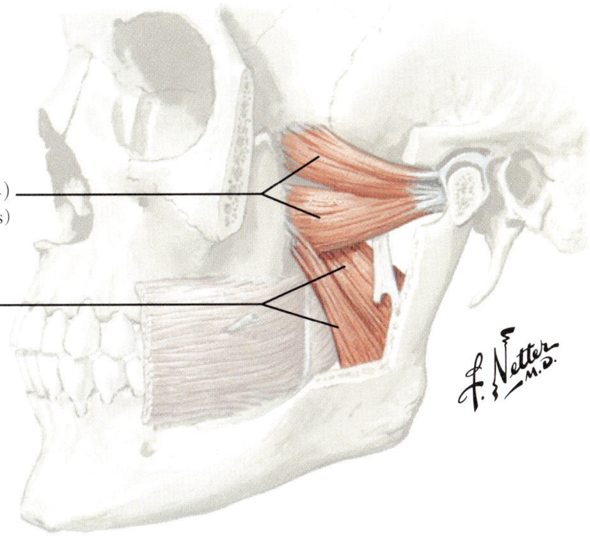

그림 5.3 턱을 움직이는 근육(저작근, 측두근을 위한 그림 4.3 참고)

- 시작 자세: 무릎을 바닥에 꿇고, 발꿈치 위에 엉덩이를 붙인다. 이때 발가락을 신전한다. 양손의 손바닥을 허벅지 위에 올려놓고 손가락을 신전한다.
- 코로 깊게 숨을 들이쉬고 여러분의 가슴을 팽창시킨다.
- 아래 활동을 하는 동안, 강하게 숨을 내쉬면서 "하" 하는 소리를 낸다.
  - 입을 크게 벌리고, 여러분이 할 수 있을 만큼 최대로 혀를 입 밖으로 내밀어 턱 쪽으로 가져간다.
  - 눈을 크게 뜨고, 위쪽으로 바라본다.
  - 손바닥으로 허벅지를 압박하면서 팔꿈치를 신전시킨다.
- 3번 반복한다.
- 끝 자세: 무릎을 꿇고, 편안한 얼굴표정으로 돌아간다.

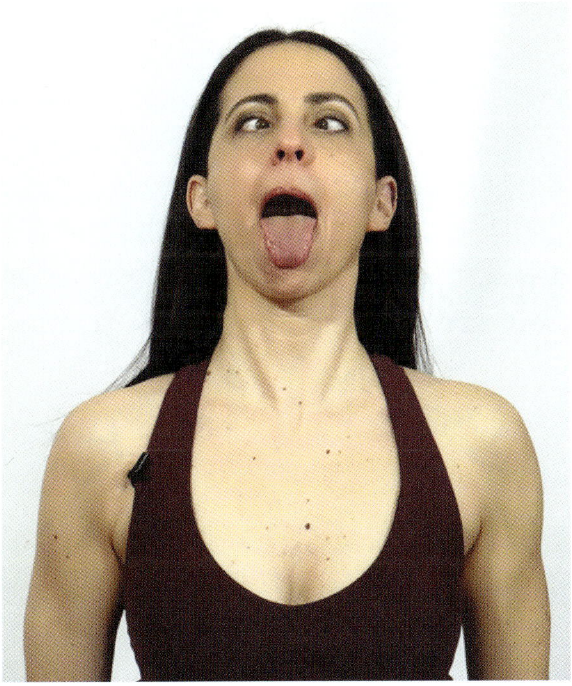

그림 5.4 하악골 하강: **요가** Lion's Pose (Simhasana)

6장

목과 등 Neck and Back

개요 OVERVIEW

- 척주는 33개의 추골로 구성되며, 5개 영역으로 나뉘어진다: 경추, 흉추, 요추, 천추, 미추.
- 2개 범주의 주요 관절이 척주에 존재한다: 부동관절(섬유연골결합관절)과 가동관절(후관절, 환축관절 및 후두환추관절, 늑추관절, 늑횡관절).
- 척주의 움직임은 굴곡, 신전, 측방굴곡 및 회전 등이다.
- 운동의 예:
  - 굴곡(**필라테스 Roll Up**)
  - 신전(**요가 Cobra Pose**)
  - 측방굴곡(**요가 Extended Side Angle Pose**)
  - 회전(**필라테스 Spine Twist**)

척주의 구조와 기능 STRUCTURE AND FUNCTION OF THE VERTEBRAL COLUMN

"뼈대가 튼튼하다"는 관용구는 여러분에게 어떤 의미인가? 일반적인 의미로는, 도전에 직면할 때 인내력과 결단력을 가진 사람의 성품을 표현한다. 위의 문구는 해부학 측면에서도 유사한 의미로 쓰인다. 척주(등뼈)는 몸통의 기초이며, 매일 중력을 견뎌낸다. 동시에 척수를 보호한다. 척주는 튼튼할 뿐만 아니라 놀라울 정도로 유연하다. 척주는 몸통이 넓은 가동범위를 가지고 움직일 수 있게 하는 근간이면서 동시에, 팔과 다리의 가동성을 지지한다. 이런 척주의 이중 기능 때문에, 척주는 안정성과 가동성 사이의 균형을 유지해야 한다. 그렇지 않다면, 척추 협착증(과도한 강직성 때문에 가동성이 감소됨; 임상 초점 6.2 참고)과 추간판 탈출증(지나친 유연성 때문에 안정성이 소실됨; 임상 초점 6.1 참고)과 같은 문제가 발생할 수 있다.

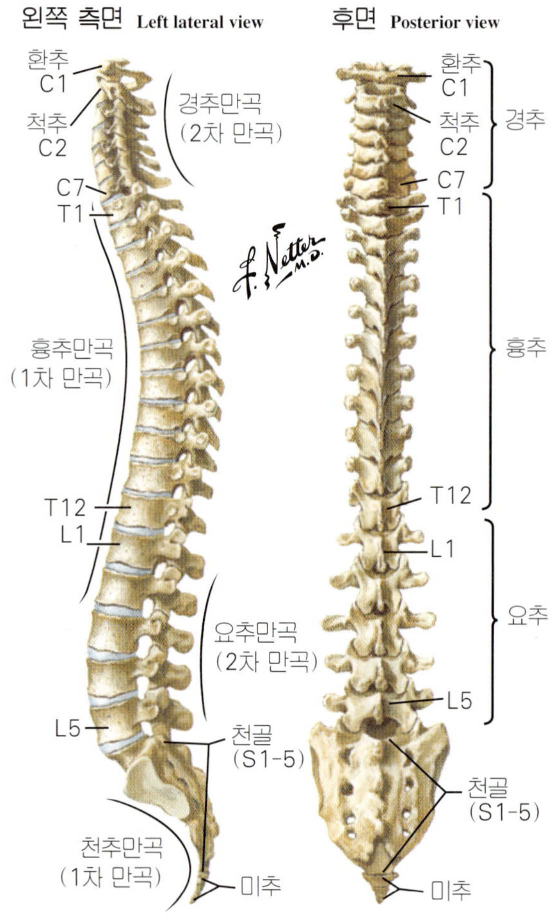

그림 6.1 척주의 영역과 만곡

무엇이 척주의 이중 기능을 허용하는가? 바로 척주의 다면적 구조 때문이다. 척주는 33개의 개별 추골로 구성되고, 5개의 분절로 나뉘어진다: 경추, 흉추, 요추, 천

상자 6.1 영역별 차이점

추골의 유사점에도 불구하고, 추골은 다양한 기능과 구성요소를 가진다. 예를 들어, 경추는 머리와 목으로 가는 "횡돌기공(foramina)"이라는 이름의 주요 혈관(추골동맥)의 통로를 제공한다. 흉추는 늑곽과 관절을 이루기 때문에, 늑골을 위한 독특한 관절면을 가지고 있다. 척추가 아래쪽으로 내려갈수록 척추체가 점차 커져 더 큰 하중을 이겨낼 수 있고, 척추체는 요추가 가장 크다. 극돌기는 추골에 따라 다양하다; 일부 추골은 극돌기가 두 갈래로 나누어져 있고, 또 다른 일부 추골의 극돌기는 길고, 일부는 짧다. 그리고 일부 극돌기는 흔적만 남아 있고, 일부는 극돌기가 존재하지 않는다.

추 및 미추(그림 6.1). 경추 분절은 목에 해당되고, 흉추, 요추 및 천추 분절은 등에 해당되고, 미추 분절은 꼬리뼈에 해당된다. 경추는 7개의 목뼈, 흉추는 12개의 등뼈(각각의 늑골과 함께), 요추는 5개의 허리뼈, 천추는 5개의 엉치뼈, 미추는 3-5개의 꼬리뼈로 구성된다. 각 분절은 가동범위의 측면과 형태적인 측면에서 독특한 특성을 가진다(상자 6.1).

그들의 영역별 차이에도 불구하고, 추골들은 서로 비슷한 점이 많다. 전형적인 추골은 2개의 영역을 가진다: 척추체(vertebral body)와 척추궁(vertebral arch). 2개의 척추경(pedicle)이 척추체와 척추궁에 연결되어 있다; 2개의 척추판(laminae)이 각 척추궁의 지붕을 형성한다. 각 척추궁에는 3개 형태의 돌기가 튀어나와 있다: 횡돌기, 극돌기 및 관절돌기(그림 6.2). 이들 돌기는 등과 목 근육의 부착점을 제공하고, 또 이웃한 추골과 연동하는 관절면을 제공한다. 전형적인 추골은 6개의 관절을 통해 이웃 추골과 관절을 이룬다: 4개의 윤활관절(위쪽 2개와 아래쪽 2개의 후관절)과 2개의 부동관절(추간판의 위아래 부위). 척추는 이들 관절을 통해 다음과 같은 기능을 가진 부동관절과 가동관절로 작용한다: (1) 중심관(척추공) 안에 들어 있는 척수와 신경을 보호한다; (2) 체중과 자세를 지지한다; (3) 몸이 움직이는 축으로 작용한다; (4) 한 지점에서 다른 지점으로 움직이는 이동을 돕는다. 경추, 흉추 및 요추의 관절들은 그들 뼈를 자유롭게 움직이는 반면, 천추와 미추의 관절들은 상대적으로 그들 뼈를 고정시킨다(그림 6.3과 그림 6.4). 이들 척추의 관절들은 2개의 관절로 분류된다: 부동관절(stabilizers)과 가동관절(mobilizers).

부동관절: 섬유연골결합관절

The Stabilizers: Symphysial Joints

부동관절은 섬유연골결합으로 알려진 연골성 관절이다: 그들은 추간관절로 불린다. 각 섬유연골결합은 이웃한 추간판이 연결된 것으로 추골 사이에 섬유연골성 추간판이 끼워져 있다(그림 6.5). 이들 연골성 관절에는 약간의 움직임만 허용된다. 이 관절의 주요 역할은 체중을 부하하고, 충격을 흡수하고, 안정성을 제공한다(상자 6.2와 임상 초점 6.1).

상자 6.2 추간판 Intervertebral Disc

여러분의 척주는 움직일 때마다 또는 심지어 서 있기만 해도 상당한 체중을 이겨내고 있다. 만약 척주의 뼈들이 단독으로 이런 하중을 받았다면, 척주는 매우 바르게 퇴행될 것이다. 고맙게도 여러분은 추간판(둥근 젤성 쿠션 역할을 하는)을 가지고 있어 하중을 분산하고 흡수할 수 있다.

추간판은 젤리같은 도너츠와 비슷하고, 2개의 층을 가지고 있다; 안쪽의 젤리같은 물질(수핵)과 가쪽의 섬유성 물질(섬유륜). 수핵의 내용물은 거의 대부분 물이고, 척추가 움직일 때마다 친수성 충격 흡수 장치로 작용한다. 물의 비중은 연령이 증가함에 따라 감소하고, 추간판의 수직 높이가 점점 줄어든다. 조금 더 질긴 섬유륜은 섬유연골성 층(구심성)을 가진 수핵을 둘러싸고 있어 충격 흡수 능력을 증가시킨다. 이와 같은 추간판의 두 가지 성분은 충격 흡수 이외에, 추간판의 안정성과 척추 움직임의 회전 축을 제공한다. 임상 초점 6.1도 참고해 보자.

가동관절 The Mobilizers

후관절 Facet Joints

여러분은 후관절로 알려진 24쌍의 가동성이 좋은 돌기사이관절(zygrapophyseal joint) 덕분에, 일어서고, 뒤쪽으로 굴곡하고 몸을 비틀 수 있다. 이들 관절은 아래쪽 추골의 상관절돌기와 위쪽 추골의 하관절돌기를 연결하는 관절이다. 후관절은 2개의 평면 관절면이 이루는 윤활관절로서 활주 움직임을 허용한다. 허용되는 움직임의 정도는 관절면의 형태와 방향에 의해 결정된

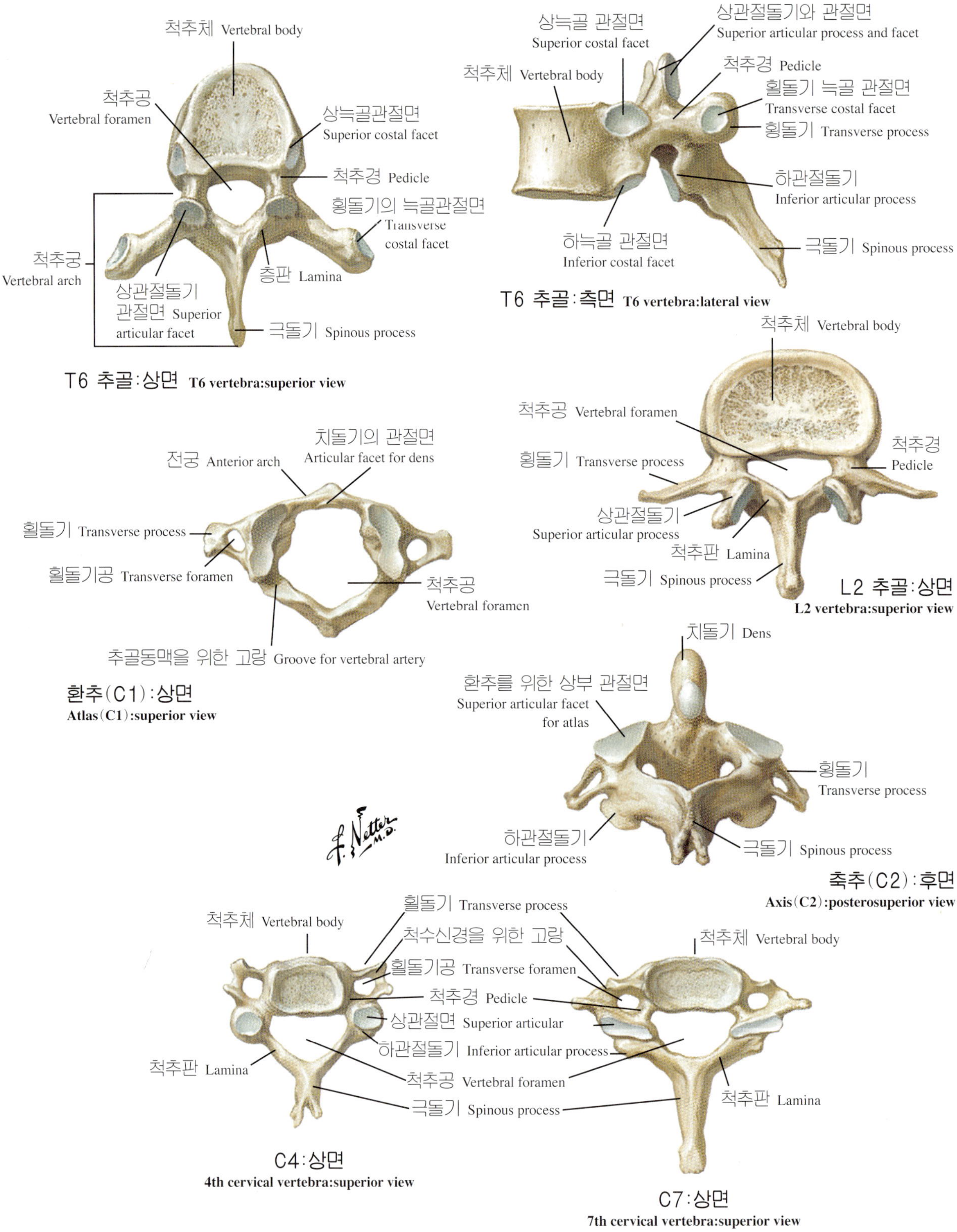
척추체 Vertebral body
척추공 Vertebral foramen
상늑골관절면 Superior costal facet
척추경 Pedicle
횡돌기의 늑골관절면 Transverse costal facet
척추궁 Vertebral arch
층판 Lamina
상관절돌기 관절면 Superior articular facet
극돌기 Spinous process
T6 추골:상면 T6 vertebra:superior view
상늑골 관절면 Superior costal facet
상관절돌기와 관절면 Superior articular process and facet
척추체 Vertebral body
척추경 Pedicle
횡돌기 늑골 관절면 Transverse costal facet
횡돌기 Transverse process
하관절돌기 Inferior articular process
하늑골 관절면 Inferior costal facet
극돌기 Spinous process
T6 추골:측면 T6 vertebra:lateral view
척추체 Vertebral body
척추공 Vertebral foramen
척추경 Pedicle
횡돌기 Transverse process
상관절돌기 Superior articular process
척추판 Lamina
극돌기 Spinous process
L2 추골:상면 L2 vertebra:superior view
치돌기의 관절면 Articular facet for dens
전궁 Anterior arch
횡돌기 Transverse process
횡돌기공 Transverse foramen
척추공 Vertebral foramen
추골동맥을 위한 고랑 Groove for vertebral artery
환추(C1):상면 Atlas(C1):superior view
치돌기 Dens
환추를 위한 상부 관절면 Superior articular facet for atlas
횡돌기 Transverse process
하관절돌기 Inferior articular process
극돌기 Spinous process
축추(C2):후면 Axis(C2):posterosuperior view
척추체 Vertebral body
횡돌기 Transverse process
척수신경을 위한 고랑
횡돌기공 Transverse foramen
척추경 Pedicle
상관절면 Superior articular
하관절돌기 Inferior articular process
척추판 Lamina
척추공 Vertebral foramen
극돌기 Spinous process
C4:상면 4th cervical vertebra:superior view
척추체 Vertebral body
척추판 Lamina
C7:상면 7th cervical vertebra:superior view

그림 6.2 추골의 예

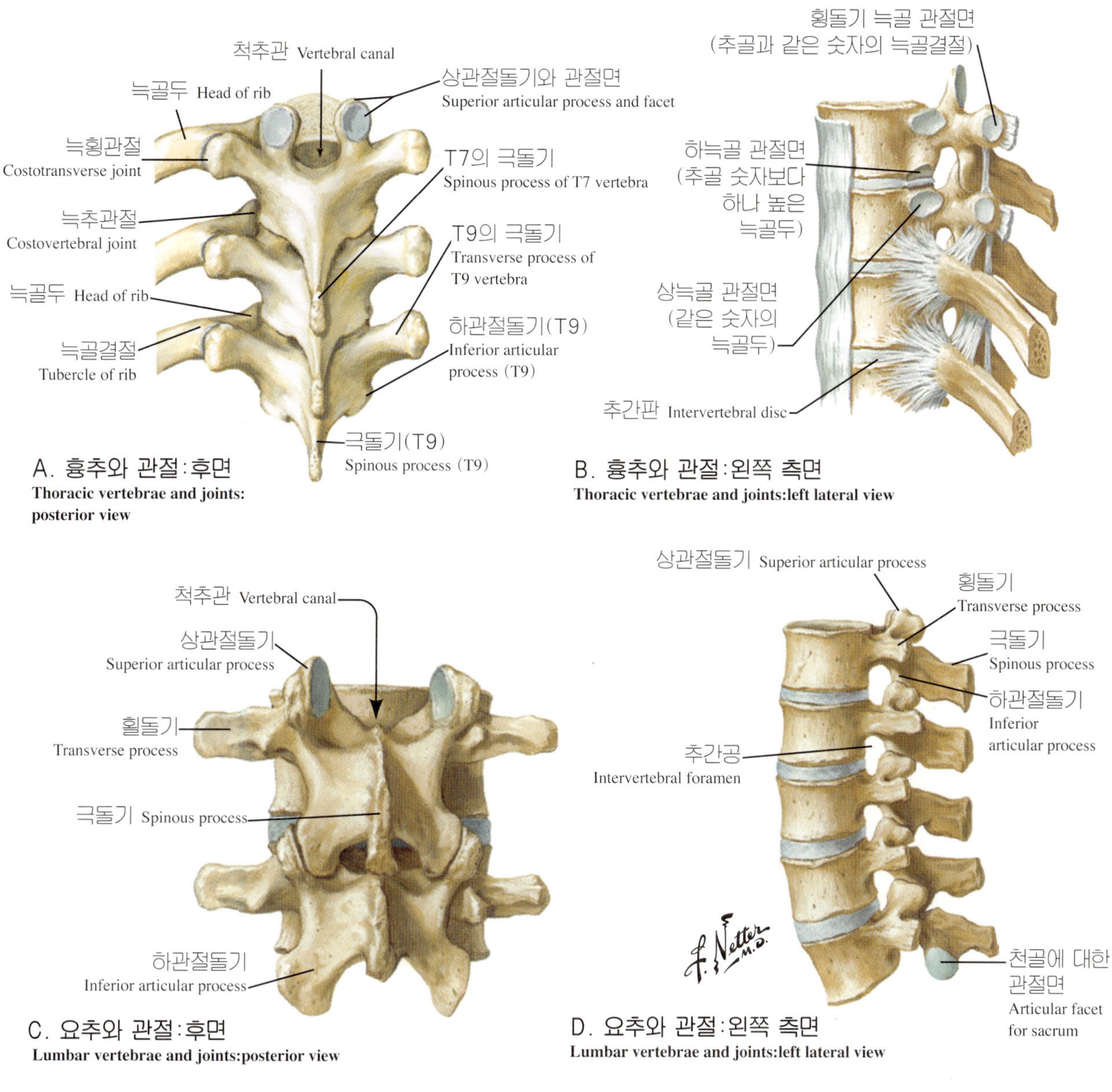

그림 6.3 관절면과 늑골척추관절(갈비척추관절)

다: 관절면의 모양은 척주의 영역에 따라 다양하다. 예를 들어, 여러분의 머리를 오른쪽으로 돌려보자. 골반을 움직이지 않고 여러분의 아래등을 오른쪽으로 더 돌릴 수 있는지를 확인해 보자. 목은 아래등의 가동범위에 비해 더 큰 가동범위를 가지고 있는데, 그 이유는 경추와 요추에서 발견되는 관절면의 방향이 다르기 때문이다.

환추후두관절과 환축관절
Atlantooccipital and Atlantoaxial Joints

환추후두관절과 환축관절은 머리 자세를 미묘하게 조정하는 것을 용이하게 하는 관절이고, 이를 통해 여러분은 균형을 유지하면서, 주변 환경을 보고, 냄새를 맡고, 또 소리를 들을 수 있다. 환추후두관절은 오목한 환추의 상부 관절면과 후두골의 볼록한 관절융기에 의해 이루어진다; 이런 오목-볼록의 맞물림은 환추후두관절에 선천적 안정성을 제공한다. 일반적으로 환추후두관절은

임상 초점 6.1 추간판 팽대와 추간판 탈출 Intervertebral Disc Bulge and Herniation

신체가 노화되면서 척추체를 보호하는 추간판과 인대도 노화된다. 예를 들어, 수핵도 탈수되고, 섬유륜도 취약해지고, 추간판의 뒤쪽을 지지하는 후종인대도 약해진다. 이들 변화는 추간판 팽대와 탈출의 위험을 증가시킬 수 있다. 흔한 이들 손상은 추골 사이의 공간으로부터 추간판의 변위를 초래한다. 추간판 팽대(IV bulge)는 추간판의 가쪽 테두리가 부풀어 오르는 현상이다(즉, 추간판이 전반적으로 부풀어 팽창한 모습이다). 한편 추간판 탈출증은 추간판 물질의 국소 변위로 정의된다. 추간판의 팽대이든 탈출이든 간에, 추간판의 퇴행이 다음과 같은 문제를 일으킨다: 구조적으로 불안정해지는 신체를 보상하는 과정에서 발생하는 미세열상과 근 경련, 추골의 형태 변화 등. 이러한 증상들을 아울러서 퇴행성 추간판 질환이라고 정의한다. 외상과 같은 다른 원인도 추간판 손상을 일으킬 수 있지만, 퇴행이 가장 일반적인 원인이다. 추간판 탈출증과 추간판 팽대는 요추와 경추 영역에서 자주 일어나고, 국소 통증이나 신경근이나 척수가 압박되어 발생하는 방사통이 나타날 수도 있지만, 증상이 없을 수도 있다. 추간판 탈출증의 재활 방법은 코어의 근력을 강화하고 안정화시키는 것을 목표로 한다. 증상을 줄이고 중추성 움직임을 촉진하고, 증상을 악화시키는 말초성 움직임을 억제하는 데 집중한다. 예를 들어, 척추의 굴곡과 회전이 동시에 일어나는 자세(몸통을 회전하면서 윗몸 일으키기를 할 때)는 피한다. 왜냐하면 이러한 움직임이 요추의 추간판에 스트레스를 주고, 증상을 악화시키기 때문이다.

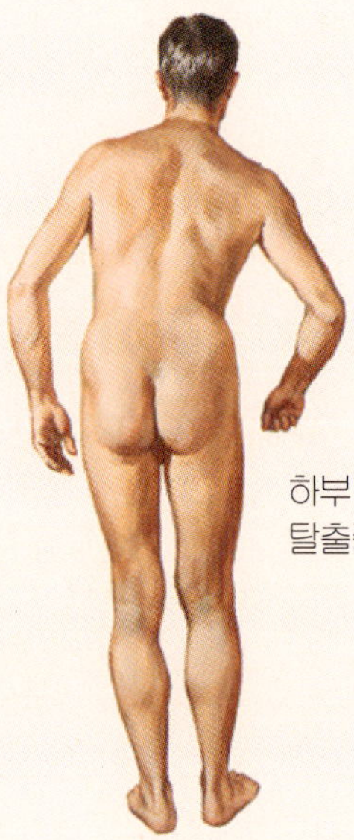

하부 요추의 추간판 왼쪽 탈출증이 갖는 독특한 자세

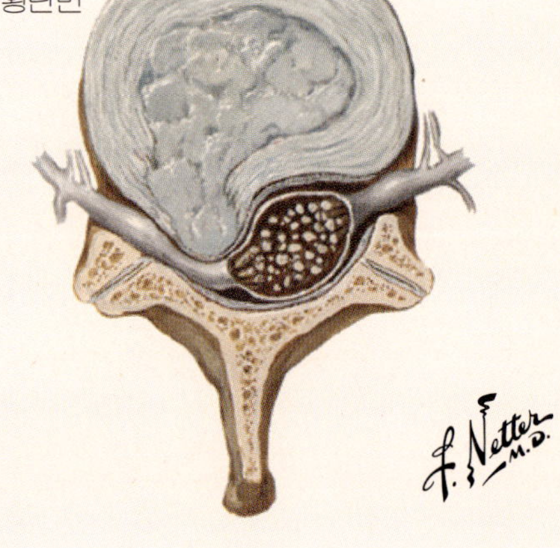

신경근 압박을 보여주는 횡단면

후두–경추 관절의 굴곡과 신전을 허용한다. 환축관절은 환추와 축추 사이의 관절 복합체이다(그림 6.4 참고). 환축관절은 측면에 위치한 한 쌍의 후관절과 함께 C2의 치돌기가 뻗어나가서 가로인대와 환추 전궁의 결합으로 이루어지는 정중관절을 형성한다. 이 관절 복합체는 경추와 머리의 회전에 중요한 역할을 한다.

환추후두관절과 환축관절은 함께 작용하여 척추에서 가장 가동성이 좋은 경추에 부가적인 가동범위를 제공한다. 머리를 "예"나 "아니오"와 같이 흔들 때처럼, 이것의 움직임을 살펴보자. 그러나 이들 관절의 가동성은 과도한 굴곡과 신전을 막는 환추후두막과 과도한 회전을 막는 환축인대 등과 같은 주변 구조물에 의해 안전 가동범위로 제한된다. 그 외에는 다른 추골과 마찬가지로, 이들 추골도 자연스럽게 뼈 저항이 가장 적은 쪽으로의 움직임을 유지한다.

늑추관절과 늑횡관절
Costovertebral and Costotransverse Joints

흉추는 12쌍의 늑골과 관절을 이룬다(그림 6.3 참고). 늑추관절은 늑골두를 이웃한 추골에 걸쳐 있는 한 쌍의

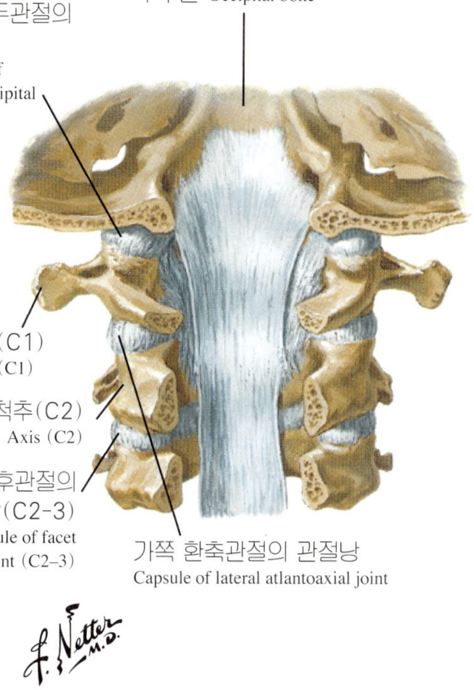

그림 6.4 환축관절과 환추후두관절. 척추체의 뒤쪽면에 있는 인대를 노출하기 위해 척추관의 위쪽 부분과 극돌기, 그리고 척추궁의 일부를 제거했다: 후면에서 바라 본 모습.

늑골 관절면에 연결한다. 늑횡관절은 관련된 추골의 횡돌기에 있는 늑골 관절면과 늑골결절(주로 1−10번)을 연결한다. 이들 연결을 통해 흉추와 늑골은 뒤쪽 흉곽을 형성하여 다음을 위한 튼튼한 구조물을 제공한다: (1) 흉곽 안에 들어 있는 주요 장기(심장과 폐)를 보호한다; (2) 머리−목 영역과 부속골격 영역을 위한 근육의 부착점을 제공한다. 필요한 크기와 강도를 제공하기 위해서, 늑곽은 흉추의 가동범위를 제한한다. 흉추의 움직임은 크지 않지만, 호흡을 할 때마다 늑골이 거상하고 하강하기 때문에 매일 움직여지는 부위이다.

움직임 MOVEMENT

척추는 가동성이 좋은 구조물 중의 하나이다. 척추는 굴곡, 측방굴곡, 신전 및 회전할 수 있다(그림 6.6). 척추의 각 움직임은 개별 추골의 작은 움직임들이 합쳐져서 일어난다. 더욱 훌륭한 점은 등의 각 분절은 자체적으로 움직이면서 동시에 움직일 수 있다. 여러분은 바닥에 쏟은 우유를 닦기 위해 흉추와 요추를 굴곡하면서 동시에 식탁에서 우유가 더 떨어지고 있지는 않는지 확인하기 위해 경추를 신전할 수 있다(상자 6.3 참고).

척추 움직임의 주요 요소들은 각 척추 분절이 어떻게 움직이는지를 결정한다. 주요 요소는 다음과 같다: (1) 후관절의 형태, 방향 및 관절낭의 긴장성; (2) 추간판의 두께, 탄성 및 압축성; (3) 주변 근육과 인대의 상태와 작용. 이들 요소가 여러 척추 분절의 가동범위를 결정한다. 어떤 영역(예, 경추)은 좋은 가동성을 가지고, 다른 영역(예, 흉추)은 제한된 가동범위를 가진다. 그 정도는

상자 6.3 여러분의 자연스런 척주 만곡

척주에는 두 종류의 만곡 형태가 존재한다: 1차 만곡과 2차 만곡(그림 6.1 참고). 신체의 앞쪽면을 기준으로 관찰했을 때, 척주 만곡은 오목할 수도 있고, 볼록할 수도 있다. 흉추와 천추에 있는 1차 만곡은 자궁 안의 태아 자세로 발달한 오목한 만곡이다. 2차 만곡은 출생 후 발생하는 만곡으로 볼록한 만곡이다. 영아가 머리를 들어올릴 때 경추 만곡이 발달하고, 나중에 아동이 걷기를 시작할 때, 요추 만곡이 발달한다.

연습 6.1 누가 당신을 도와주는가?

요통은 일을 하지 못하는 원인 중의 하나이고, 의사 진료를 받는 주요 원인이다. 통계의 예외가 되어 보자 ! 환자를 보기 위해 등을 굽히고, 공부하고, 글쓰고, 회진하는 과정에서 자연스럽게 등에 무리가 가겠지만, 그럼에도 불구하고 건강한 등을 유지해 보자. 여러분에게 필요한 모든 것은 잠깐의 시간과 벽이다. 벽을 마주보고 서서 어깨높이 보다 낮게 벽에 손을 댄다. 몇 발짝 뒤로 물러선 후, 고관절을 굴곡하여 등을 편평하게 내려 “테이블 상판” 자세를 만든다. 그리고 필요하다면, 무릎을 굴곡할 수도 있다. 벽에 손을 댄 상태를 유지하면서 뒤로 물러서다 보면 엉덩이 쪽으로 좌골조면에 걸려서 더 물러설 수 없게 된다. 이 때 힘을 주어 벽을 압박해 보자. 여러분은 등(그리고 슬괵근)이 신장되는 것을 느낄 것이다. 코어 근육을 사용하면서 들이쉬기와 내쉬기를 5회 반복하다 보면, 등이 풀리는 것을 느낄 수 있다.

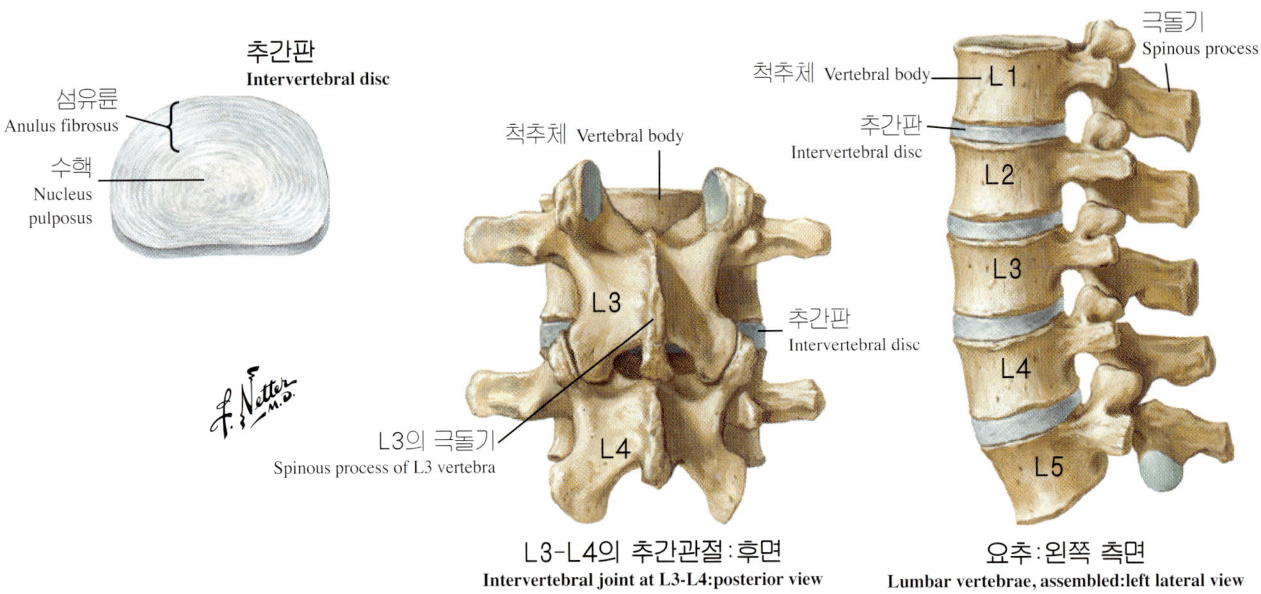

그림 6.5 추간관절

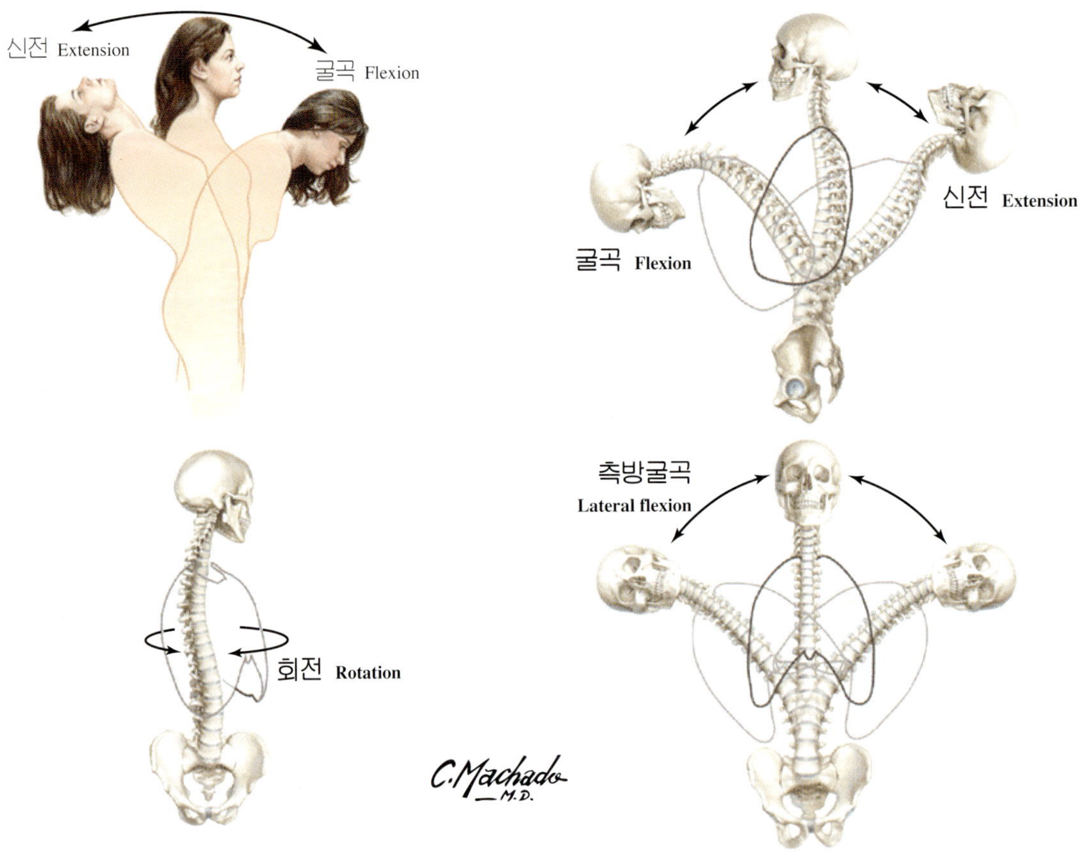

그림 6.6 추골의 움직임

다를 수 있겠지만, 가동범위의 제한은 척주의 전반적인 안정화와 손상 예방에 중요한 역할을 한다(연습 6.1).

굴곡 FLEXION

등의 굴곡 Back Flexion

많은 사람들은 등을 굴곡시켜서 손가락이 발가락에 닿게 하는 자세를 하고 싶어 한다. 척추의 전방굴곡이 이런 목표를 현실로 만들어준다. 굴곡은 이웃한 척추체의 앞면을 서로 가깝게 만든다. 각 위쪽 추골의 아래쪽 관절면이 아래쪽 추골의 위쪽 관절면 위에서 상방향으로 활주한다. 그리고 위쪽 척추체가 추간판 위에서 앞쪽으로 기울어진다. 결과적으로, 추간판의 앞쪽 부분이 압박되고, 뒤쪽 부분이 열린다. 허용되는 굴곡의 양은 관절면 방향에 의해 결정된다. 예를 들어, 거의 수직 방향인 요추의 관절면은 상당한 굴곡을 허용한다. 굴곡을 제한하는 일반적인 요소들로는, 후관절의 관절낭, 뒤쪽 척추인대, 신전근 등에 의해 발생하는 긴장이다. 흉추의 굴곡은 늑추관절과 늑횡관절에 의해서도 제한된다(임상 초점 6.2).

머리와 목의 굴곡 Head and Neck Flexion

이번에는 위쪽으로 올라가서 머리의 끄덕임을 확인해 보자. 우리는 동의한다는 의미로 머리를 끄덕인다(굴곡). 머리의 굴곡은 환추후두관절에서 일어난다. 즉, 볼록한 후두과가 오목한 환추 관절면 위에서 앞쪽으로 기울어져서 머리의 굴곡이 일어난다. 머리 굴곡의 일부는 환축관절에서도 일어난다. 그러나 대부분의 굴곡은 나머지 경추 관절(C4–C7)에서 일어난다. 위쪽 추골의 아래쪽 관절면이 아래쪽 추골의 위쪽 관절면 위에서 상방향으로 활주하면서 굴곡이 일어나기 시작한다.

필라테스 Roll Up **운동**으로 **움직임 해부학 운동**을 시도해 보자. 머리와 목을 천천히 전방굴곡한 다음, 등을 전방굴곡한다. 움직임 해부학 운동은 기존 운동의 동일한 동작을 하면서도 각 영역의 굴곡 움직임이 어떻게 다른지 관찰하면서 느껴보는 훈련이다.

가동범위 Approximate Range of Motion

- 등: 85°(흉추 = 35°, 요추 = 50°)
- 머리와 목: 50°

근육과 신경지배 Muscles and Innervation

그림 6.7 참고

근육	신경
등	
복직근	T6-T12(전지)
외복사근	T6-T12(전지)와 늑하신경
내복사근	T6-L1(전지)
머리와 목	
사각근(전, 중)	C4-C6(전), 경추신경의 전지(중)
두장근	C1-C3의 척수신경(전지)
경장근	C2-C6의 척수신경(전지)
전두직근	C1-C2의 척수신경가지

움직임 해부학 운동 Moving AnatoME Exercise

등, 목 및 머리의 굴곡: 필라테스 Roll Up

그림 6.8 참고

- 시작 자세: 바닥에서 앙와위(바로누운자세)로 눕는다. 양쪽 다리를 쭉 뻗고 내전한다(또는 고관절 너비만큼만 벌린다). 어깨를 굴곡하여 머리 위로 들어올린다.
- 숨을 들이쉬면서 어깨를 90°까지 굴곡하고, 손가락끝은 천장 쪽으로 향한다. 그런 다음, 턱을 당겨 경추의 굴곡을 시작한다.
- 숨을 내쉬면서 척추를 굴곡하여 경추, 흉추, 요추가 순차적으로 매트로부터 떨어지도록 복부근육을 수축한다. 가상의 공을 감싸안듯이 몸을 말아 올리되 관성을 이용하지 말고 복부 근육의 근력과 척추의 유연성을 이용해 척추의 굽힘과 발목의 배측굴곡을 유지한다. 만약 여러분이 "Roll Up" 하는데 부가적인 도움이 필요하다면, 무릎을 굴곡하여 허벅지 뒤쪽을 부드럽게 잡는다. 앉은

임상 초점 6.2 **척추 협착증 Spinal Stenosis**

척추 협착증은 노인층의 만성 목 통증과 허리 통증의 주요 원인이다. 이것은 척추관과 추간공의 크기가 좁아진 것이다. 척추 협착증은 척수나 말초신경을 압박할 수 있는 척추의 퇴행성 변화로 인한 것이다. 협착은 1개 또는 여러 개의 추골에서 발생하고, 가동성이 크고 많이 움직이는 큰 경추와 요추에서 흔하게 발생한다. 협착증은 수년에 걸쳐 발달하고, 증상은 60세 쯤에 나타나고, 위약감과 둔감과 같은 신경학적 증상과 통증을 가진다; 요추 협착증의 일반적인 증상은 짧은 거리를 걸어도 편측이나 양측 다리에 방사통이 나타나지만, 휴식을 취하거나 척추를 앞쪽으로 굴곡하면 증상이 완화된다. 비록 척추의 전방굴곡이 협착증 환자들의 선호 자세이지만, 척추 신전근을 무시해서는 안된다. 척추 신전근의 강화는 코어를 안정화시킬 뿐만 아니라, 중립위를 촉진하는 데 도움이 된다. 통증의 내성과 능력에 따라 양반다리 운동을 실시한다. 예를 들어, 한 번에 한쪽 팔다리씩 들어올리는 방식으로 **필라테스** Swimming 동작을 수정해 본다. 엎드린 자세를 취하는데 문제가 있다면, 네발기기 자세에서 이 운동을 실시한다.

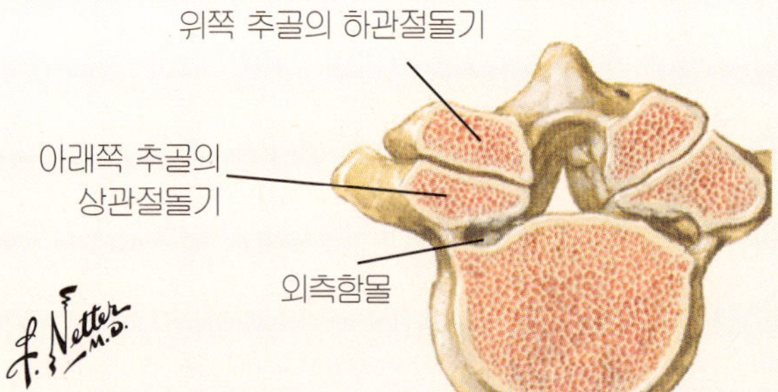

척주관은 위쪽 추골의 하관절돌기의 증대에 의해 좁아진다. 외측함몰은 아래쪽 추골의 상관절돌기의 증대나 아탈구에 의해 좁아진다.

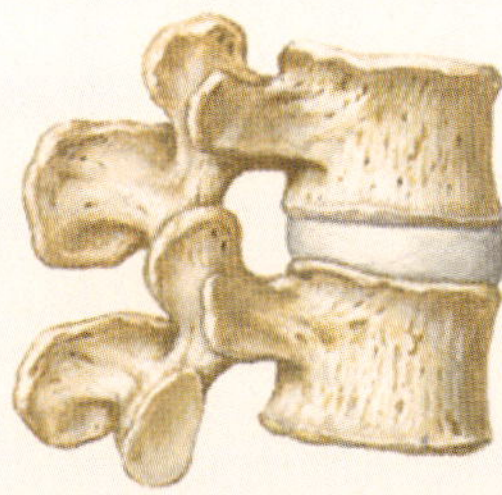

정상 추간판과 적절한 공간을 가진 요추

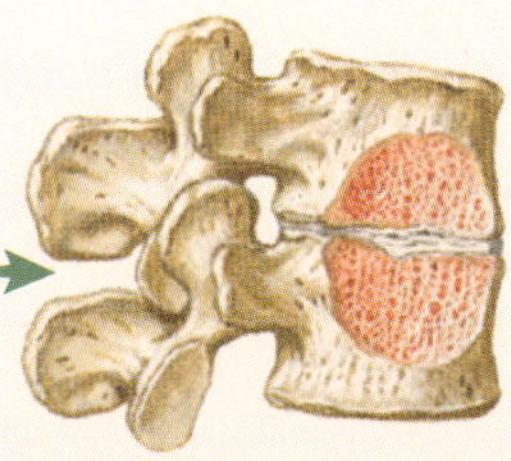

추간판 높이 소실로 인해 가까워진 추골. 아탈구된 아래쪽 추골의 상관절돌기가 추간공을 좁게 만든다. 절단면은 추간판의 내적 붕괴를 보여주고 있다.

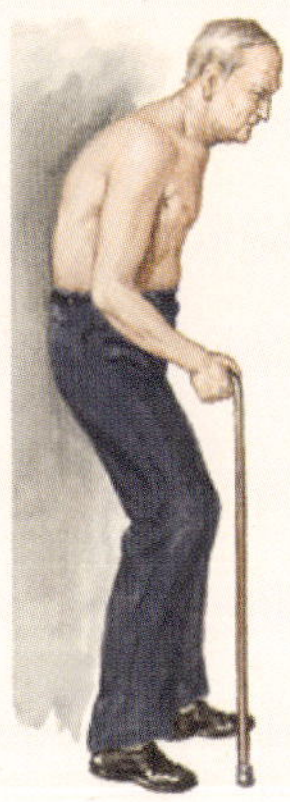

환자는 목, 척추, 고관절 및 슬관절이 굽힘된 구부정한 자세를 취한다. 정상 전만의 부재로 등이 편평하거나 볼록해진다. 이런 자세로 인해 마미총의 압박과 통증이 완화된다.

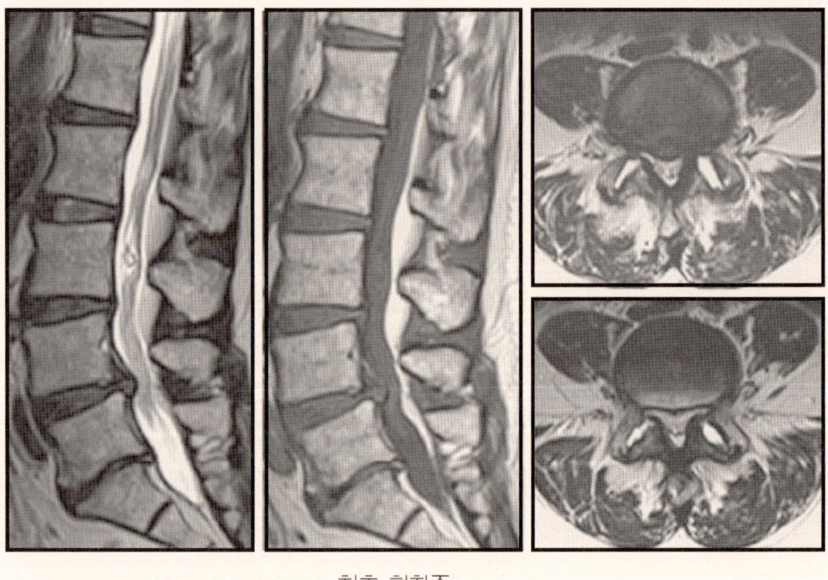

척추 협착증

자세를 취할 때까지 계속 롤링을 한다. 앉은 자세를 취하면 팔은 바닥과 평행을 이루고, 경추는 무릎 쪽을 바라보는 시선과 중립위를 취한다.

- 숨을 들이쉬면서 배꼽을 척추 쪽으로 당기고, 아래쪽 복부부터 움직여 다시 바닥으로 눕는다. 척추를 움직이는 순서는 요추, 흉추, 경추로 이루어진다.
- 숨을 내쉬면서 어깨 굴곡을 계속 유지한다.
- 5–6회 반복한다.
- 끝 자세: 앙와위로 누워서 양 팔을 몸통 옆에 내려놓고 이완한다.

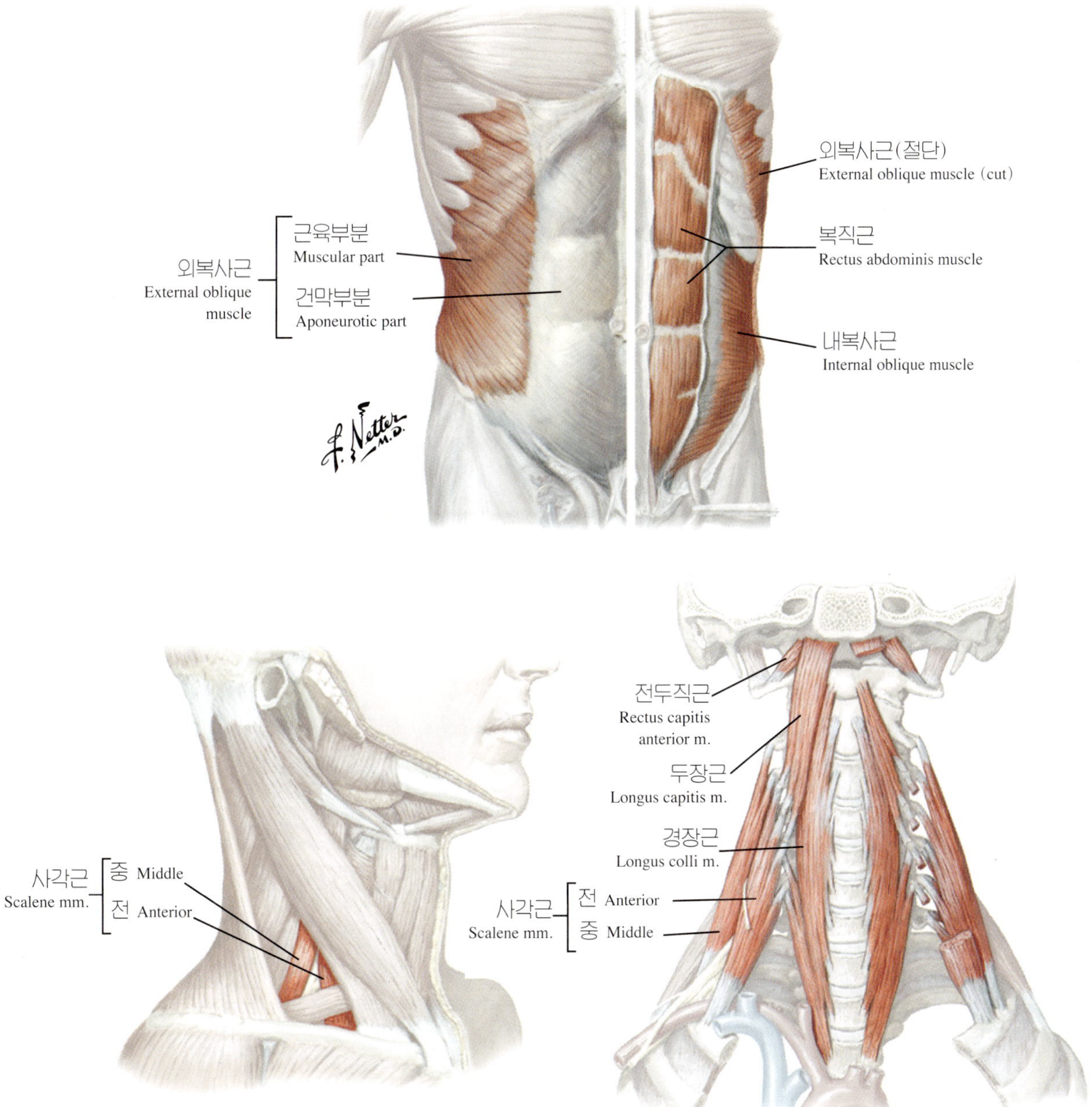

그림 6.7 척추를 굴곡하는 근육

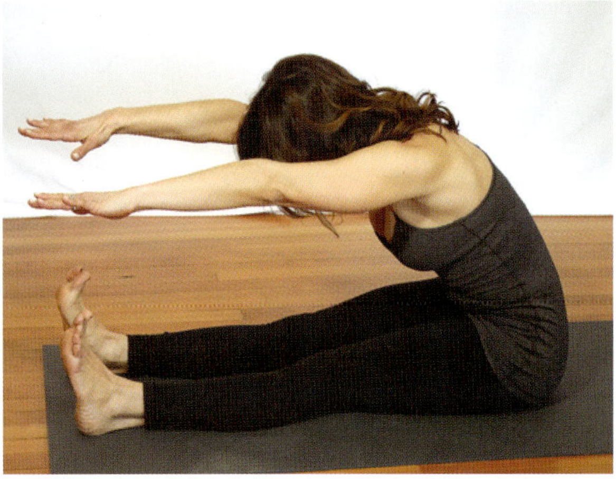

그림 6.8 등, 목 및 머리의 굴곡: **필라테스 Roll Up**

신전 EXTENSION

등의 신전 Back Extension

체조선수들은 허리를 뒤로 젖혀서 네발기기를 할 수 있다. 신전은 굴곡의 반대 동작으로, 이웃한 척추체의 뒷면을 서로 가깝게 만든다. 신전은 각 위쪽 추골의 아래쪽 관절면이 아래쪽 추골의 위쪽 관절면 위에서 아랫방향으로 활주한다. 그리고 위쪽 척추체가 추간판 위에서 뒤쪽으로 기울어진다. 전체적으로, 이런 동작은 추간판의 뒤쪽 부분을 압박하고, 앞쪽 부분을 신장한다. 신전을 제한하는 요소들로는, 앞쪽 척추인대와 극돌기의 형태에 의해 제공되는 긴장이다. 예를 들어, 흉추의 신전은 아래쪽으로 향한 긴 흉추 극돌기에 의해 제한된다 (임상 초점 6.3과 연습 6.1 참고).

머리와 목의 신전 Head and Neck Extension

날씨를 체크하기 위해 하늘을 쳐다보는 것과 같이, 많은 일상 움직임이 머리와 목의 신전과 관련된다. 머리의 신전은 환추후두관절(고리뒤통수관절; atlanto occipital joint)에서 일어나고, 볼록한 후두과(뒤통수관절융기)가 오목한 환추(고리뼈) 관절면 위에서 뒤쪽으로 구르기를 함으로서 신전이 일어난다. 환축관절(고리중쇠관절; atlantoaxial joint)에서는 환추(고리뼈)가 축추(중쇠뼈) 위에서 뒤쪽으로 회전한다. 하부 경추내 관절(lower intracervical articulations)에서는 굴곡과 반대되는 동작으로 신전이 일어난다. 신전은 하부 경추(C4–C7)에서 시작된다; 위쪽 추골의 아래쪽 관절면이 아래쪽 추골의 위쪽 관절면 위에서 아래쪽과 뒤쪽으로 활주하면서 신전이 일어난다.

요가 코브라 자세(Cobra Pose)로 움직임 해부학 운동을 시도해 보자. 척추 신전근만 수축했을 때 신전 가동범위가 얼마나 되는지를 확인하기 위해 손을 사용하지 않고 바닥으로부터 상체를 들어올린다. 목을 과신전시켜 제한된 가동범위를 보상하려고 해서는 안 된다.

가동범위 Approximate Range of Motion

- 등: 40°(흉추 = 25°, 요추 = 15°)
- 머리와 목: 85°

근육과 신경지배 Muscles and Innervation

그림 6.9 참고

임상 초점 6.3 비특이성 요통
Nonspecific Back Pain

여러분이 아는 사람 중에서도 요통으로 고생하는 사람이 있을 것이다. 수백만 명의 미국인들이 요통을 달고 살지만 요통의 증상을 정확하게 설명하지는 못한다. 일부 환자는 요통을 허리좌상(back strain), 허리염좌(back sprain), 역학적 요통 또는 허리통증(lumbago) 등으로 알고 있지만, 이러한 구체적인 진단을 위한 국소 해부학적 병변을 특정하기 어렵기 때문에 거의 이루어지지 않는다. 그래서 "비특이성 요통(nonspecific back pain)"이라는 용어가 정확한 진단을 하기 어려운 일반적인 허리 불편에 대한 총칭으로 사용된다. 비록 요통의 전형적인 시작이 무거운 물체 들기와 같은 신체 활동에서 비롯되지만, 많은 요통 환자들은 통증이 언제 또는 어떻게 시작되었는지를 알지 못한다. 가벼운 통증과 중등도 통증과 같은 증상은 큰 하중을 운반하는 척주의 영역인 요추에서 매우 자주 발생한다. 컴퓨터를 많이 사용하는 오늘날, 코어 근육의 문제도 근불균형, 허리 약화, 손상 등을 일으킬 수 있는 요인이 된다. **필라테스 Pelvic Tilts (골반 기울이기)**와 **요가 Plank Pose(플랭크 자세)**와 같은 운동으로 코어 근육을 정기적으로 강화하고, 예방하자.

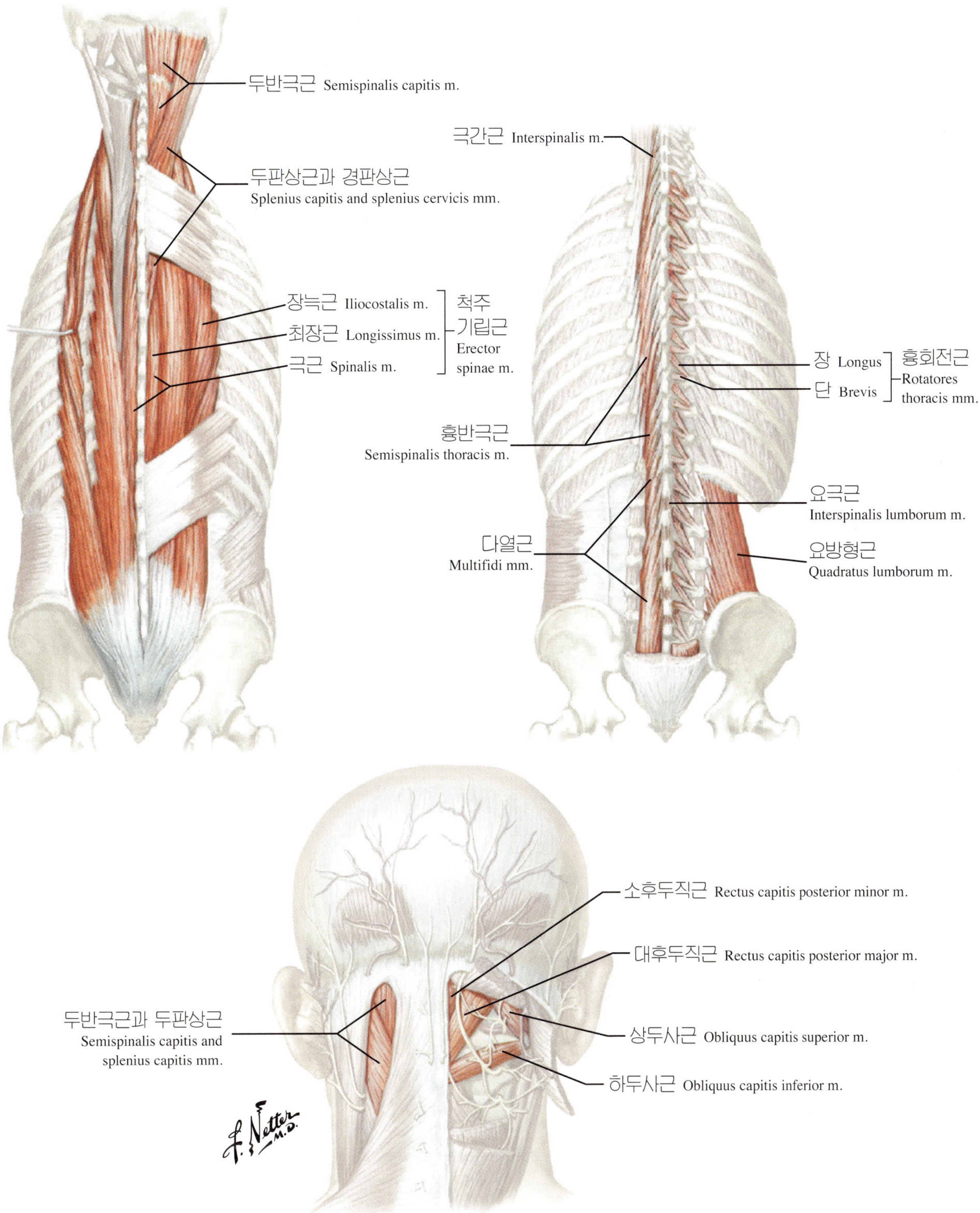

그림 6.9 척주를 신전하는 근육(보이지 않는 근육: 승모근)

근육	신경
등	
척주기립근(아래 부분)	척수신경(후지)
횡극근(아래 부분)	척수신경(후지
요방형근	T12-L4(전지)
극간근(아래 부분)	척수신경(후지)
머리와 목	
두판상근	중간경수신경(후지)
경판상근	중간경수신경(후지)
척주기립근(위 부분)	척수신경(후지)
횡극근(위 부분)	척수신경(후지
극간근(위 부분)	척수신경(후지)
승모근(상부)	부신경(뇌신경 11번)과 C2-C4
대/소후두직근	후두하신경(C1)
상/하두사근	후두하신경(C1)

움직임 해부학 운동 Moving AnatoME Exercise

등, 목 및 머리의 신전: 요가 코브라 자세(Bhujangasana)

그림 6.10 참고

- 시작 자세: 바닥에 엎드린 자세를 취한다. 양손이 바닥에 닿게 어깨 바로 밑에 배치한다(손가락을 벌린다); 팔을 내전하고 팔꿈치를 굴곡한다. 양쪽 다리를 쭉 뻗고, 고관절 너비만큼 양 발을 벌린다.

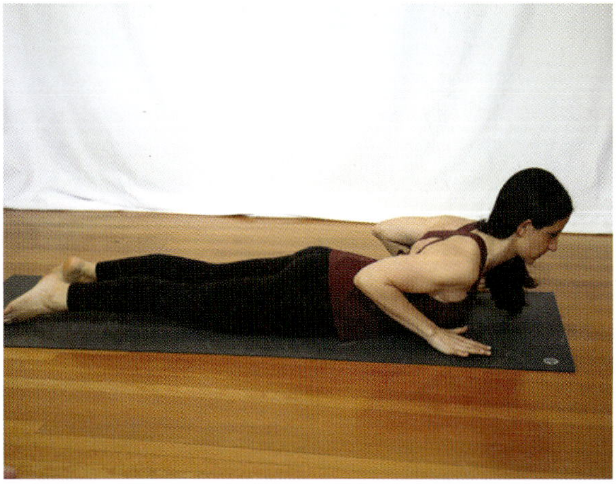

그림 6.10 등, 목 및 머리의 신전: **요가 코브라 자세 (Bhujangasana)**

그리고 바닥에 발등을 댄다.

- 숨을 들이쉬면서 팔꿈치를 신전한다. 가슴을 바닥으로부터 들어 올려 척추를 신전한다. 여러분은 팔의 근력을 사용하지 않고, 등의 근력으로 상체를 들어 올려야 한다. 고관절과 다리는 지면에 붙어 있어야 한다. 양쪽 다리 근육을 수축할 수 있지만, 볼기 근육을 수축해서는 안 된다.
- 치골을 바닥에 붙인 상태로 팔꿈치만 신전한다(팔꿈치를 할 수 있는 최대한 신전시켜 보자. 이때 어깨가 귀 쪽으로 올라오지 않도록 어깨를 하강시킨다.
- 여러분의 머리와 목은 나머지 척추와 나란히 일직선을 이루어야 한다; 과도하게 신전되거나
- 끝 자세: 숨을 내쉬면서 몸통을 천천히 바닥으로 내려놓는다.

측방굴곡 LATERAL FLEXION

등의 측방굴곡 Back Lateral Flexion

마치 무거운 가방을 운반할 때처럼, 몸통을 한쪽 방향으로 기울여 보자. 이런 동작은 척추의 측방굴곡이다. 전방굴곡과 마찬가지로, 측방굴곡도 2개 척추체 사이의 간격을 좁힌다. 측방굴곡이 어떻게 일어나는지를 보여주기 위해 왼쪽 측방굴곡을 생각해 보자: 이웃한 2개 척추체의 왼쪽 측면은 왼쪽 위쪽 관절면과 아래쪽 관절면이 가까워지는 방향으로 활주하고, 반대쪽인 오른쪽 위쪽 관절면과 아래쪽 관절면이 서로 멀어지는 방향으로 활주한다. 이런 작용에 의해 추간판의 왼쪽 측면이 압박되고, 오른쪽 측면은 신장된다. 이런 측방굴곡은 약간의 추골 회전을 동반하는 것으로 알려져 있다. 측방굴곡의 제한 요소로는, 반대쪽 척추인대와 근육, 그리고 늑곽에 의한 긴장이다.

머리와 목의 측방굴곡 Head and Neck Lateral Flexion

"뭐라구요?" 라고 말하며 고개를 갸우뚱거릴 때 우리는 머리와 목의 측방굴곡을 수행한다. 머리와 목의 측방굴곡은 귀를 어깨 쪽으로 가져가는 동작이고, 호기심과 혼돈의 감정을 표현할 때 취하는 동작이다. 등의 측방굴곡과 마찬가지로, 머리와 목의 측방굴곡도 이웃한 2개 척추체 사이의 측면 공간을 감소시킨다. 이런 움직임은 환추후두관절에서 가장 적게 일어나고, 위에 설명된 동일 역학을 통해 나머지 경추 부위(C2–C7)에서 대부분의 측방굴곡이 일어난다.

요가 Extended Side Angle Pose로 움직임 해부학 **운동**을 시도해 보자. 우리가 이런 포즈를 취할 때 동측의 측방굴곡근이 어떻게 수축하는지를 확인해 보고, 또 몸통이 중력 방향으로 내려가는 것을 막기 위해 반대쪽 측방굴곡근이 등척성 수축하는지를 확인해 본다.

가동범위 Approximate Range of Motion

- 등: 각 방향 45°(흉추 = 25°, 요추 = 20°)
- 머리와 목: 40°

근육과 신경지배 Muscles and Innervation

그림 6.11 참고

움직임 해부학 운동 Moving AnatoME Exercise

근육	신경
등	
척주기립근(아래 부분)	척수신경(후지)
외복사근	T6-T12(전지)와 늑하신경
내복사근	T6-L1(전지)
요방형근	T12-L4(전지)
횡극근(아래 부분)	척수신경(후지)
대요근	L1-L4
횡간근(아래 부분)	척수신경(후지와 전지)
머리와 목	
승모 근(상부)	부신경(뇌신경 11번)과 C2-C4
흉쇄유돌근	부신경(뇌신경 11번)의 척수신경근
사각근	C3-C8
두판상근	중간 경수신경(후지)
경판상근	중간 경수신경(후지)
두장근	C1-C3(전지)
경장근	C2-C6(전지)
척주기립근(윗부분)	척수신경(후지)
상두사근	후두하신경(C1)
전두직근	C1-C2 척수신경가지
외측두직근	C1-C2 척수신경가지
대후두직근과 소후두직근	후두하신경(C1)
횡극근(윗부분)	척수신경(후지)
횡간근(윗부분)	척수신경(후지)

등, 목 및 머리의 측방굴곡: 요가 Extended Side Angle Pose(Utthita Parsvakonasana)

그림 6.12 참고

- 시작 자세: 양 발을 고관절 너비만큼 벌리고 자연스러운 선 자세를 취한다. 체중은 양 발 사이의 중간 지점에 놓고, 양 팔을 편안하게 몸통 옆에 붙인다.
- 양쪽 팔을 90°로 외전하고, 양쪽 발목이 양쪽 손목 밑에 위치되도록 양쪽 발을 더 벌린다. 양쪽 어깨를 하강하고, 손목을 중립위로 유지한다. 이때 손가락을 길게 뻗는다.
- 여러분의 왼쪽 발을 약간 안쪽으로 회전시키고 (15–45°), 오른쪽 발을 90° 가쪽으로 회전시킨다. 왼쪽 발꿈치와 오른쪽 발꿈치를 일직선으로 배열한다.
- 여러분의 오른쪽 허벅지가 바닥과 수평으로 이루도록 오른쪽 무릎을 90°로 굴곡한다. 이때 무릎은 발목 위에 놓여야 하고, 2번째 발가락과 일직선을 유지한다. 발바닥 전체가 지면에 완전히 부착되어야 한다(발꿈치나 발가락이 지면에서 떨어지면 안 된다). 또한 왼쪽 발의 모든 지점이 지면에 균등하게 접촉되어야 한다.
- 숨을 내쉬면서, 척주를 측방굴곡한다. 몸통의 오른쪽 측면이 오른쪽 허벅지 쪽으로 움직인다.

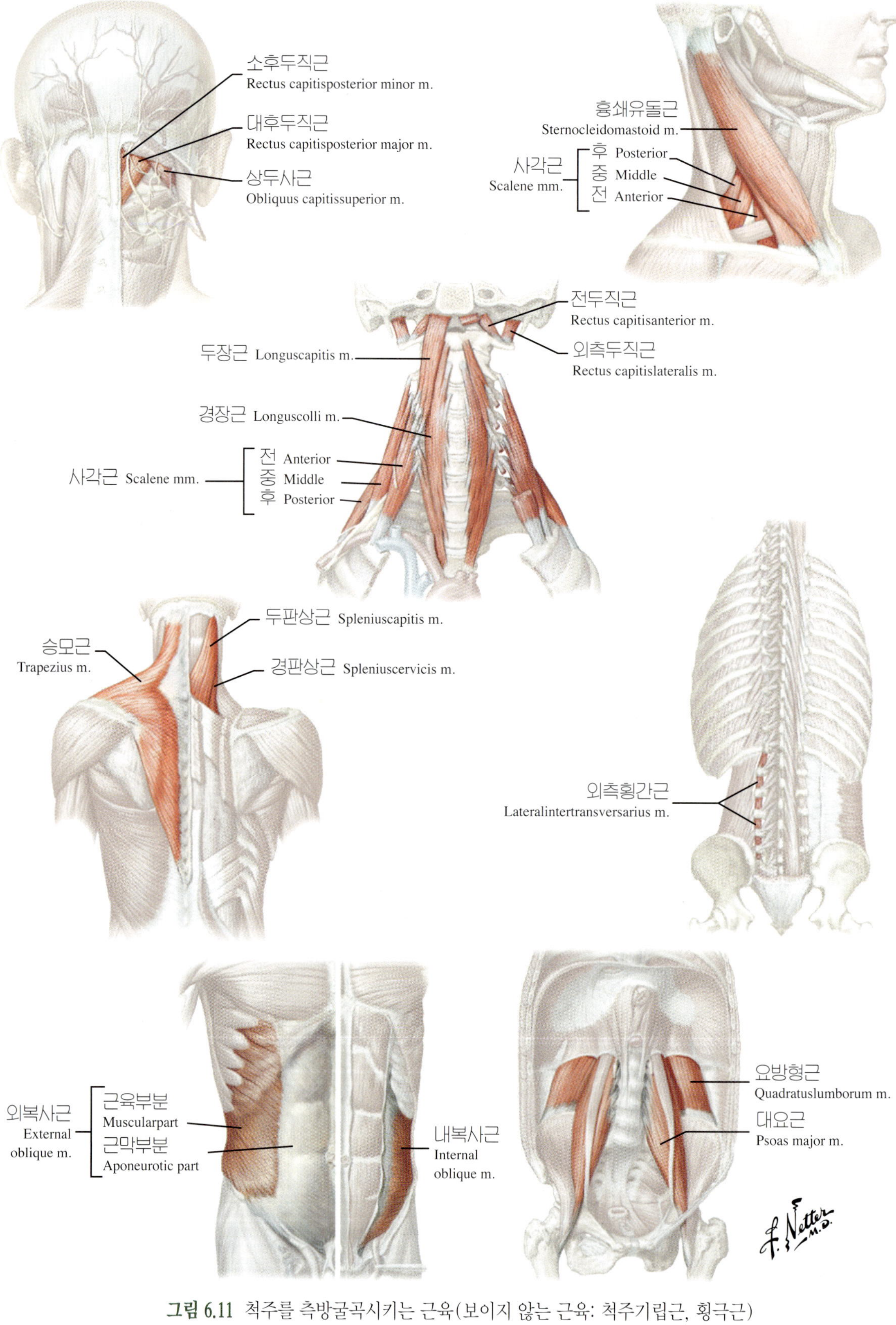

그림 6.11 척주를 측방굴곡시키는 근육(보이지 않는 근육: 척주기립근, 횡극근)

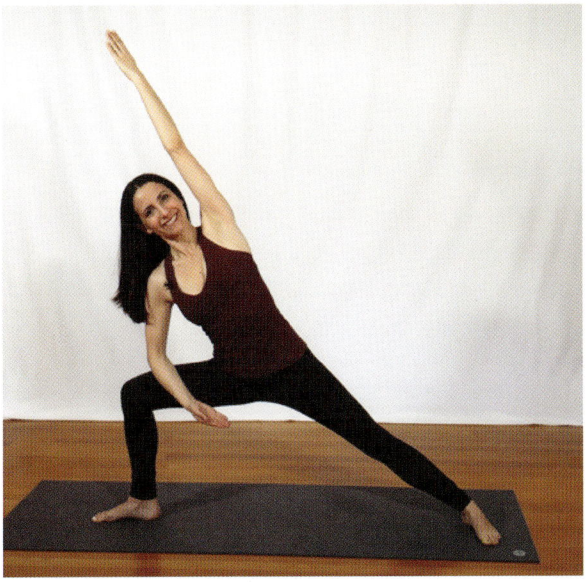

그림 6.12 등, 목 및 머리의 측방굴곡: **요가, Extended Side Angle Pose (Utthita Parsvakonasana)**

여러분의 왼팔을 더욱 외전시켜 머리 쪽으로 향하게 하고, 왼손의 손바닥은 지면 쪽으로 향한다. 그리고 오른쪽 전완을 오른쪽 허벅지 위에 올려놓고, 허벅지를 압박한다.

- 숨을 들이쉬면서, 여러분의 왼쪽 손가락끝부터 왼발의 가쪽까지 쭉 신장해준다. 이때 여러분 신체의 왼쪽 측면이 전반적으로 신장된다. 왼쪽 어깨와 귀 사이에 공간이 생기도록 어깨를 하강한다.
- 여러분의 왼팔을 쳐다보기 위해 여러분의 머리를 회전시킨다(어려우면 머리를 중립위로 유지한다).
- 5번의 의식적이고 느린 호흡 동안 이 자세를 유지한다.
- 숨을 들이쉬면서 여러분의 몸통을 중립위로 들어올린다. 그리고 양쪽 팔을 90°까지 가져간다. 여러분의 오른쪽 무릎을 뻗어 양쪽 발을 다시 나란한 위치로 배치한다.
- 방향을 바꾸어, 왼쪽 방향으로도 똑같은 방식으로 실시해 본다.
- 끝 자세: 양쪽 팔을 이완시키고, 양 발을 고관절 너비로 다시 가져간다.

회전 ROTATION

등의 회전 Back Rotation

카약(Kayak) 선수는 배가 앞으로 나갈 수 있는 추진력을 내기 위해서 노를 물 속에 넣고 척주를 회전시킨다. 척추체의 회전은 축을 중심으로 움직이는 동작으로 정의된다; 척추의 수직축이 신체의 정중선이기 때문에, 외회전과 내회전은 없다. 그러므로 척추의 회전은 척주를 왼쪽이나 오른쪽으로 회전시킨다. 위쪽 추골의 아래쪽 관절면이 아래쪽 추골의 위쪽 관절면 위에서 활주할 때, 추간판에서 회전이 일어난다. 전체적으로 이것은 추간판 위에서 위쪽 추골이 회전하도록 만든다. 척추의 회전과 동시에 동측의 측방굴곡이 약간 일어난다. 주로 관절면의 방향이 다른 척추 분절에서 허용되는 회전의 정도를 결정한다. 예를 들어, 요추는 매우 작은 회전을 허용하는데, 그 이유는 관절면의 방향이 거의 수직이고, 회전할 때 서로 충돌하기 때문이다. 경추와 위쪽 흉추의 관절면이 더욱 수평으로 정렬되어 있기 때문에, 경추와 위쪽 흉추에서 많은 회전이 일어난다.

머리와 목의 회전 Head and Neck Rotation

서로 동의하지 않는 이유는 저마다 다르겠지만 사람들은 누구나 "아니오"라는 의미로 머리와 목을 회전한다. 머리 회전의 절반은 환축관절에서 일어나고, 환추는 축추의 치돌기를 중심으로 회전한다. 머리는 축추에 대해 환추와 연대하여 하나의 단일체로 회전한다. 회전은 위에서 설명된 비슷한 기전을 통해 사선 방향의 관절면을 가진 나머지 경추에서 계속 일어난다(연습 6.2).

필라테스 Spine Twist로 **움직임 해부학 운동**을 시도해 보고, 각 척추 분절이 어떤 가동범위를 보이는지를 경험해 보자(경추가 가장 큰 회전 가동범위를 보인다). 본연의 유연성이 존재하지만, 경추를 회전 운동하는 동안 나머지 척추와 일직선을 유지해 보자.

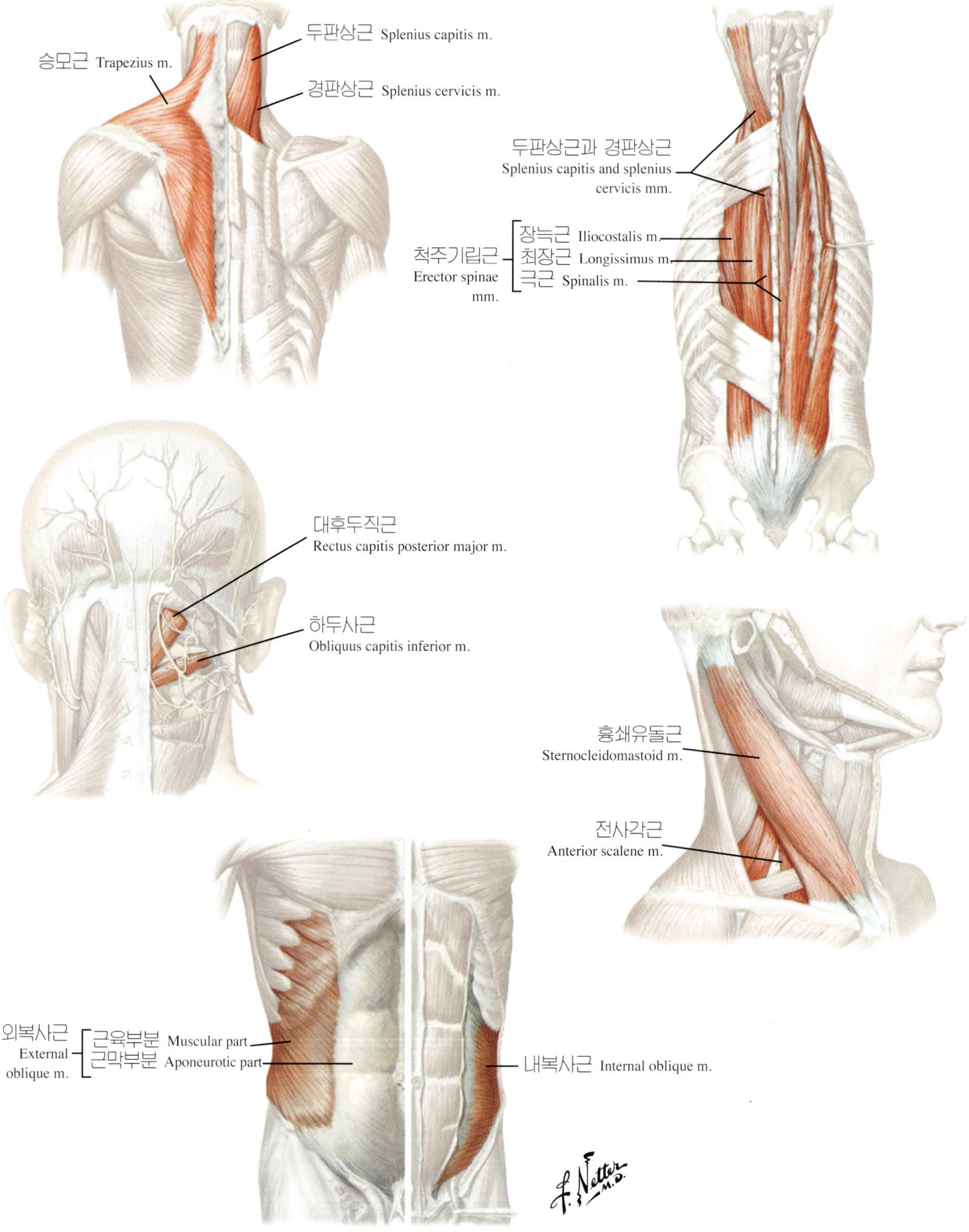

그림 6.13 척주를 회전하는 근육(보이지 않는 근육: 횡극근)

연습 6.2 목에서 목

요가 코브라 자세에서처럼, 여러분의 목은 척추의 자연스런 연장선이다. 그러나 여러분의 어깨가 올라가서 귀에 붙으면, 몸통과 목이 가끔 뻣뻣하고 긴장된다(연습 8.2 참고). 머리와 목을 회전함으로써 이 부위의 가동성을 유지해보자. 먼저 머리를 앞쪽으로 천천히 움직인 다음 옆으로, 뒤쪽으로, 옆으로, 그리고 다시 앞쪽으로 움직인다. 몸통을 그대로 유지하고, 어깨를 이완한다. 마치 작은 공을 머리와 목 사이에 배치한 것처럼 회전운동을 실시한다(이것은 과도하게 머리를 움직이지 않도록 하기 위함이다). 5회 반복하고, 중립위로 머리를 되돌린 뒤 반대쪽 방향으로도 운동한다. 이완을 위해 눈을 감고 호흡을 한다. 머리를 신전할 때 느리고 깊게 숨을 들이쉬고, 머리를 굴곡할 때 느리고 깊게 숨을 내쉰다.

가동범위 Approximate Range of Motion

- 등: 각 방향 35°(흉추 = 30°, 요추 = 5°)
- 머리와 목: 각 방향 90°; 전체 180° 약 150°의 수평면 눈 움직임에 덧붙여 시야는 몸통의 움직임 없이도 360°에 가깝다.

근육과 신경지배 Muscles and Innervation

그림 6.13 참고

근육	신경
등	
외복사근	T6-T12(전지)와 늑하신경
내복사근	T6-L1(전지)
횡극근	척수신경(후지)
척주기립근	척수신경(후지)
머리와 목	
흉쇄유돌근	부신경(뇌신경 11번)의 척수신경근
두판상근	중간 경수신경(후지)
경판상근	중간 경수신경(후지)
대후두직근	후두하신경(C1)
하두사근	후두하신경(C1)
승모근(상부)	부신경(뇌신경 11번)과 C2-C4
척주기립근(윗부분)	척수신경(후지)
횡극근(윗부분)	척수신경(후지)
사각근(전)	C4-C6

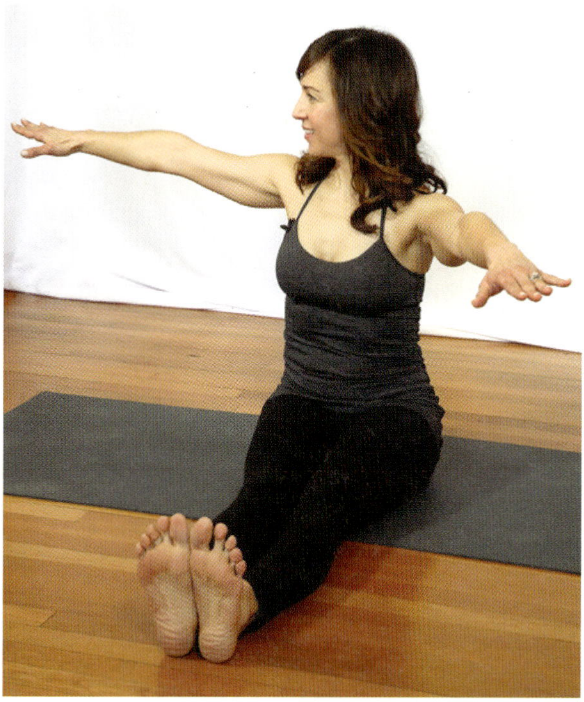

그림 6.14 등, 목 및 머리의 회전: **필라테스** Spine Twist

움직임 해부학 운동 Moving AnatoME Exercise

등, 목 및 머리의 회전: 필라테스 Spine Twist

그림 6.14 참고

- 시작 자세: 바닥에 앉은 자세에서 양쪽 다리를 붙이고 앞쪽으로 쭉 뻗는다. 이때 발목을 배측굴곡한다(만약 여러분이 똑바른 앉은 자세를 취하는 데 도움이 필요하다면, 쿠션이나 매트를 둘둘 감은 후 그 위에 앉는다). 양 팔을 "넓은 V자" 모양으로 벌리고, 손바닥을 바닥쪽으로 향하게 한다. 이런 팔의 자세를 운동 내내 유지한다.
- 준비를 위해 숨을 들이쉬면서, 골반에서부터 정수리까지 척주를 곧추 세운다.
- 숨을 내쉬면서 척추를 오른쪽으로 회전한다. 왼쪽 좌골이 매트 위에 잘 놓이도록 여러분의 골반을 중립위로 유지한다.
- 숨을 들이쉬면서 왼쪽으로 약간 다시 회전한다.
- 숨을 내쉬면서, 오른쪽으로 더 많이 회전한다.
- 숨을 들이쉬면서, 왼쪽으로 약간 회전한다.

- 숨을 내쉬면서, 바로 앞전보다 조금 더 오른쪽으로 회전한다.
- 숨을 들이쉬면서 중심으로 되돌아간다.
- 이번에는 왼쪽으로 회전하는 운동을 반복한다. 완전 운동을 4–6회 반복한다.
- 끝 자세: 중심으로 되돌아오고, 양 팔을 이완하여 몸통 옆에 붙인다.

움직임: 코어 MOVEMENT: THE CORE

척주의 움직임 이외에도, 복부 근육도 코어의 일부로서 중요한 역할을 한다. 코어는 척추를 안정화시키고 모든 활동(앉기, 서기, 수영하기, 스키타기 등)시 적절한 자세를 가능케 하는 근육들의 네트워크이다. 코어의 개념은 오랫동안 존재했지만, 호주 물리치료 연구들이 몸통 근육의 활성화 타이밍과 허리 손상과 요통 발생 사이의 상관관계를 증명했던 1990년대에 널리 알려졌다. 그 이후, 물리치료 분야와 필라테스 분야가 코어의 개념을 널리 사용했고, 코어의 강화를 통해 이상적인 신체 정렬을 유지하고, 요통을 예방할 수 있었다. 그러나 이런 인기에도 불구하고, 코어에 대해 과학적으로 알려진 것은 많지 않다. 그 이유는 코어가 정확하게 정의된 신체 영역이 아니기 때문이다. 사실, 코어의 구성에 대해 다양한 해석이 존재한다: 대부분의 해석은 아래의 전부 또는 일부를 포함한다(그림 6.15):

- **코어의 "지붕":** 횡격막
- **코어의 "바닥":** 골반 횡격막 근육(골반저 근육)
- **뒤쪽 지지:** 횡극근(특히, 다열근), 척주기립근
- **앞가쪽 지지:** 4개의 앞쪽 복벽 근육; 특히, 복횡근 (임상 초점 6.4)
- **코어에 자주 포함되는 구조물:** 요방형근, 대요근, 횡간근, 극간근

코어에 대한 알려진 것은 허리, 복부 및 골반과 해부학적으로나 기능적으로 연결되어 척추를 안정화시키는 근육들이다. 척추 안정성은 중요한데, 그 이유는 코어 근육이 외부 상황(경사진 바닥, 움직이는 지하철, 여러분을 미는 사람, 또는 팔다리의 움직임 등)에 저항하여 몸통을 안정적인 자세로 유지해야 하기 때문이다. 부가적으로 몸통이 안정되었을 때 팔다리가 더욱 효율적으로 기능을 한다. 예를 들어, 강한 몸통 없이 30㎏의 상자를 들고 있다고 생각해 보자. 상자의 무게는 오로지

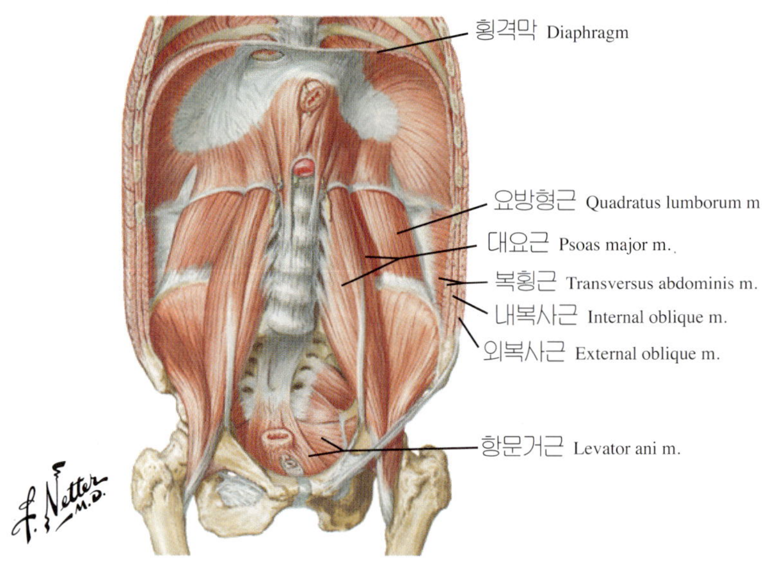

그림 6.15 코어 근육으로 분류되는 근육의 예

임상 초점 6.4 **복부 탈장** Abdominal Hernia

탈장(herniation)이란 복부 장기가 한 공간에서 다른 공간으로 돌출된 것이다. 복부 탈장(hernia)은 복막 주머니 안에 복부 장기의 유무에 관계없이 복막주머니가 탈출한 것을 의미한다. 서혜부, 허벅지, 배꼽 등을 포함해 많은 종류의 탈장이 일어난다. 서혜부 탈장은 가장 흔한 탈장이고, 특히 남성에게 많이 일어난다. 서혜부 탈장은 앞쪽 복벽과 허벅지 사이에 위치한 서혜부에서 일어난다. 이 영역의 복벽은 선천적으로 배아발달 동안 변화된 약한 부위이다; 복막주머니는 가장 약한 부위로 탈출된다; 남성의 음낭과 여성의 대음순 안으로 탈장될 수도 있다. 복압의 증가는 탈장의 1차 원인이다. 복압 증가는 만성 기침, 무거운 물건 들기, 복벽근육의 약화 등이 초래할 수 있다. 복벽 근육의 강화는 복부 탈장의 발생이나 악화를 예방하는 좋은 운동이다. 그러나 명심해야 할 것은 복부 근육을 강화시키는 운동도 복내압을 증가시킬 수 있다는 점이다; 이것은 탈장에 대해 이러지도 저러지도 못하는 상황이다. 경우에 따라, 복횡근을 참여시키는 운동(예, **필라테스 Pelvic Tilts**)을 선택한다; 한편 **요가** Malasana Pose(완전 스쿼트)와 같은 운동은 권장하지 않는다.

여러분의 양쪽 팔 힘에 의해 유지될 것이다. (1) 여러분의 팔은 30㎏을 들고 있을 만큼 강하지 않을 수도 있고, (2) 그 무게를 들고 있다가 손상을 당할 수도 있다.

그러나 코어 근육에 의한 안정화는 인체가 한 묶음의 안정화 근육으로만 구성되었음을 의미하지 않는다; 코어 근육은 과제를 수행하기 위해 다른 근육과 협력 작용을 한다. 그렇다면 무엇으로 코어 근육을 구분하는가? 코어 근육의 목적 이외에도, 코어는 (1) 그들의 위치(몸통을 둘러싸는)와 (2) 질량중심(신체의 중심선과 2번 천추 앞에 위치한)에 의해 구분된다. 질량중심은 물체가 균형을 이룰 수 있는 하나의 지점이기 때문에 중요하다. 예를 들어, **요가 Tree Pose**에서 한 발로 서 있을 때, 일단 여러분의 질량중심을 찾고 나면 들고 있는 다리를 어떻게 하던지 여러분의 균형에는 문제가 없을 것이다. 양손을 붙이고 가슴 앞에 기도하는 자세를 취하거나 아니면 머리 위로 들어 올려도 균형은 깨뜨려지지 않을 것이다. 만약 여러분이 질량 중심을 찾을 수 없다면, 여러분은 한 발로 설 수 없을 것이다.

연습 6.3 **자신의 코어 기르기**

자신의 코어를 기르기 위해 매일 5 분간 노력하자. 먼저, **필라테스** Pelvic Tilts로 복부 근육과 골반 횡격막을 참여시키고, 그 다음 **요가 코브라 자세**로 아래등 근육을 강화하자. 여러분은 더욱 똑바로 설 수 있을 것이고, 효율적으로 움직일 수 있을 것이다. 여러분은 스스로 잘 지지할 수 있을 것이고, 더 나아가 다른 사람까지도 뿌듯한 마음으로 지지할 수 있게 될 것이다.

그러므로 코어는 척추 안정화에 중요한 역할을 할 뿐만 아니라, 안정화(stabilization), 무게 중심(center of mass), 균형(balance) 등의 고유수용성 감각 원칙과 움직일 때 고유수용성 감각의 중요성을 통렬하게 깨닫게 한다. 또 활동 동안 고유수용성 감각에도 중요한 역할을 한다(연습 6.3).

움직임 해부학 운동 Moving AnatoME Exercise

이 책이 제시하는 어떤 단계를 수행하거나 어떤 운동을 하더라도 여러분은 코어 근육을 활용해야 한다. 그들 중 몇몇을 연마하기 위해, **요가 Cobra Pose**, **요가 Plank Pose**, **필라테스 Pelvic Tilts**, **필라테스 Spine Twist**, **필라테스 Leg Pull Prep**와 같은 운동을 시도해 보자.

움직임: 호흡 MOVEMENT: RESPIRATION

호흡(respiration)은 대기와 세포 사이의 가스 교환(산소와 이산화탄소)을 포함한다. 환기(ventilation)는 숨을 쉬는 역학적 과정이다. 여러분은 에너지를 만들기 위해 호흡을 한다. 숨을 들이쉴 때마다 여러분은 세포 호흡을 통해 "ATP"라는 에너지원을 생산하기 위해 주변 환경(예, 나무나 식물)에서 제공되는 산소를 소비한다. ATP는 우리 몸에서 통용되는 에너지이다; 이것은 모든 세포에 연료를 제공하여, 우리가 걷고, 달리고, 호흡하고, 살아갈 수 있도록 만든다. 반대로, 우리가 숨을 내쉬면서 이산화탄소를 주변 환경으로 내보내고 그것들은 다시 주변 생태계의 연료가 된다(예, 나무는 이산화탄소를 당으로 광합성한다).

사람은 자율신경계에 의해 거의 항상 불수의적으로 호흡 수행한다. 그러나 대뇌피질이 뇌간보다 우위로 작용할 때, 호흡은 수의적으로 일어난다: 예를 들어, 물속으로 다이빙하기 전에 심호흡할 때. 그러므로 호흡은 불수의적 또는 수의적으로 조절되는 몇 안되는 생리적 과정이다.

들이쉬기 Inhalation

호흡의 1차 근육은 횡격막이다. 횡격막이 수축을 안 하면, 횡격막의 돔이 위쪽으로 올라가 흉곽 안으로 들어간다. 공기를 들이마시기 위해 횡격막이 수축하면, 횡격막의 돔 부분이 납작해지면서 아래쪽으로 내려와 복부 장기를 압박한다. 들이쉬기 시 횡격막을 돕는 근육은 외늑간근이고, 이 근육은 늑골을 위쪽과 가쪽으로 움직인다. 늑골경(rib neck)이 늑추관절과 늑횡관절 사이의 회전축을 중심으로 움직일 때, "양동이 손잡이"기전이 일어난다: 그리고 흉늑관절에서 비틀림이 추가적으로 일어난다. 이런 복합적인 움직임은 흉강의 수직, 전후 및 외측 팽창을 일으키고, 이로 인한 흉곽 형태의 변화는 흉강의 체적을 증가시킨다. 흉강의 체적이 증가함에 따라, 흉강의 내압이 감소되어 폐 안으로 공기가 들어간다. 만약 강력한 들이쉬기가 필요하다면(예, 운동을 할 때), 2차 호흡근과 호흡보조근이 작용하여 늑곽을 빠르게 팽창시킬 것이다. 이런 과정은 더 많은 산소를 조직에 공급한다.

내쉬기 Exhalation

내쉬기는 들이쉬기의 반대 과정으로 횡격막이 이완된 상태에서 일어난다. 횡격막의 돔 부분이 안정시 위쪽으로 다시 올라간다. 늑곽도 다른 흡기근이 이완할 때 원래 위치로 되돌아오고, 내늑간근과 최내늑간근이 도움을 준다. 이런 복합 움직임은 늑골이 원래 위치로 되돌아가는 데 도움을 주어 흉강의 크기를 감소시킨다.

감소된 흉강은 흉내압을 증가시켜 높은 기압의 폐에서 낮은 기압의 대기로 공기를 내보낸다. 안정 시 내쉬기는 주로 근육의 활성화에 의존하지 않는 수동 과정으로 일어난다. 운동 동안 이산화탄소를 대기로 내보낼 때는 2차 호흡근과 보조 호흡근이 도움을 줄 것이다. 예를 들어, 복부 근육의 수축은 복강을 압박하여 횡격막을 위쪽으로 밀어 올려 폐속의 공기를 강제로 내보낼 것이다.

안정 기간 Rest

내쉬기와 들이쉬기 사이에는 대기압과 폐포 사이에 압력차가 없는 기간이 있으며, 이 기간을 안정 기간이라 한다. 안정 기간 동안 횡격막은 공기가 폐 안팎으로 이동하지 않는 평형 상태를 유지한다(상자 6.4).

상자 6.4 더 나은 호흡

여러분은 복식호흡과 흉식호흡이 무엇인지를 알고 있을 것이다. 그들의 차이점은 무엇인가? 어떤 사람이 복식호흡을 하고 있다면, 호흡 시 횡격막이 능동적으로 참여할 것이다. 들이쉬기 시 횡격막이 납작해져 복강의 압력이 증가하고, 배가 앞쪽으로 나오게 될 것이다. 내쉬기 시, 횡격막이 이완되고 복부 근육이 수축하여 공기를 배출하는 데 도움을 줄 것이다. 그리고 배가 다시 안으로 들어오게 될 것이다.
이와 같은 배의 움직임을 통해 복식호흡이 잘 이루어지고 있는지를 파악할 수 있다. 복식호흡이 잘 이루어지면, 산소의 관류가 폐 속으로 잘 이루어진다. 예를 들어, 폐 기저부가 혈액이 가장 풍부한 영역(중력에 의해)이기 때문에 폐의 모든 영역을 사용하는 것이 중요하다. 그러므로 복식호흡은 신체적으로나 정신적으로 매우 좋은 호흡이다. 한편, 흉식호흡은 얕은 호흡 형태이며, 흉식호흡만으로 폐의 관류를 좋게 만들지 못한다.

깊은 호흡은 더 큰 가스 교환과 영양공급을 제공한다. 그러므로 만약 상부 흉곽에서 일어나는 숨 가쁜 호흡을 알아채지 못하면, 여러분은 신체를 제대로 사용할 수 없을 것이다. 가장 좋은 효과를 얻기 위해, 복식호흡과 흉식호흡 모두를 함께 사용하길 바란다.

호흡 근육 Muscles of Respiration

그림 6.16 참고

근육	흡기	호기
1차 근육	횡격막	횡격막
2차 근육	외늑간근	내늑간근과 최내늑간근
	상후거근와 하후거근	흉횡근
	늑거근	늑하근
보조 근육 (강제 흡기/호기에 참여하는 근육)	전거근	복횡근
	흉쇄유돌근	내복사근
	사각근	외복사근
	대흉근	복직근
	소흉근	
	승모근	

참고로 신체는 노동의 강도에 따라 호흡근을 활성화시킬 수 있는 몇 가지 전략을 가지고 있다. 광범위한 근전도 연구에도 불구하고, 많은 2차 호흡근과 호흡 보조근, 개별 늑간근의 정확한 호흡 역할을 명확하게 파악하기는 어렵다. 흉복벽의 형태를 변화시키는 모든 근육이 호흡근으로 간주될 수 있다. 그 외, 일부 해부학자들은 흉강을 수축(공기를 내보내는)하거나 팽창(공기를 폐 속으로 들어오게 하는)하는 모든 근육을 호흡근으로 간주하고 있다.

Alternate Nostril Breath(Anuloma Viloma)(그림 18.5)로 **움직임 해부학 운동**을 시도해 보자.

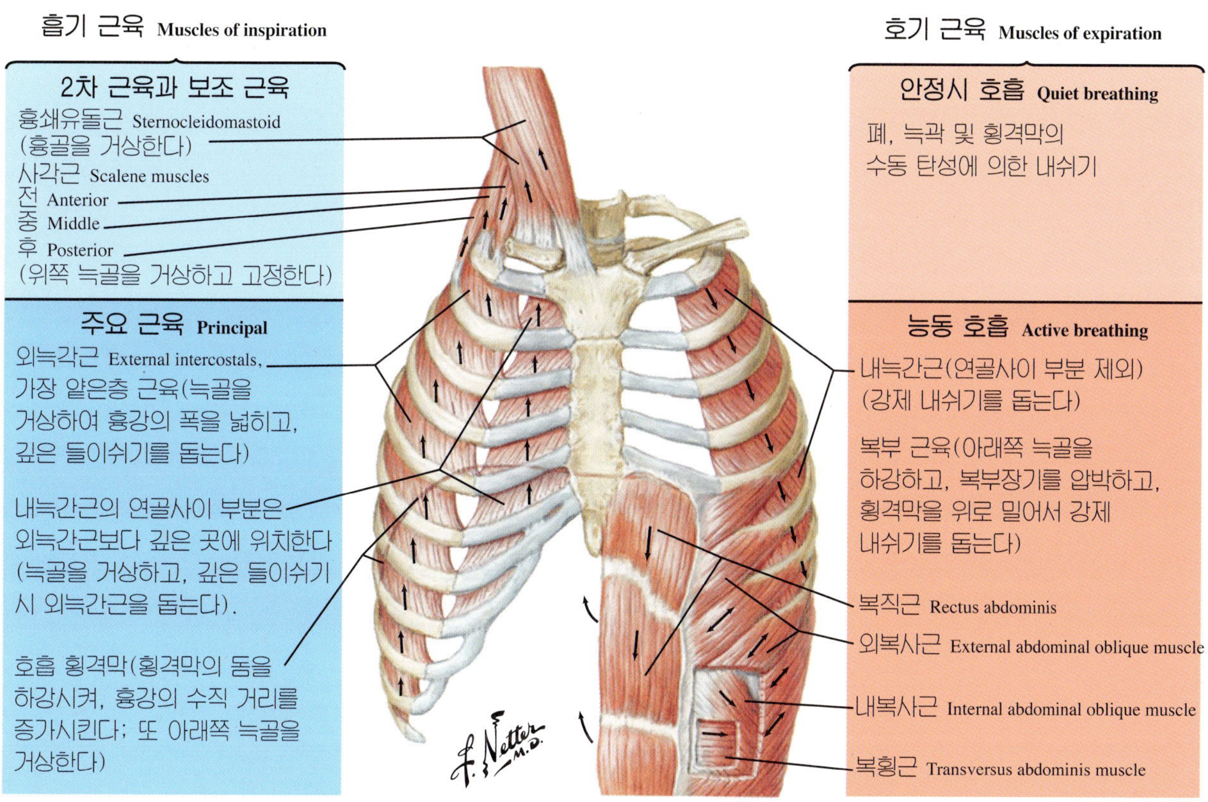

그림 6.16 호흡 근육의 예(보이지 않는 근육: 후거근, 늑거근, 소흉근 및 흉횡근)

7 장

상지의 영역 개요

Regional Overview of Upper Extremity

신체의 정중선에서 시작해 손가락까지, 상지는 해부학적 경이로움이다. 상지는 광범위한 가동범위와 공간에서의 정확한 손 배치를 허용하는데, 이것이 다른 포유류 동물과 인간과 영장류를 구분하는 2가지 중요한 특징이다. 모든 창조물(동물)이 나무를 흔들 수 있고, 망치를 잡고, 목록을 작성할 수 있는 것은 아니다.

각 상지는 별개의 영역으로 구분된다(그림 7.1):

- **어깨**는 몸통에 붙는 상지의 부착점이다. 종종 어깨가 하나의 관절로 생각되지만, 실제로 어깨는 여러 관절로 구성되어 있다.
- **상완**은 어깨와 팔꿈치 사이의 상지 영역이다.
- **전완**은 팔꿈치와 손목 사이의 상지 영역이다.
- **손**은 손목보다 원위에 있는 상지 영역이다.

상지의 뼈

BONES OF THE UPPER EXTREMITY

상지의 골격은 광범위한 뻗기와 손의 섬세함을 가능하게 하고, 다음의 뼈로 이루어진다:

- **견갑대(Shoulder girdle)**: 쇄골과 견갑골
- **상완(Arm)**: 상완골
- **전완(Forearm)**: 요골과 척골
- **손(Hand)**:
  - **수근골(외측에서 내측으로)**: 근위열: 주상골, 월상골, 삼각골, 두상골; 원위열: 대능형골, 소능형골, 유두골, 유구골.
  - **중수골(외측에서 내측으로)**: Ⅰ, Ⅱ, Ⅲ, Ⅳ, Ⅴ
  - **수지절골(외측에서 내측으로)**: 근위지절골(Ⅰ-Ⅴ), 중간지절골(Ⅱ-Ⅴ), 원위지절골(Ⅰ-Ⅴ)

상지의 근육

MUSCLES OF THE UPPER EXTREMITY

이들 뼈를 움직이는 근육들은 영역별로 분류될 수 있다: 견갑상완 근육, 흉곽부속 근육, 상완 근육, 전완 근육, 손내재근 등(표 7.1과 그림 7.3, 그림 7.4, 그림 7.5). 예를 들어, 팔을 외전하는 극상근은 견갑골에서 시작해 상완골에 붙기 때문에, 견갑상완 근육으로 분류된다.

상지 근육은 팔 전체의 주요 기능을 일으키기 위해 조화롭게 작용한다. 공간에서의 손 위치가 손의 작용(예, 감각, 물체 잡기, 물체 조작)을 촉진시킨다. 몇 가지 손 기능을 위해 이들 근육이 왜 필요한가? 음식물을 만들고, 도구를 제작하고, 불을 피우는 등에 필요한 손의 고유 기능을 생각해 보자. 이들 기능은 고대로부터 발전되고 계승된 기능으로서 다른 동물들이 갖지 못한 기능이다.

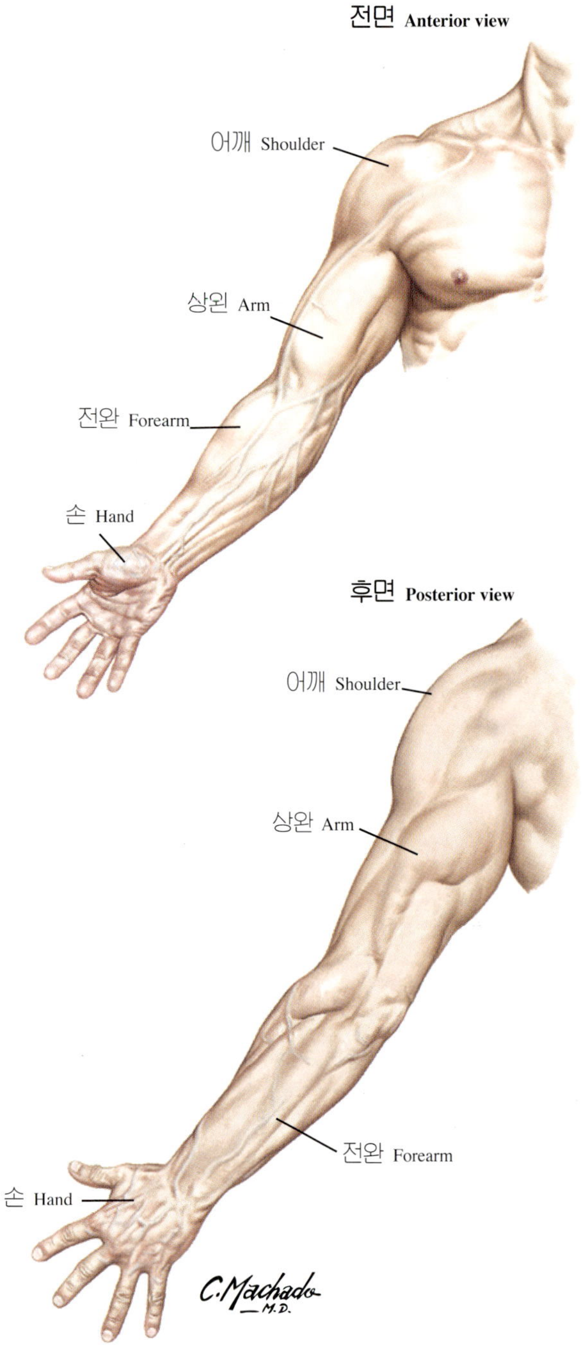

그림 7.1 상지 영역

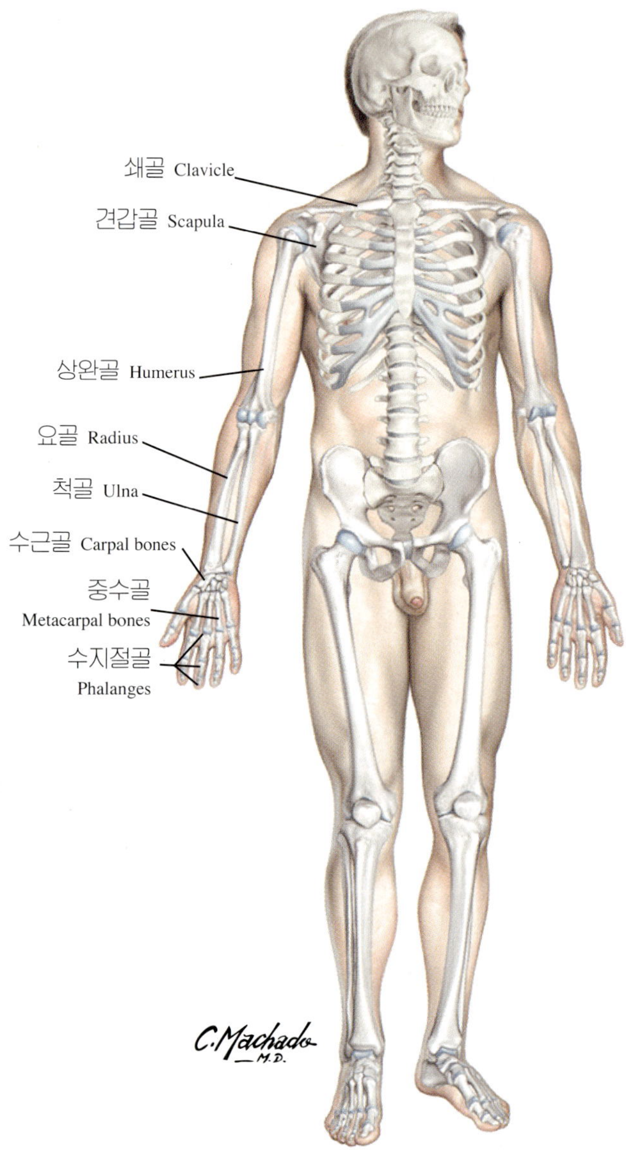

그림 7.2 상지의 뼈

표 7.1 **상지의 근육군** Muscle Groups of the Upper Extremity

그룹	근육	노트
견갑상완	삼각근, 회선근개(극상근, 극하근, 소원근 및 견갑하근), 대원근	견갑상완 근육은 견갑골과 상완골을 연결하며, 팔 움직임을 허용한다.
흉곽부속	**앞:** 대흉근, 소흉근, 전거근, 쇄골하근 **뒤:** 승모근, 견갑거근, 광배근, 대능형근, 소능형근	흉곽부속 근육은 흉곽과 부속골격을 연결하며, 상완관절과 견흉관절을 통해 팔을 움직인다.
상완	**앞:** 상완이두근, 상완근, 오훼상완근 **뒤:** 상완삼두근	앞쪽 구획은 상완이나 전완을 굴곡하는 근육을 가지고 있고, 뒤쪽 구획은 하나의 근육으로 되어 있고, 상완만 신전한다.
전완	**앞(천층):** 장장근, 요측수근굴근, 척측수근굴근, 원회내근, 천지굴근 **앞(심층):** 심지굴근, 장무지굴근, 방형회내근 **뒤(천층):** 상요근, 장요측수근신근, 단요측수근신근, 지신근, 소지신근, 주근 **뒤(심층):** 회외근, 장무지외전근, 단무지신근, 장무지신근, 지시근	전완은 손목과 팔꿈치를 지나가는 20개의 근육을 가지고 있다. 일반적으로 앞쪽 근육은 손목과 손가락을 굴곡하고 전완을 회내하는 근육이다. 뒤쪽 근육은 손목과 손가락을 신전하고, 전완을 회외하는 근육이다.
손 내재근	**앞:** 단장근, 무지내전근, 장측골간근(4개), 충양근(4개) **앞(무지구):** 무지대립근, 단무지외전근, 단무지굴곡근 **앞(소지구):** 소지대립근, 소지외전근, 단소지굴곡근 **뒤:** 배측골간근(4개)	앞쪽 면에는, 무지구 근육과 소지구 근육이 있고, 이들 근육은 각각 엄지와 새끼손가락을 움직이는 근육이다. 뒤쪽 구획에는 하나의 근육만 존재한다. 모든 내재근은 함께 작용하여 손가락을 움직인다.

A. 견갑상완 근육과 흉곽부속 근육 Scapulohumeral and thoracoappendicular muscles

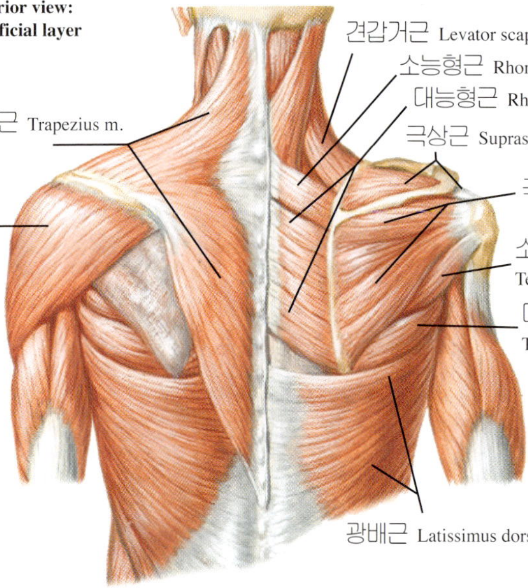

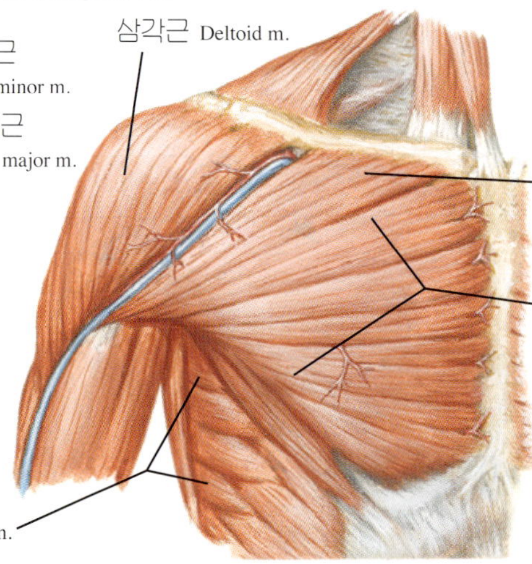

B. 상완 근육 Arm muscles

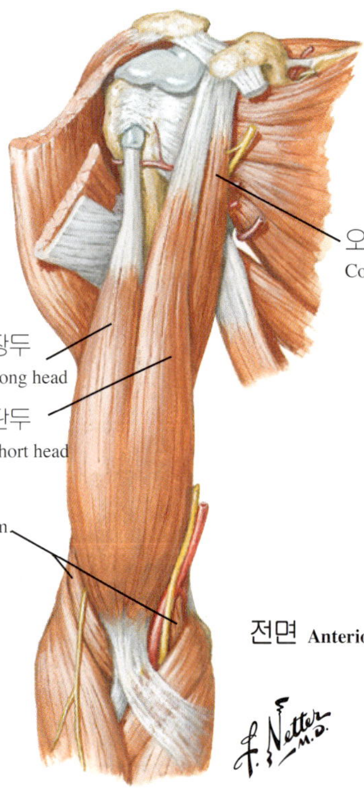

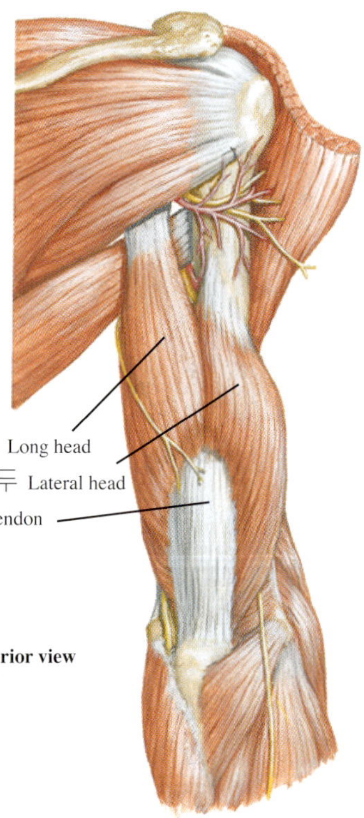

그림 7.3 견갑상완 근육, 흉곽부속 근육, 상완 근육(보이지 않는 근육: 소흉근, 견갑하근, 쇄골하근)

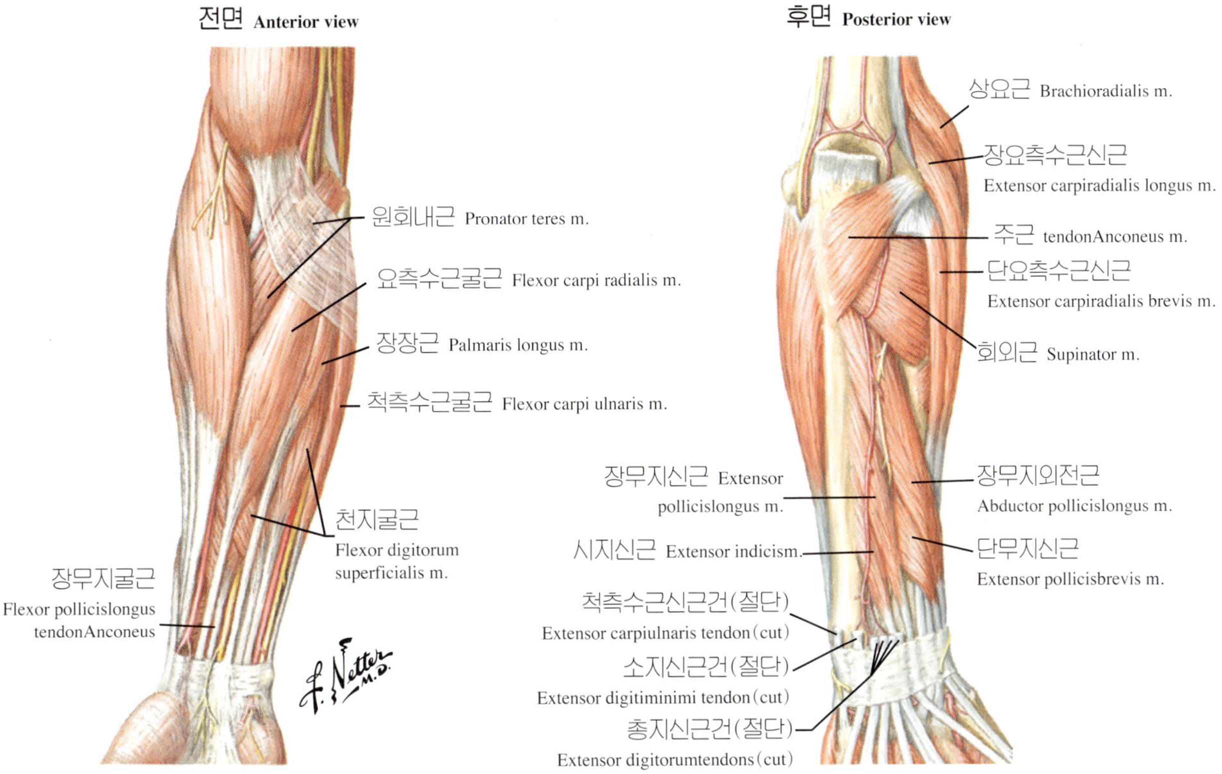

그림 7.4 전완 근육(보이지 않는 근육: 심지굴근, 장무지외전근, 방형회내근)

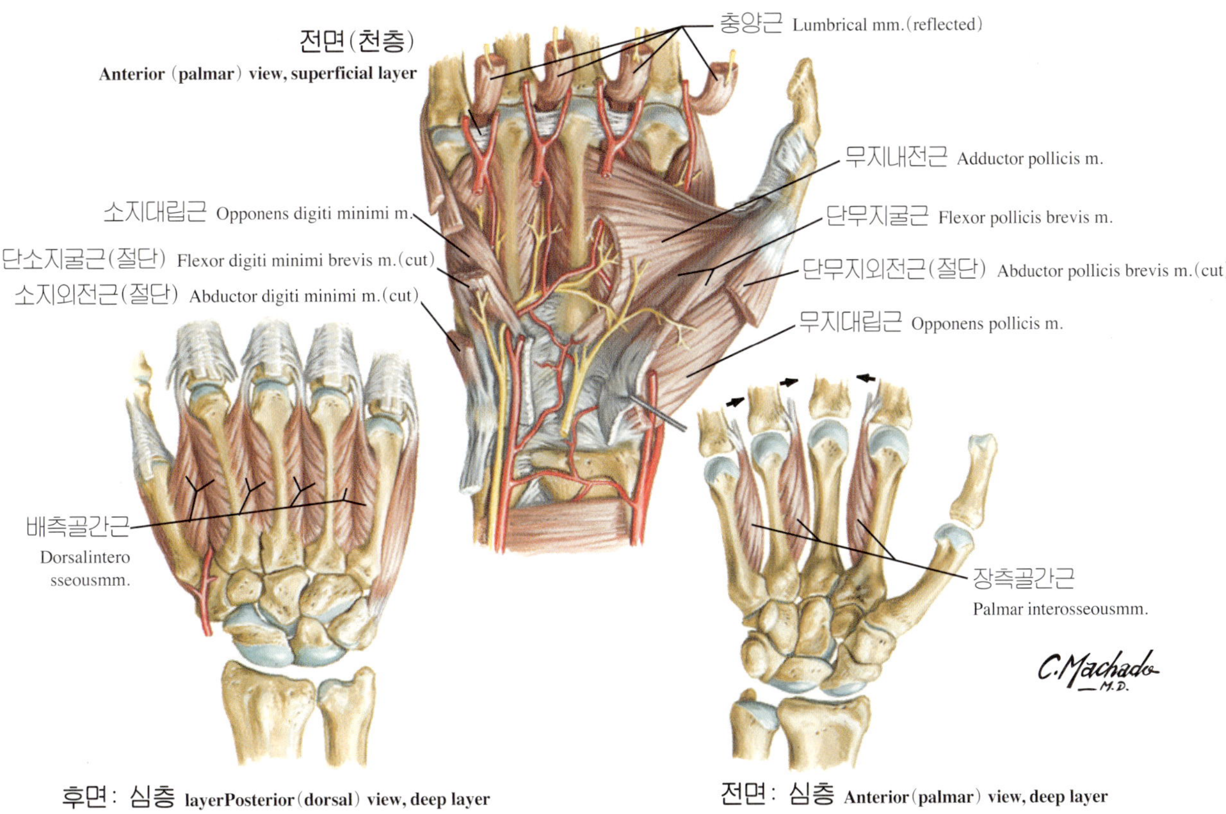

그림 7.5 손 근육(보이지 않는 근육: 단장근)

8장

어깨 Shoulder

개요 OVERVIEW

- 어깨복합체는 팔과 축성 골격을 연결하는 관절들에 의해 형성된다.
- 상완관절은 견갑골과 상완골을 연결하고, 견쇄관절은 견갑골과 쇄골을 연결하고, 흉쇄관절은 흉골과 쇄골을 연결하고, 견흉관절(가짜 관절)은 견갑골과 흉곽을 연결한다.
- 움직임은 다음과 같다:
  - **상완골(Arm)**: 굴곡, 신전, 외전, 내전, 외회전, 내회전 및 회선
  - **견갑골(Scapula)**: 거상, 하강, 전인, 후인, 상방회전 및 하방회전
  - **쇄골(Clavicle)**: 거상, 하강, 전인, 후인 및 회전
- 운동의 예:
  - 거상(**필라테스 Scapular Isolation**)
  - 하강(**필라테스 Scapular Isolation**)
  - 전인(**요가 Cat-Cow Pose**)
  - 후인(**요가 Cat-Cow Pose**)
  - 상방회전(**요가 Half Sun Salutation**)
  - 하방회전(**요가 Half Sun Salutation**)
  - 상완 굴곡(**요가 Plank Pose**)
  - 신전(**요가 Upward Plank Pose**)
  - 외전(**필라테스 Side Arm Series[외전/내전]**)
  - 내전(**필라테스 Side Arm Series[외전/내전]**)
  - 외회전(**필라테스 Side Arm Series[내회전/외회전]**)
  - 내회전(**필라테스 Side Arm Series[내회전/외회전]**)

구조와 기능 STRUCTURE AND FUNCTION

자신의 어깨를 만져보자. 어깨는 피부와 견봉 사이에 위치하는 삼각근의 매끈한 만곡 때문에 매끈한 영역처럼 느껴진다. 그러나 비전문가인 일반 사람들은 어깨를 해부학적으로 여러 상지 구조물에 의해 만들어진 복합체로만 생각한다.

어깨는 상지를 몸통에 연결하는 부위로 뼈, 근육, 관절 및 기타 물렁조직에 의해 구성된다. 쇄골과 견갑골은 견갑대를 형성한다. 쇄골, 견갑골 및 상완골은 그들의 관절과 축성 골격과 함께 어깨복합체를 형성한다. 어깨복합체는 4개의 관절로 구성된다: 상완관절, 흉쇄관절, 견쇄관절 및 견흉관절.

이들 각 관절은 기능적으로 상호의존적이고, 상지의 움직임에 중요한 역할을 한다. 예를 들어, 여러분이 수업 중 질문하기 위해 손을 위로 올렸다고 생각해 보자. 이런 동작은 얼핏 봤을 때 상완관절만 움직인 것처럼 보일 것이다. 그러나 팔을 들어 올리는 동작을 면밀히 살펴보면, 상완관절 뿐만 아니라 흉쇄관절, 견쇄관절 및 견흉관절도 참여한다(그림 8.1). 상지 움직임을 완전히 파악하기 위해서는, 어깨복합체의 구조와 기능을 이해하는 것이 중요하다.

흉쇄관절 Sternoclavicular Joint

흉쇄관절(SC)은 쇄골의 안쪽 끝단과 흉골병이 이루는 관절이지만, 1번 늑골의 연골 일부도 참여한다(그림 8.1 참고). 흉쇄관절은 관절원반에 의해 나누어지는 안장관절이다. 흉쇄관절은 축성 골격과 부속 골격 사이의 유일한 뼈 부착점이고, 강한 관절낭과 인대들이 흉쇄관절을 보강하기 때문에, 매우 튼튼한 관절이다. 흉쇄관절

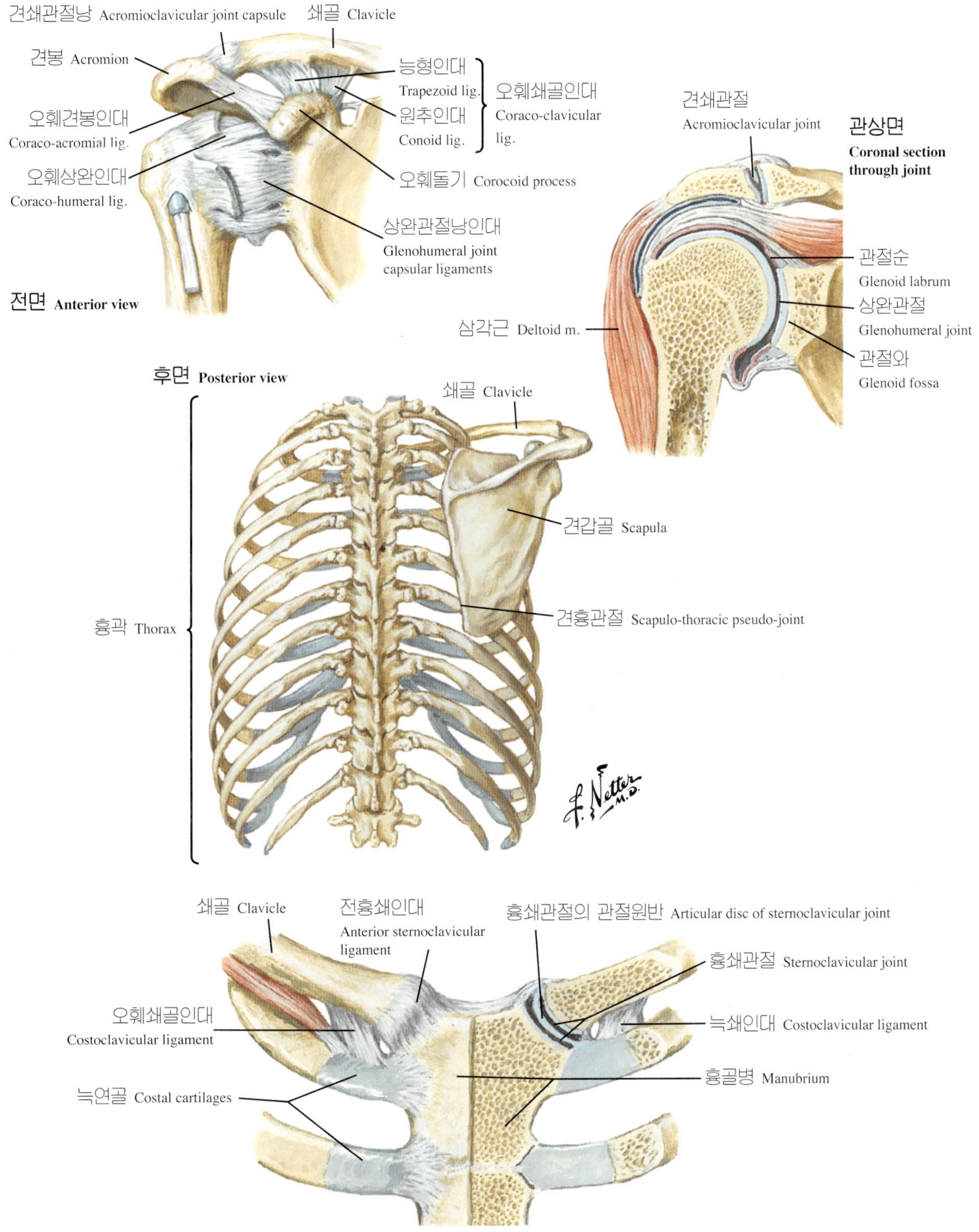

그림 8.1 견갑대의 관절(흉쇄관절, 견쇄관절, 견흉관절 및 상완관절)

은 윤활관절로 가동성에 기여한다. 우리가 흉쇄관절의 미세한 움직임을 감지할 수 없을지도 모르지만, 흉쇄관절은 쇄골의 전후 운동, 수직 운동과 회전 운동을 허용하여 다른 어깨복합체 관절의 움직임에 영향을 준다.

견쇄관절 Acromioclavicular Joint

견쇄관절(AC)은 쇄골 가쪽끝단과 견봉 안쪽끝단 사이의 작은 관절이다(그림 8.1 참고). 흉쇄관절과 마찬가지로, 견쇄관절도 윤활관절이며, 관절원반을 가지고 있다. 그러나 강한 흉쇄관절과는 달리, 견쇄관절은 상대적으로 약한 관절이며, 손상의 위험이 많은 편이다(임상 초점 8.3에서 설명된 어깨 분리). 견쇄관절의 강도는 승모근 뿐만 아니라, 내재 인대와 부속 인대(예, 견쇄인대, 오훼견봉인대)에 의해 제공된다. 흉쇄관절과 마찬가지로, AC 관절도 상지 움직임의 "팀 플레이"로 작용한다. 즉, 쇄골의 미세한 조정이 견쇄관절에서 일어난다.

견흉관절 Scapulothoracic Joint

견흉관절(ST)은 견갑골 전면과 흉곽 후면 사이의 관계를 설명하는데 이용되는 용어이다(그림 8.1 참고). 견흉관절은 관절낭, 관절강 및 인대 등과 같은 정상적인 관절 구조물을 갖지 않기 때문에, 진짜 관절은 아니다. 그러나 견흉관절은 (1) 2뼈 사이의 경계면과 (2) 견갑대 움직임에서의 역할 때문에 가짜 관절로 분류된다. 견흉관절에서의 견갑대 움직임(거상, 하강, 전인, 후인, 상방회전과 하방회전)은 상완관절의 기능을 적절하게 만들고, 견쇄관절과 흉쇄관절의 개별 움직임에 영향을 준다. 그러므로 견흉관절은 견갑대의 관절들을 연결하고, 상지 움직임의 중요한 퍼즐 조각처럼 작용한다.

상완관절(어깨관절)
Glenohumeral (Shoulder) Joint

견갑대의 주인공은 상완관절이다(보통 "어깨관절"로 불림). 상완관절(GH)은 윤활관절인 구상관절이며, 큰 공처럼 생긴 상완골두와 얕은 견갑골 관절와 사이의 관절이다(상자 8.1). 상완관절의 독특한 관절면 때문에, 다축의 움직임이 일어난다: 굴곡/신전, 외전/내전, 외회전/내회전 및 회선 등. 상완골두와 관절와는 매끈한 유리연골로 덮여 있다. 그리고 유리연골 때문에 관절의 가동성이 더 좋아진다. 상완관절은 상대적으로 느슨한 관절낭에 의해 둘러싸여 있다: 관절낭은 관절와의 테두리와 상완골의 해부 경에 부착되어 있다. 다른 윤활관절처럼, 관절낭의 내층인 윤활막은 윤활액을 생성한다. 윤활액은 관절에 영양분을 공급할 뿐만 아니라, 마찰력을 감소시켜 관절 가동성을 향상시킨다.

상완관절의 광범위한 가동성 때문에, 관절의 안정성이 떨어진다. 관절의 온전함을 유지하기 위해, 상완관절은 동적 안정 장치와 정적 안정 장치에 의존한다. 동적 안정 장치는 4개의 회선근개 근육(극상근, 극하근, 소원근 및 견갑하근)이다(그림 8.2). 회선근개는 팔을 움직이는 능력 말고, 상완골두에 공통된 근부착점을 형성하여 상완골을 아래쪽과 안쪽으로 당겨 관절와에 밀착시킨다. 상완관절의 정적 안정 장치(팔을 독립적으로 움직이지 못하게 하는 능력)는 관절순, 인대, 관절낭 및 견갑대의 뼈들로 구성된다.

상자 8.1 골프 공과 바다표범의 코

비록 본 상자의 제목이 아동책의 이름처럼 들리지만, 이것은 어깨관절의 구조를 설명하는데 매우 적합하다. 상완골두의 관절면은 관절와의 관절면보다 3배 정도 크다. 결과적으로, 골프 공-티의 모양이 상완골두(골프 공)와 관절와(티)의 크기를 비교하는 데 도움을 줄 것이다. 그러나 이런 유사한 모양은 정적 상태에서만 가능하다. 골프 공과 바다표범의 코는 상관관절의 동역학을 의미한다: 마치 회선근개의 근육이 관절와 안에 상완골두를 유지하기 위해 미세조정을 하듯이, 바다표범은 공의 균형을 잡기 위해 자신의 코를 움직인다.

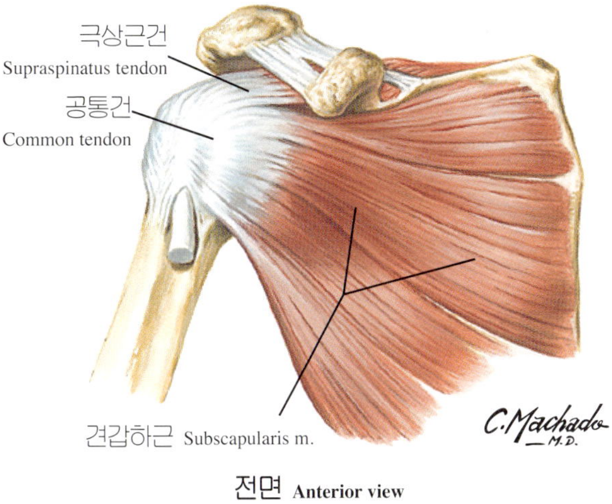

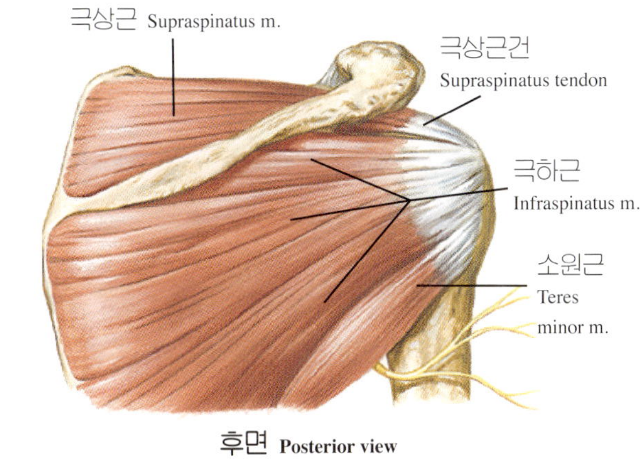

그림 8.2 회선근개: 상완관절의 동적 안정근

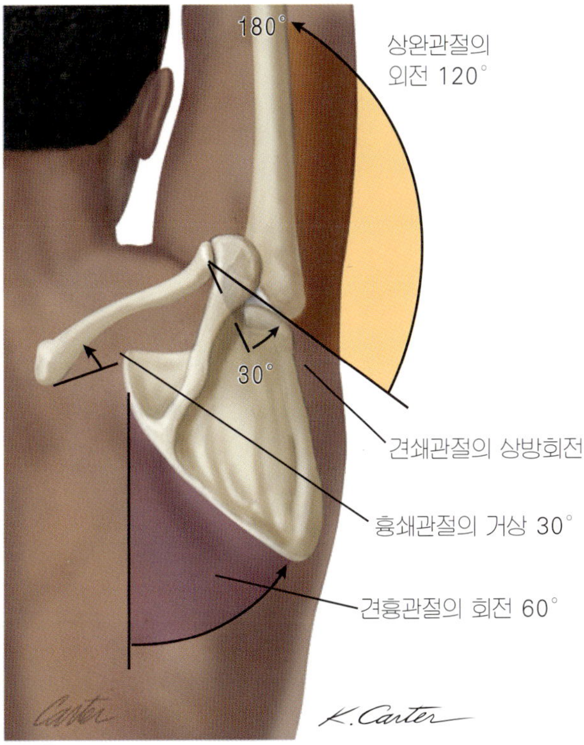

그림 8.3 견갑상완리듬

움직임 MOVEMENT

몇몇 관절과 복잡한 운동형상학 때문에, 견갑대의 세부사항을 잃어버리기 쉽다. 그 대신, 마음 속에 이 그림을 유지하면서 이들 관절이 어떻게 작용하여 팔과 견갑대를 조화롭게 움직이는지를 생각한다. 상지를 굴곡이나 외전시킬 때, 상관관절과 견갑골이 2:1로 움직이는데, 이것을 견갑상완리듬이라 한다. 팔이 2° 외전할 때 견갑골이 1° 상방회전한다. 게다가 견흉관절의 움직임이 흉쇄관절과 견쇄관절의 협응으로 초래되기 때문에, 견갑골이 2° 상방회전할 때 흉쇄관절과 견쇄관절이 각각 1°씩 거상과 상방회전한다. 그래서 몸통에서 귀까지 완전한 팔의 180° 움직임은 전체적으로 120°의 상완관절 외전과 60°의 견갑골 상방회전으로 이루어진다(견갑골 상방회전은 30°의 흉쇄관절 거상과 30°의 견쇄관절 상방회전으로 이루어진다)(그림 8.3).

견흉관절의 움직임 MOVEMENT OF THE SCAPULOTHORACIC JOINT

견흉관절은 근육에 의해 주로 매달려 있고, 진짜 관절로부터 방해를 받지 않기 때문에, 견갑골이 늑곽 후면에서 쉽게 활주한다. 늑곽의 만곡 때문에, 견흉관절의 움직임은 마치 공 위에서 활주하는 것과 같다. 견흉관절은 병진운동과 회전운동을 가진다: 견흉관절의 병진운동에는 전인(외전), 후인(내전), 거상 및 하강이 있고, 회전운동에는 회전(상방회전/하방회전), 날개짓 움직임(임상 초점 8.1)과 경사움직임(전방 경사와 후방경사)이 있다(그림 8.4).

비록 이들 움직임이 견흉관절에서 일어나지만, 견흉관절 단독만으로 일어나지 않는다. 견흉관절의 병진운동

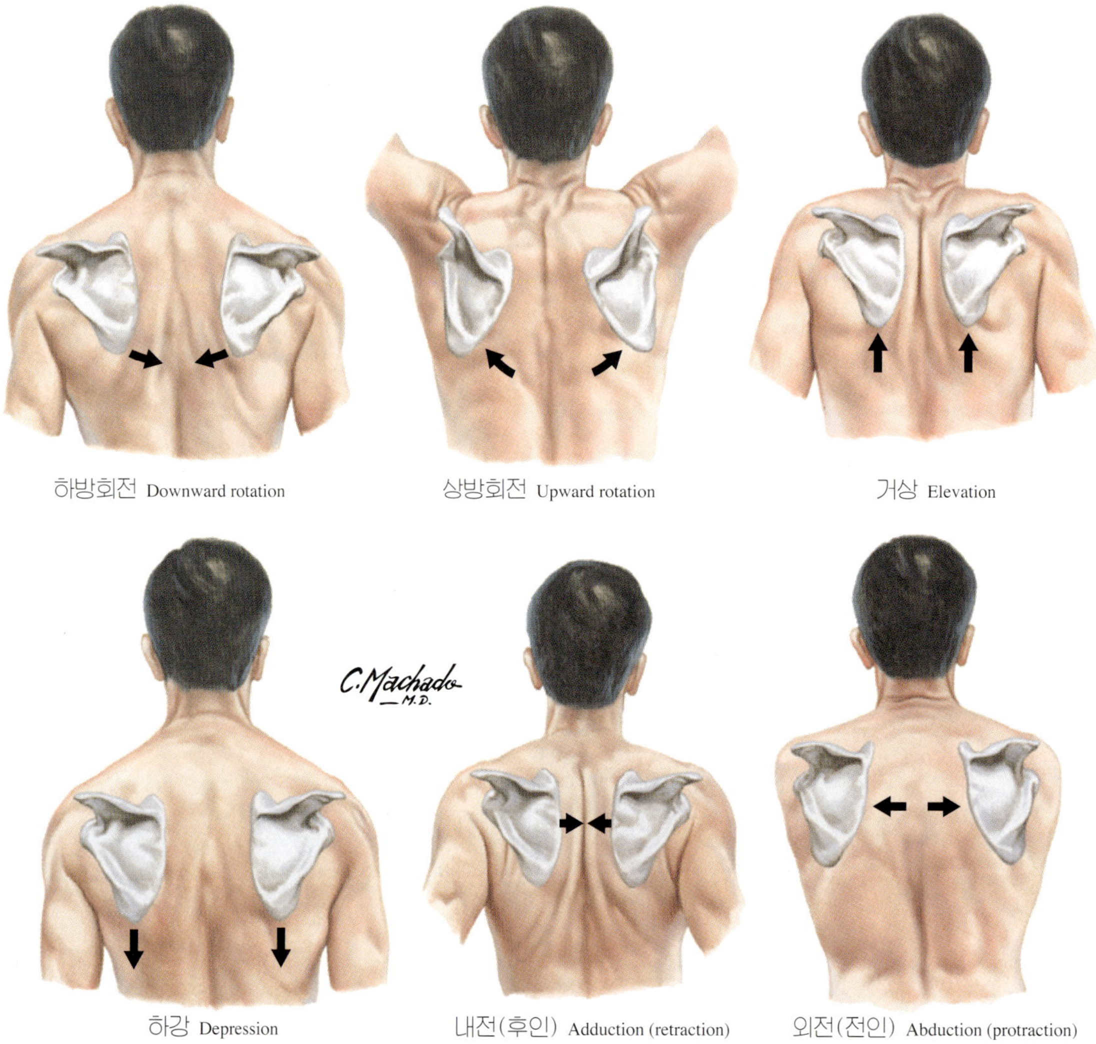

그림 8.4 견흉관절의 움직임

과 회전운동은 흉쇄관절과 견쇄관절의 동시 작용에 의존한다. 예를 들어, 팔을 외전하고 견갑골이 상방회전할 때, 쇄골이 어떻게 움직이는지를 느껴보자(SC 관절과 AC 관절에 의해). 견흉관절을 움직이기 위해 SC 관절과 AC 관절이 함께 팀으로 작용하고, 이들 3 관절(SC 관절, AC 관절 및 ST 관절)의 협응이 상완관절의 적절한 기능을 보장한다. 그러므로 견갑골은 상지라는 큰 퍼즐을 구성하는 하나의 중요한 퍼즐이고, 어깨, 팔꿈치, 손목 및 손이 공간에서 어떻게 움직이는지에 대한 기초를 제공한다.

거상 ELEVATION

어깨를 으쓱 올리는 것은 어깨 거상의 전통적인 한 예이다. 견갑골을 거상할 때, 견갑골은 SC 관절과 AC 관절의 도움으로 흉곽을 따라 상방 활주한다. 거상 시 쇄골은 SC 관절에서 거상하고, 견갑골은 AC 관절에서 미세하게 하방회전을 한다. 이런 움직임이 견갑골을 거의 수직 자세로 유지시킨다(연습 8.1). **필라테스 Scapular Isolation**으로 **움직임 해부학 운동**을 시도해 보고, 견갑골 거상근이 어떻게 활성화하여 견갑골을 귀 쪽으로 움직이는지를 확인해 본다.

연습 8.1 구부정한 자세

본 책을 읽는 동안, 여러분의 어깨가 거상되고 내회전되는 구부정한 자세를 취하는지 확인해 보자. 만약 구부정한 자세를 취하고 여러분의 등이 전방으로 굴곡되었다면, 여러분의 자세는 물음표와 비슷한 자세를 취하게 될 것이다. 똑바른 앉기 자세를 취하기 위해 여러분의 등을 곧게 펴서 자연스런 정렬을 회복하고, 견갑골을 하강시켜 어깨와 귀 사이의 공간을 확보한다. 그리고 양쪽 어깨를 외회전시켜 중립위로 만든다.

가동범위 Approximate Range of Motion

45°

근육과 신경지배 Muscles and Innervation

그림 8.5 참고

근육	신경
승모근(상부)	부신경(뇌신경 XI)과 C2-C4
견갑거근	견배신경(C3-C5)
대능형근과 소능형근	견배신경(C4, C5)

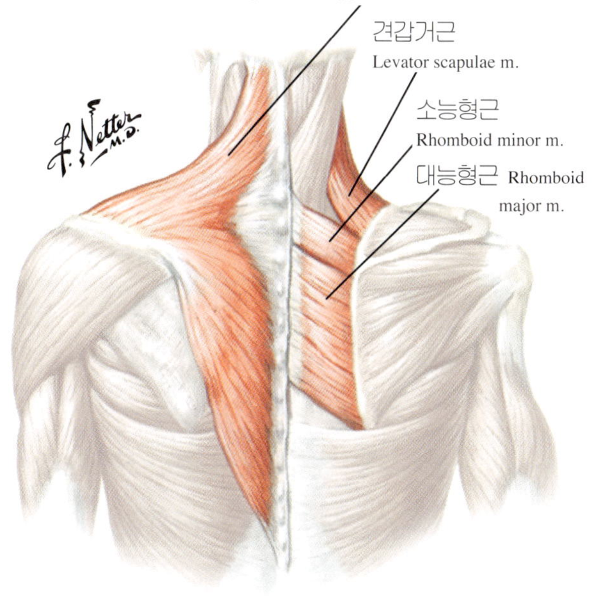

그림 8.5 견갑골을 거상하는 근육

움직임 해부학 운동 Moving AnatoME Exercise

어깨 거상: 필라테스 Scapular Isolation

그림 8.6 참고

- 시작 자세: 양쪽 발을 고관절 너비만큼 벌리고 바닥에 누운 자세를 취한 후, 양쪽 발바닥을 지면에 붙이고 양쪽 무릎을 세운다. 양쪽 팔을 몸통 옆에 놓고, 손바닥을 지면 쪽으로 향하게 한다. 배꼽을 척추 쪽으로 당겨 복부 근육을 수축한다.
- 들이쉬기를 하고, 매트를 따라 견갑골을 활주하면서 거상한다.
- 내쉬기를 하고, 매트를 따라 견갑골을 활주하면서 하강한다.
- 6-8회 반복한다.
- 끝 자세: 견갑골을 중립위로 만든다.

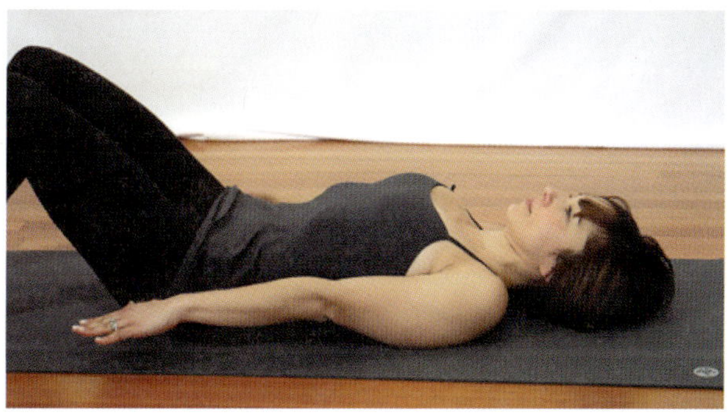

그림 8.6 견갑골 거상: **필라테스** Scapula Isolation

하강 DEPRESSION

어깨가 거상되어 있다면, 어깨를 하강시킬 필요가 있다. 견갑골 하강은 견흉관절의 하강을 담당하며, 흉곽을 따라 견갑골을 아래쪽으로 움직인다. 하강은 거상의 반대 작용이다. SC 관절은 쇄골을 하강하여 견갑골을 아래쪽으로 움직인다; AC 관절은 견흉관절의 하강을 조정하기 위해 견갑골을 상방회전시키고, 이것은 견갑골이 하강할 때 견갑골을 수직 자세로 유지시킨다(연습 8.2). 견갑골 하제근을 활성화시키고 견갑대의 하강(어깨가 귀에서 멀리 떨어진)을 유지하기 위해, 필라테스 Scapular Isolation으로 **움직임 해부학** 운동을 시도해 보자.

연습 8.2 어깨 하강 운동(antishrug)

어깨가 올라간 것을 깨닫지 못하면, 걷거나, 커피 컵을 잡고 있거나, 무거운 가방을 운반하거나, 기타 활동을 수행할 때, 여러분의 어깨가 거상될 수 있다. 이런 정기적인 어깨 거상은 시간이 경과함에 따라 목의 긴장을 증가시키고, 가동범위를 감소시키고, 근 불균형을 초래할 수 있다. 습관적인 어깨 거상과 그의 효과를 줄이기 위해, 어깨 하강 운동을 연습한다: 항상 어깨 자세에 신경을 쓰고, 어깨가 귀쪽으로 올라갈 때마다, 견갑골이 중립위로 되돌아갈 수 있도록 어깨 하제근을 활성화시킨다.

가동범위 Approximate Range of Motion

10°

근육과 신경지배 Muscles and Innervation

그림 8.7 참고

근육	신경
승모근(하부)	부신경(뇌신경 XI)과 C2-C4
광배근	흉배신경(C6-C8)
소흉근	내측흉신경(C8, T1)
쇄골하근	쇄골로 가는 신경(C5, C6)

움직임 해부학 운동 Moving AnatoME Exercise

어깨 하강: 필라테스 Scapular Isolation

그림 8.8 참고; **거상**의 운동 단계 참고

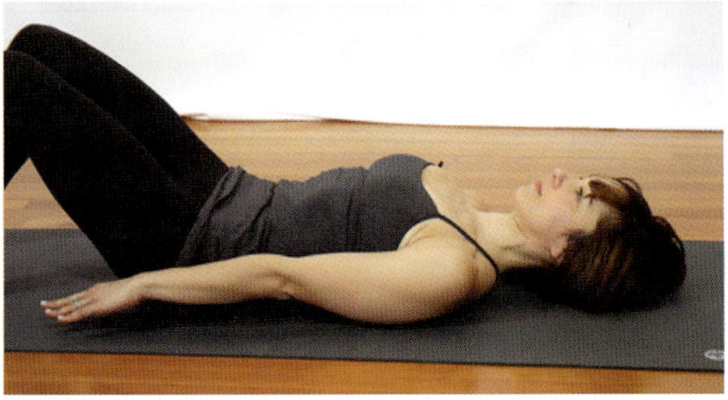

그림 8.8 견갑골 하강: **필라테스** Scapula Isolation

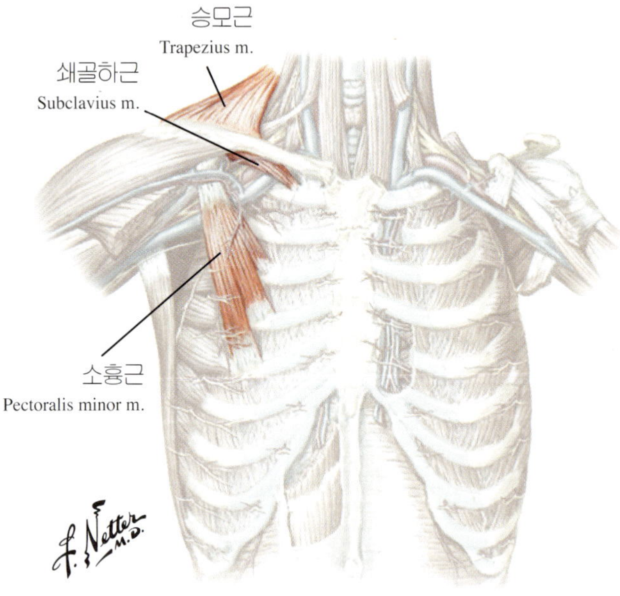

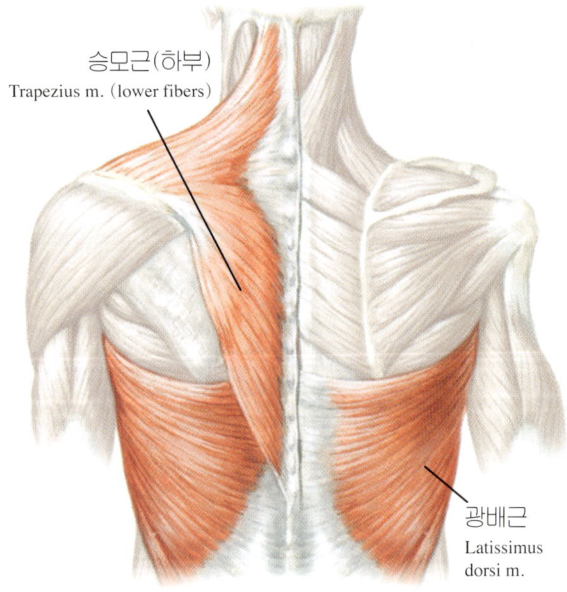

그림 8.7 견갑골을 하강하는 근육

전인 PROTRACTION

책상 위에 놓인 책을 집어 든다고 생각해 보자. 만약 우리의 견갑골이 전인되었다면, 전방 뻗기의 움직임을 허용한다. 전인은 견갑골을 후방 정중선으로부터 멀어지게 하는 움직임이며, 종종 "외전"으로도 불린다. 전인은 SC 관절과 AC 관절의 수평면 회전을 가능하게 한다; SC 관절이 전인의 주요 움직임을 담당하고, AC 관절이 그 길을 따라 미세한 조정을 담당한다. 전인은 견갑골을 움직일 뿐만 아니라 견갑골을 고정하는 데 도움을 줄 수도 있다. 견갑골의 고정은 주로 전거근에 의해 제공된다. 전거근은 견갑골 전인근으로서 견갑골의 내측연에 부착한다. 전거근의 활성화는 견갑골을 전인할 뿐만 아니라, 흉곽 후방에 견갑골을 고정시킨다: 이것은 건강한 상지 생체역학의 중요한 특징이다(임상 초점 8.1 익상 견갑골 참고). **요가 Cat-Cow Pose**로 **움직임 해부학 운동**을 시도해 보자. 고양이 자세에서, 양손으로 바닥을 아래쪽으로 밀어 견갑골 전인근을 활성화시켰을 때 일어나는 등을 느껴보자.

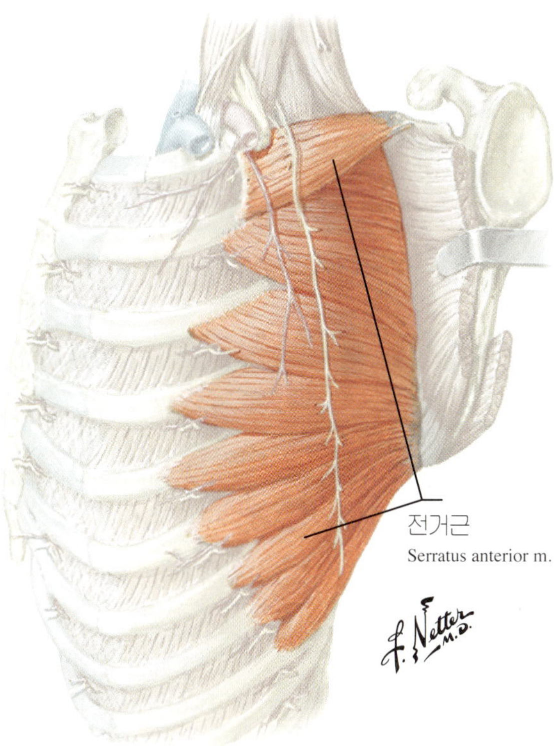

그림 8.9 견갑골을 전인하는 근육

가동범위 Approximate Range of Motion

30°

근육과 신경지배 Muscles and Innervation

그림 8.9 참고

근육	신경
전거근	장흉신경(C5-C8)

움직임 해부학 운동 Moving AnatoME Exercise

견갑골 전인: 요가 Cat-Cow Pose (Marjaryasana-Bitilasana)

그림 8.10, 임상 초점 8.1 참고

- 시작 자세: 양손과 양쪽 무릎으로 네발기기 자세를 취한다. 이때 손목은 어깨관절 바로 밑에 위치시키고, 무릎은 고관절 바로 밑에 위치시킨다. 그리고 발등을 바닥에 붙인다. 몸통은 바닥과 수평을 이루고, 목은 중립위를 취한다. 눈은 약간 앞쪽과 아래쪽을 응시한다.
- 고양이 자세를 취한다: 내쉬면서, 허리와 등을 굴곡시킨다. 이때 머리와 좌골은 바닥쪽으로

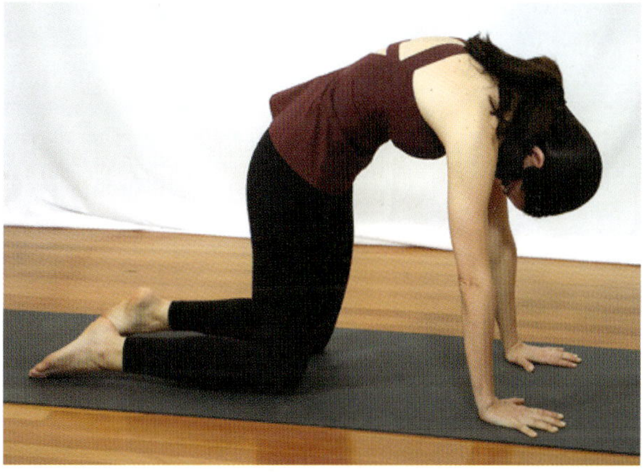

그림 8.10 견갑골 전인: **요가** Cat-Cow Pose (Marjaryasana-Bitilasana)

움직이고, 이와 동시에 흉추를 천장 쪽으로 들어올리기 위해 양손과 양 발로 지면바닥을 압박한다. 손을 압박할 때, 등이 넓어지고 견갑골이 전인되는지를 느껴본다. 이때 여러분의 머리와 목이 긴장되어서는 안 된다.

- 소 자세를 취한다: 들이쉬면서, 좌골과 머리를 들어올리기 위해 척추를 신전한다. 여러분의 가슴을 열고 척추가 뒤쪽으로 휘어지도록 양손과 양쪽 무릎이 서로 가까워지게 등척성 수축을 수행한다. 견갑골을 후인할 때 여러분의 가슴이 넓어지는지를 느껴본다. 여러분의 목이 과신전되지 않도록 주의한다.
- 내쉬면서 고양이 자세로 되돌아오고, 다시 들이쉬면서 소 자세를 취한다. 고양이 자세와 소 자세를 취할 때 율동적으로 수행한다.
- 위의 동작을 5회 정도 반복한다.
- 끝 자세: 중립위의 네발기기 자세로 되돌아온다.

임상 초점 8.1 **익상 견갑골** Winged Scapula

익상 견갑골은 새의 날개처럼 견갑골의 내측연이 등으로부터 떨어지는 것이다. 전거근과 같은 근육에 의해 견갑골이 뒤쪽 흉벽에 부착되기 때문에, 정상적인 견갑골은 익상 형태를 띠지 않는다. 만약 장흉신경의 손상(유방절제술)이나 탈컨디셔닝으로 인해 전거근의 기능장애가 일어나면, 견갑골의 하각이 경사되고 내측연이 위로 올라오게 된다(익상 견갑골). 전거근을 강화시키기 위해 **필라테스 Push Up**과 같은 plank pose로 건강한 어깨를 만들어 보자. plank pose를 취할 때, 늑곽이 바닥쪽으로 떨어지는 것에 주의해야 한다. 늑곽이 바닥쪽으로 떨어지면 전거근의 참여가 일어나지 않아 익상 견갑골이 발생한다. 양손으로 바닥을 가볍게 압박함으로서 견갑골을 늑곽에 고정시켜 미세한 견갑골 전인을 유도한다; 이런 작용은 전거근을 참여시켜, 근력 강화를 유도할 수 있다.

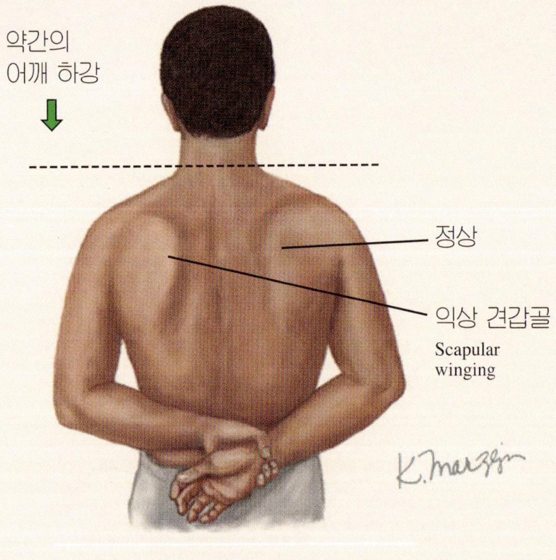

후인 RETRACTION

책상 위에 놓인 책을 잡은 후, 책을 읽기 위해 몸 앞으로 가져올 때 견갑골이 후인된다. 후인은 견갑골을 뒤쪽 정중선 쪽으로 가져오는 동작이며, "내전"으로도 불린다. 전인과 마찬가지로, 후인도 SC 관절과 AC 관절의 수평면 움직임을 필요로 한다. **요가 Cat-Cow Pose**로 **움직임 해부학 운동**을 시도해 보자. 고양이 자세에서, 견갑골이 뒤쪽 정중선 쪽으로 어떻게 움직이는지를 느껴보자. 견갑골 후인근을 강화할 때, 우리는 흉곽 앞쪽 근육을 먼저 신장하는 것이 좋다.

가동범위 Approximate Range of Motion

30°

근육과 신경지배 Muscles and Innervation

그림 8.11 참고

근육	신경
승모근(중간)	부신경(뇌신경 XI)과 C2-C4
대능형근과 소능형근	견배신경(C4-C6)

움직임 해부학 운동 Moving AnatoME Exercise

견갑골 후인: 요가 Cat-Cow Pose (Marjaryasana-Bitilasana)

그림 8.12 참고; **전인**의 운동 단계 참고

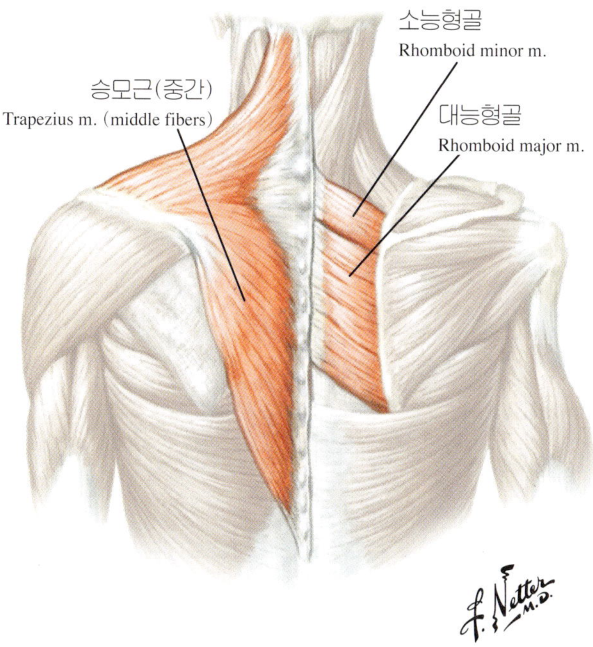

그림 8.11 견갑골을 후인하는 근육

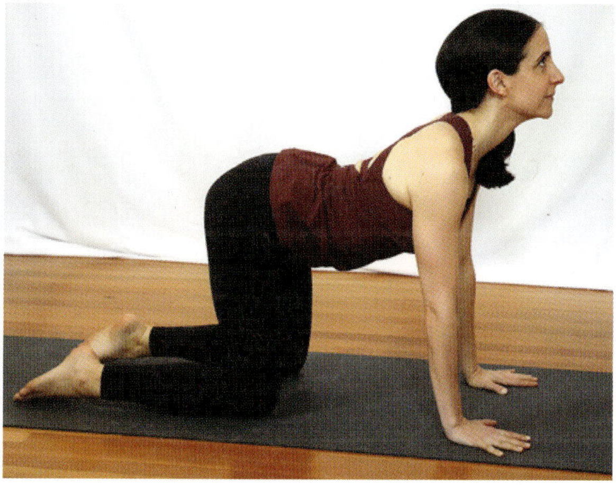

그림 8.12 견갑골 후인: **요가** Cat-Cow Pose (Marjaryasana-Bitilasana)

상방회전 UPWARD ROTATION

머리 위로 팔을 거상할 때, 견갑골은 상방회전을 한다. 그 이유는 무엇인가? 팔을 굴곡이나 외전하여 귀쪽으로 가져갈 때, 상완골두도 위로 올라간다. 그러나 상완골두가 계속 올라가면 오훼견봉궁에 부딪히기 때문에, 어깨관절이 상방회전하여 부딪힘을 피할 필요가 있다. 신체 뒤쪽에서 관찰했을 때, 상방회전 시 견갑골 하각은 흉곽 위에서 반시계방향으로 움직이고, 상완골이 움직일 공간을 제공한다. 상완골이 외전할 때 공간이 더 크면, 팔이 귀까지 올라갈 수 있을 것이다. 모든 견갑골 움직임과 마찬가지로, SC 관절과 AC 관절의 역할이 중요하다; 60°의 견갑골 상방회전 시, SC 관절이 30°의 쇄골 거상을 담당하고, AC 관절이 상방회전의 나머지 30°를 담당한다. **요가 Half Sun Salutation**으로 **움직임 해부학 운동**을 시도해 보자. 그리고 팔을 머리 위로 뻗을 때 흉곽에 대한 견갑골의 움직임을 느껴보자.

가동범위 Approximate Range of Motion

60°

근육과 신경지배 Muscles and Innervation

그림 8.13 참고

근육	신경
전거근	장흉신경(C5-C8)
승모근(상부, 하부)	부신경(뇌신경 XI)과 C2-C4

움직임 해부학 운동 Moving AnatoME Exercise

어깨 상방회전: 요가 Half Sun Salutation

그림 8.14 참고

- 시작 자세: 양 발을 고관절 너비만큼 벌리고 선 자세를 취한다. 체중은 양 발 사이의 중간 지점에 위치해야 하고, 양 팔은 자연스럽게 몸통 옆에 위치한다.
- 들이쉬며, 여러분의 견갑골이 등에 잘 안정화되는지를 느껴본다. 양쪽 어깨관절을 외회전시켜 손바닥이 정면을 향하도록 한다. 그런 다음, 양 팔을 머리 위로 올리고, 눈은 팔을 응시한다. 만약 여러분의 유연성이 허용한다면, 양손바닥을 붙여 기도하는 자세를 취한다. 그렇지 않다면, 양 팔이 서로 마주 보도록 양 팔을 평행하게 유지한다. 어떤 자세이든 간에, 양쪽 어깨가 귀에서 멀어지도록 하강시킨다.
- 코어를 참여시키고, 내쉬며 양 팔을 내전하는 시에

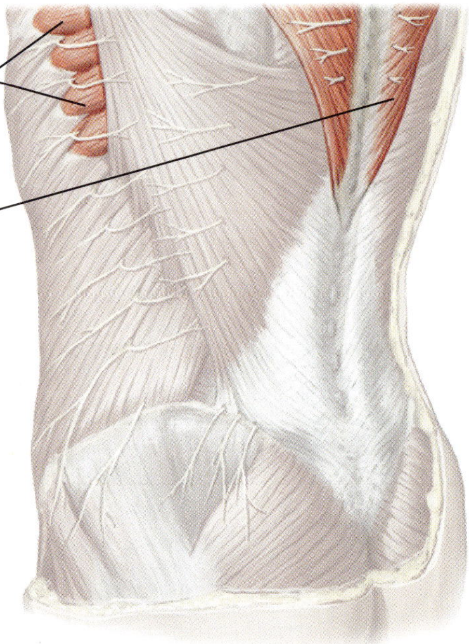

그림 8.13 견갑골을 상방회전하는 근육

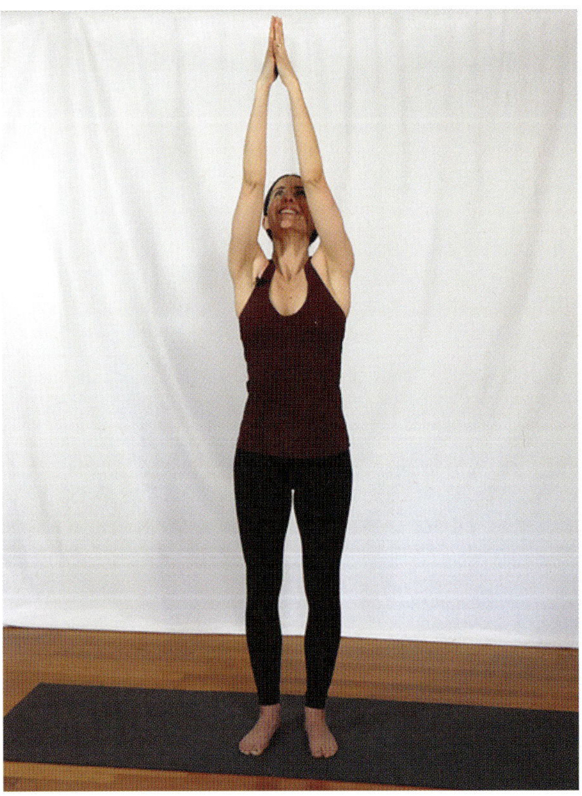

그림 8.14 어깨 상방회전: **요가 Half Sun Salutation**

고관절을 굴곡하여 몸통을 바닥쪽으로 하강시킨다. 양손을 지면바닥, 발목 또는 정강이로 가져가고, 머리를 이완한다.

- 깊은 들이쉬기와 내쉬기를 하고, 이 포즈에서 이완한다.
- 다시 들이쉬며, 선 자세로 되돌아온다. 이때 양쪽 팔을 외전하면서 몸통을 들어올린다. 이전처럼, 양손을 기도하는 자세를 취하거나 양 팔을 평행한 자세로 만든다.
- 내쉬며 여러분의 팔을 몸통 쪽으로 내전한다. 그리고 머리를 중립위로 만든다.
- 2회 이상 동작을 반복한다.
- 끝 자세: 중립의 서기 자세로 돌아온다.

하방회전 DOWNWARD ROTATION

만약 우리의 팔이 머리 위로 거상되었다면, 견갑골의 하방회전이 팔을 하강하는 데 도움을 줄 것이다. 하방회전은 상방회전의 반대 움직임이다; 즉, SC 관절에서 쇄골이 하강하고, AC 관절에서 견갑골이 하방회전을 할 것이다). 견갑골이 해부학적 자세로 되돌아올 때, 동작이 끝난다. **요가 Half Sun Salutation**으로 **움직임 해부학 운동**을 시도해 보자. 머리 위의 팔이 몸통 쪽으로 내려올 때 견갑골이 하방회전하는 움직임을 느껴본다.

가동범위 Approximate Range of Motion

상방회전 자세(약 60°의 가동범위)에서 견갑골이 하방회전하여 해부학적 자세로 되돌아온다.

근육과 신경지배 Muscles and Innervation

그림 8.15 참고

근육	신경
대능형근과 소능형근	견배신경(C4,C5)
소흉근	내측흉신경(C8-T1)
광배근	흉배신경(C6-C8)

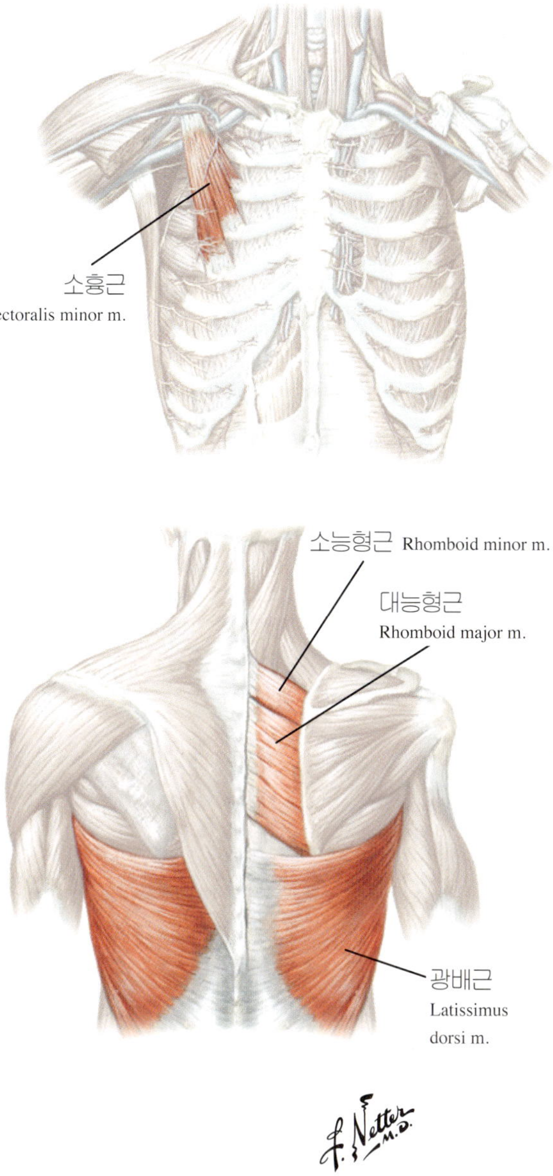

그림 8.15 견갑골을 하방회전하는 근육

움직임 해부학 운동 Moving AnatoME Exercise

어깨 하방회전: 요가 Half Sun Salutation

그림 8.16 참고; **상방회전**의 운동 단계 참고

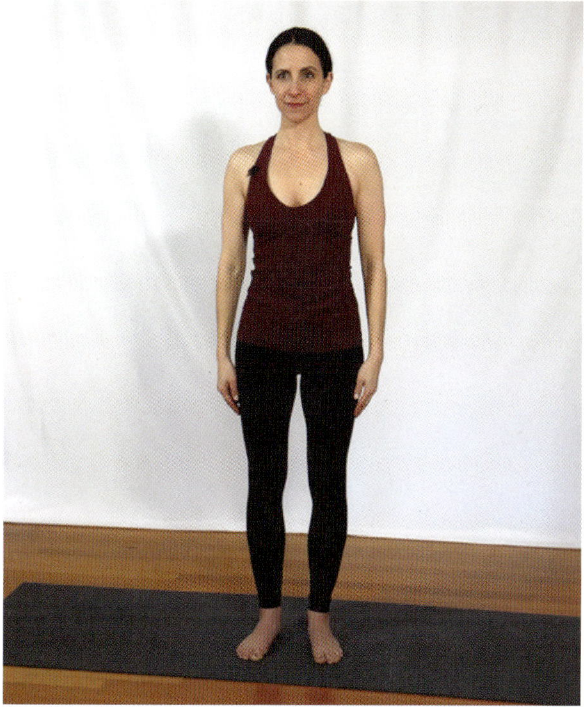

그림 8.16 어깨 하방회전: **요가** Half Sun Salutation

상완관절의 움직임
MOVEMENT OF THE GLENOHUMERAL (SHOULDER) JOINT

ST 관절이 견갑골의 움직임을 촉진할 때, 상완관절(GH)은 팔의 움직임을 일으킨다: 이것이 넓은 가동범위를 허용한다. 상완관절의 golf ball-tee 디자인 때문에, 상완골두가 관절와 안에서 구르기와 활주를 할 수 있고, 이로 인해 굴곡, 신전, 외전, 내전 및 회전이 가능해진다(그림 8.17). 회선(휘돌림)도 가능하다; 회선은 굴곡, 신전, 외전 및 내전에 의해 이루어지고, 팔을 풍차처럼 돌릴 때 회선을 경험할 수 있다.

견갑골 움직임과 마찬가지로, GH 관절에 의한 팔의 움직임도 단독적으로 일어나지 않는다. 오히려, 팔의 움직임은 다른 움직임과 쌍으로 일어나고, 또 다른 어깨 복합체 관절의 움직임과 밀접하게 연결되어 일어난다. 예를 들어, 오른 팔을 굴곡한다면, 작지만 자연스럽게 상완골의 내회전이 일어난다. 그러므로 GH 관절의 움직임을 배울 때, 중요한 것은 더 큰 그림에 눈을 유지하는

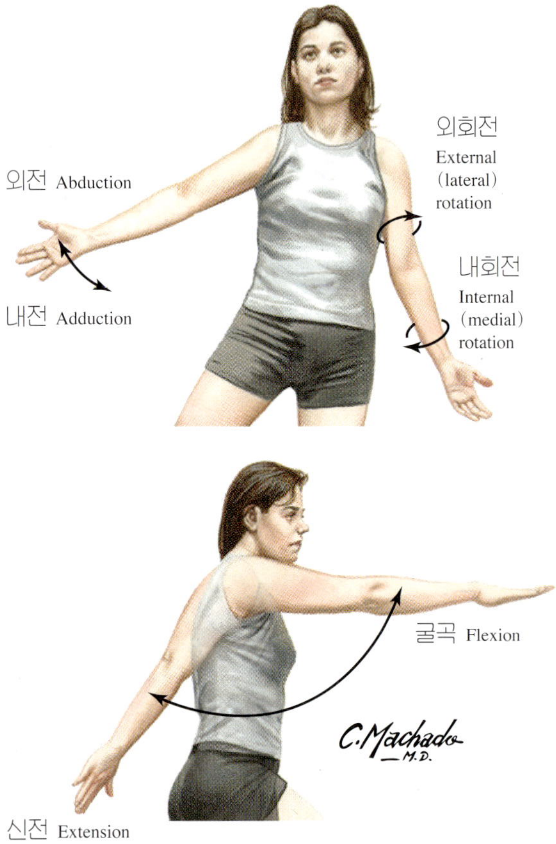

그림 8.17 상완관절 움직임

것이다. 그 이유는 한 움직임이 끝나는 지점과 다른 움직임이 시작하는 지점을 분리할 수 없기 때문이다.

굴곡 FLEXION

높은 선반 위의 물건을 잡을 때 여러분은 팔을 굴곡한다. 팔을 굴곡할 때, 시상면을 따라 앞쪽으로 팔을 움직이기 위해, 상완골두는 뒤쪽으로 스핀한다. GH 관절은 약 120°의 굴곡을 담당한다; 나머지 60° 굴곡을 달성하는데 견갑골의 상방회전이 요구된다. **요가 Plank Pose**로 **움직임 해부학 운동**을 시도해 보자. 어깨관절이 90° 굴곡되도록 여러분의 손을 어깨 바로 밑에 배치하여 안정된 기초를 형성한다. 어깨에 가해지는 체중을 감소시키기 위해, 양쪽 무릎과 아래팔을 지면에 닿게 하는 자세로 바꿀 수 있다.

가동범위 Approximate Range of Motion

120°: GH 관절만 참여할 때. 180°: GH 굴곡과 견갑골 상방회전이 함께할 때.

근육과 신경지배 Muscles and Innervation

그림 8.18 참고

근육	신경
삼각근(전부)	액와신경
대흉근(쇄골두)	외측흉신경과 내측흉신경(C5-T1)
오훼상완근	근피신경(C5-C7)
상완이두근	근피신경(C5, C6)

움직임 해부학 운동 Moving AnatoME Exercise

어깨 굴곡: 요가 Plank Pose(Phalakasana)

그림 8.19 참고

- 시작 자세: 양손과 양쪽 무릎으로 네발기기 자세를 취한다. 손목을 어깨 밑에 배치하고, 무릎을 고관절 밑에 배치한다. 몸통은 바닥과 수평을 이루고, 목은 중립위를 취한다. 눈은 여러분보다 약간 앞쪽과 아래쪽을 응시한다. 한쪽 다리를 뒤쪽으로 뻗고, 발목을 배측굴곡한 채 발가락으로 바닥을 압박한다. 반대쪽 다리도 같은 자세로 만들어, plank pose를 취한다.
- 호흡을 5회 하는 동안 plank pose를 취한다. 요추가 과신전되지 않도록 코어의 참여를 유지한다.
- 끝 자세: 내쉬면서, 상체를 바닥쪽으로 하강하기 위해 팔꿈치를 천천히 굴곡시킨다.

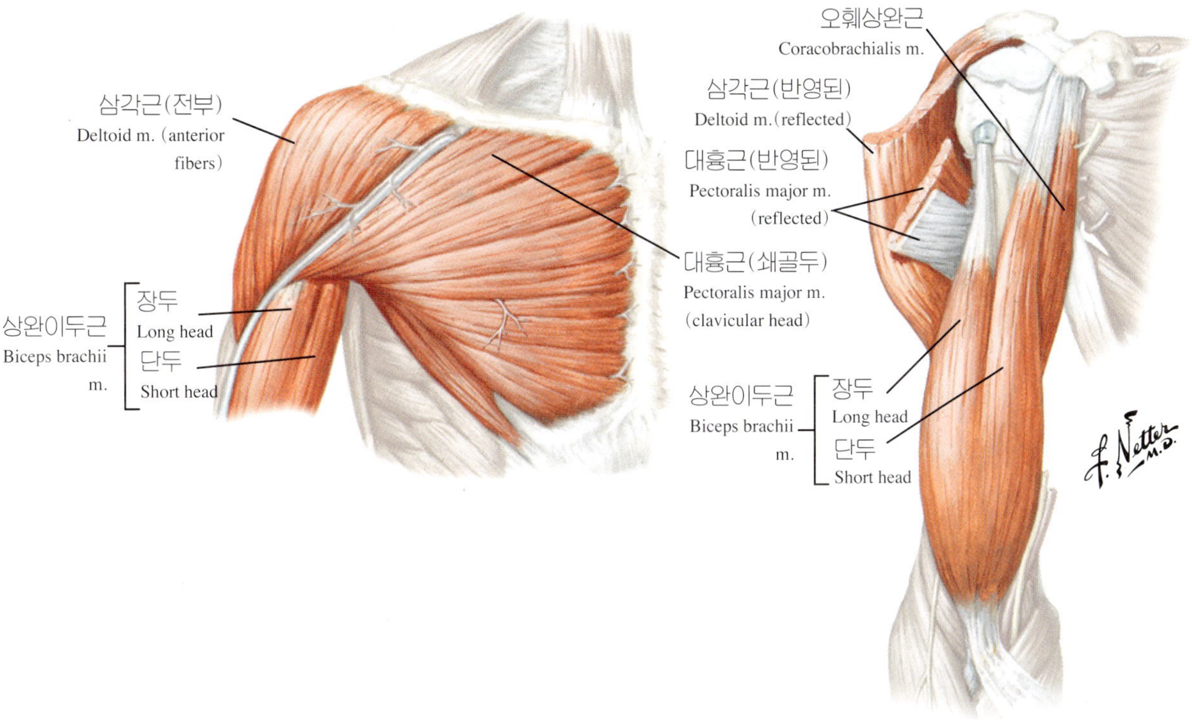

그림 8.18 어깨를 굴곡하는 근육

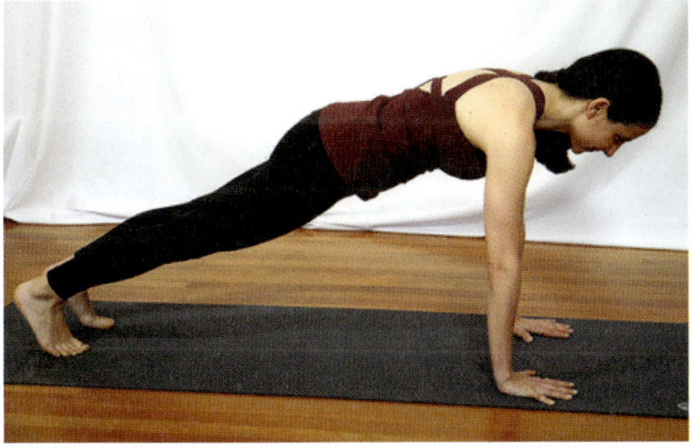

그림 8.19 어깨 굴곡: **요가 Plank Pose(Phalakasana)**

신전 EXTENSION

하루 종일 힘든 일로 인해 몸이 구부정해졌을 때, 가슴과 어깨를 신장하기 위해 몸 뒤로 팔을 뻗어 양손을 깍지 껴 본 적이 있는가? 이런 팔의 자세는 상완관절의 신전이다. 어깨를 굴곡 또는 신전할 때 상완골두가 시상면을 따라 뒤쪽으로 움직일 수 있도록 앞쪽으로 스핀한다. 그러나 신전 시에는 상완골두가 전방 관절낭인대의 저항을 받게 된다. 이런 전방 관절낭인대는 팔이 뒤쪽으로 45–55°이상 뻗지 못하도록 막는다; 그러므로 신전이 굴곡보다 더 큰 가동범위 제한을 갖는다. 전방 관절낭인대가 최대 신장에 도달할 때, 견갑골이 약간 앞쪽으로 경사지고, 이런 전방경사가 약간의 상완관절 신전을 일으킨다. **요가 Upward Plank Pose**로 **움직임 해부학 운동**을 시도해 보자. 팔이 고정된 자세에서 어떻게 어깨 신전근을 등척성 수축할 수 있는지를 확인해 본다.
목 근육도 수축해야 하지만, 긴장이 발생해서는 안된다.

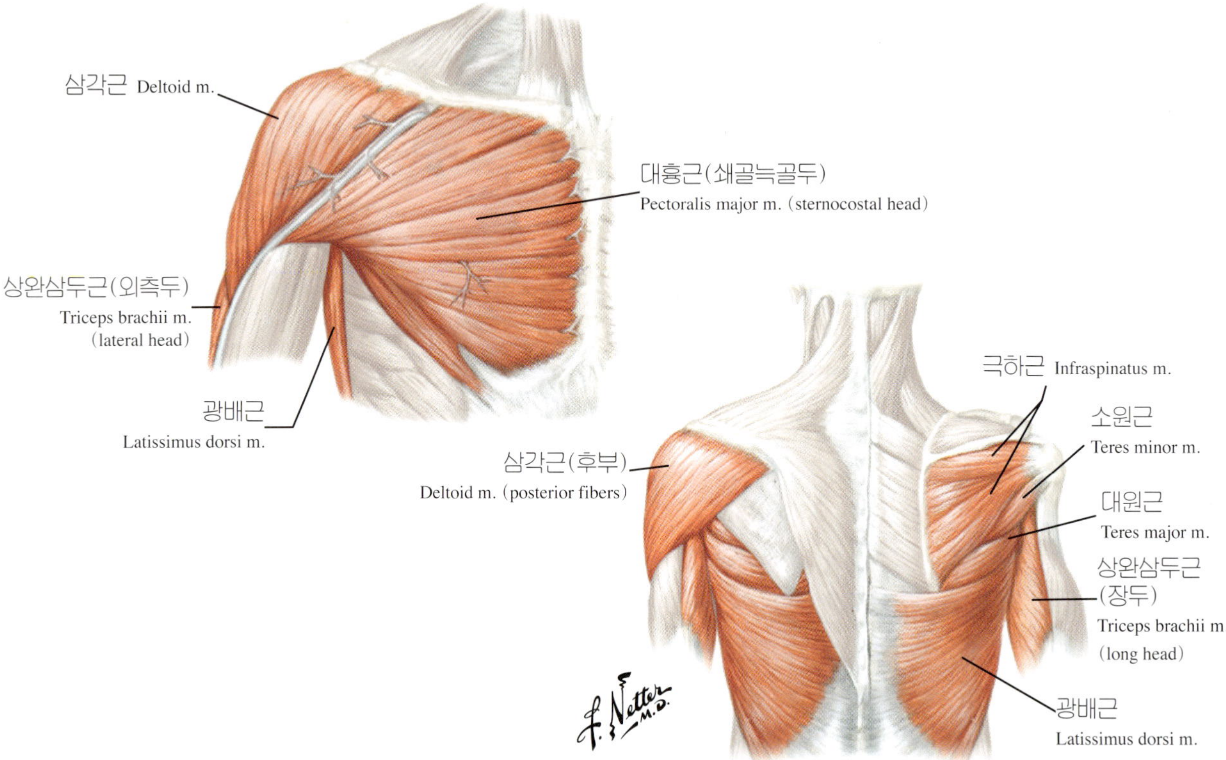

그림 8.20 어깨를 신전하는 근육

가동범위 Approximate Range of Motion

55°

근육과 신경지배 Muscles and Innervation

그림 8.20 참고

근육	신경
삼각근(후부)	액와신경(C5, C6)
광배근	흉배신경(C6-C8)
대원근	하부 견갑하신경(C5, C6)
대흉근(흉쇄늑골두)	외측흉신경과 내측흉신경(C5-T1)
상완삼두근(장두)	요신경(C6-C8)
극하근	견갑하신경(C5, C6)
소원근	액와신경(C5, C6)

움직임 해부학 운동 Moving AnatoME Exercise

어깨 신전: 요가 Upward Plank Pose (Purvottanasana)

그림 8.21, 임상 초점 8.2와 8.3 참고

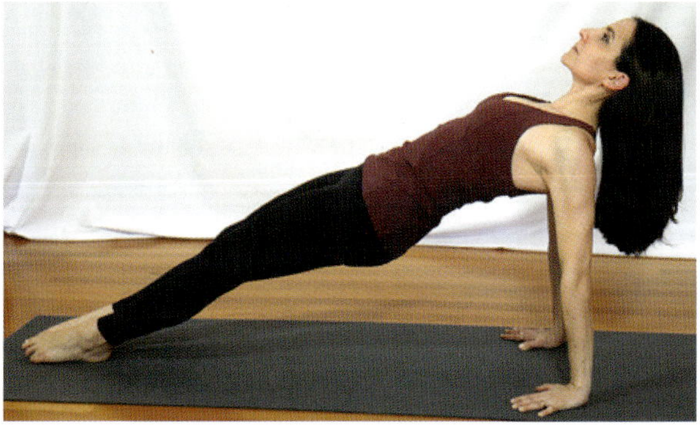

그림 8.21 어깨 신전: **요가 Upward Plank Pose (Purvottanasana)**

임상 초점 8.2 어깨 불안정 Shoulder Instability

어깨 불안정은 상완관절의 병리적 과가동과 관련된 상태(이완, 아탈구, 탈구)를 총칭하는 말이다. 이들 과가동성 상태는 상완골두가 관절와에 접촉되지 않는다. 이들 상태를 구분하는 것은 접촉 소실의 정도와 증상의 심각도이며, 이들 중 탈구가 가장 심한 상태이다. 어깨 불안정을 가진 환자는 신전(굴곡보다 상대적으로 더 불안정한 어깨 자세)과 같은 운동을 할 때 조심해야 한다. 안정된 어깨를 만들기 위해서는, 안정된 어깨 자세(**요가 Plank Pose**에서 봤듯이 내전과 굴곡 자세와 같은)에서 어깨 근육을 강화해야 한다. 그리고 상완관절에 스트레스를 줄이기 위해 무릎이 바닥에 닿는 자세를 취한다.

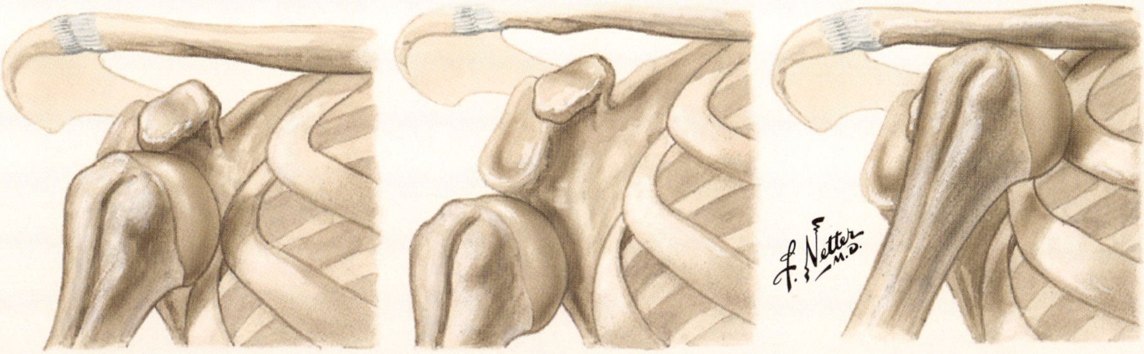

오훼돌기하 탈구(가장 흔한 경우)

관절와하 탈구

쇄골하 탈구(가장 흔치 않는 경우)

임상 초점 8.3 어깨 분리 Shoulder Separation

비록 어깨 분리가 어깨 불안정과 비슷한 의미로 사용되지만, 어깨 분리는 다른 관절에서 일어나는 별개의 병리 상태이다. 어깨 불안정이 상완관절에 영향을 주는 반면, 어깨 분리는 견쇄관절을 고정하는 인대의 파괴를 의미한다. 인대가 손상되면, 견쇄관절이 더욱 온전성을 잃게 되고, 관절을 이루는 뼈가 탈구된다. 종종 어깨 분리는 상방 타격(풋볼 태클로 인한)이나 측면 타격(아이스하키의 체킹에 의한) 등과 같은 외상에 의해 발생된다. 가벼운 어깨 분리를 가진 환자의 경우에는, 초기 가동성이 어깨의 뻣뻣함과 유착성 관절낭염으로 진행하는 것을 예방하는데 필수적이다(임상 초점 8.6 참고). "arm circle" 과 같이, 유착성 관절낭염에 사용되는 부드러운 신장도 가벼운 어깨 분리에 사용될 수 있다.

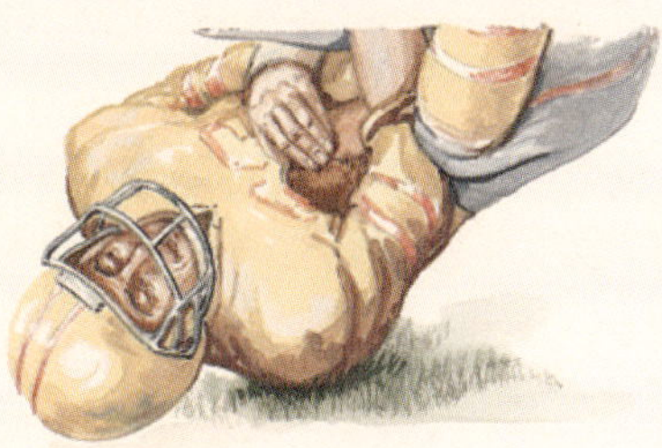

견쇄관절의 손상. 이것은 대개 어깨로 낙상했을 때 견봉이 아래쪽으로 하강한다(어깨 분리).

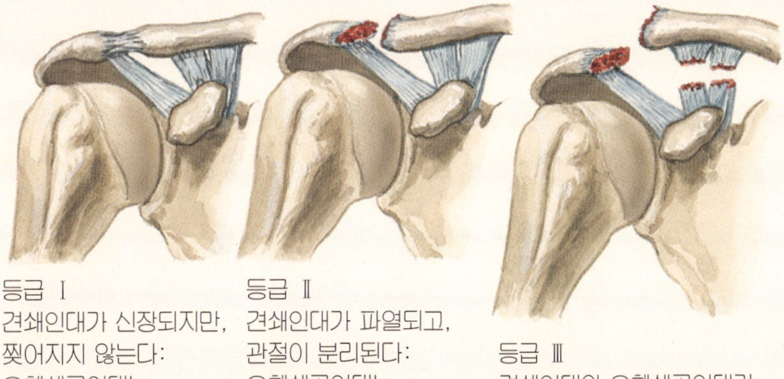

등급 I
견쇄인대가 신장되지만, 찢어지지 않는다: 오훼쇄골인대는 온전하다.

등급 II
견쇄인대가 파열되고, 관절이 분리된다: 오훼쇄골인대는 온전하다.

등급 III
견쇄인대와 오훼쇄골인대가 파열된다: 관절 분리가 크게 일어난다.

- 시작 자세: 양쪽 다리를 앞으로 쭉 뻗고 앉은 자세를 취한다. 이때 발목을 저측굴곡한다. 여러분이 똑바른 몸통을 유지하는 데 도움을 받고 싶다면, 좌골(궁둥이) 밑에 쿠션을 배치한다. 양쪽 팔을 고관절 뒤쪽으로 몇 인치 옮겨, 손가락끝이 발쪽으로 향하도록 손바닥을 지면에 배치한다.
- 들이쉬면서, 양손과 발가락으로 지면을 누르면서 골반을 들어올려 고관절을 신전한다. 발목, 고관절, 어깨 및 귀를 같은 대각선상에 위치시킨다: 그리고 목을 신장하고 보호하기 위해 턱을 당긴다(여러분이 이런 자세를 취할 수 없다면, 운동 동안 역 네발기기 자세가 되도록 무릎을 굴곡하고 발바닥을 지면에 배치한다).
- 흉추의 신전을 지지하기 위해 양쪽 어깨와 견갑골을 고정한다. 양쪽 볼기를 조이지 않은 상태에서 골반을 들어올리기 위해 고관절을 신전한다.
- 만약 자세가 편안하다면, 여러분 뒤쪽을 쳐다보기 위해 머리와 목을 부드럽게 신전한다. 이때 머리와 목의 가동범위를 얻기 위해 과도한 힘을 사용해서는 안된다.
- 5회에 걸쳐 호흡을 한다.
- 끝 자세: 머리를 중립위로 하고, 다시 앉은 자세를 취하기 위해 고관절을 천천히 굴곡하면서 엉덩이를 지면으로 내린다.

외전 ABDUCTION

양쪽 팔을 머리 위로 외전하는 점핑 잭(jumping jack)의 전반부를 수행해 보자.

- **0–90° 외전:** 팔이 전두면을 따라 움직이기 위해 상완관절의 외전은 상완골두가 관절와 위에서 위쪽으로 구르기를 하고, 아래쪽으로 활주할 때 일어난다. 이런 구르기–활주의 결합 움직임은 상완골두가 견봉에 부딪히는 것을 막아주어, 극상근건의 충돌증후군을 방지한다(임상 초점 8.4 충돌증후군 참고). 견갑골의 상방회전과 쇄골의 거상이 시작할 때인 약 30°외전에서 GH 관절이 도움을 받는다.
- **90–150° 외전:** 약 90°에서 GH 관절의 제한이 이루어지고, 쇄골의 거상이 끝난다. 팔의 외전이 더 많이 이루어지기 위해서는, 전거근과 같은 근육이 견갑골을 총 60°로 상방회전시켜야 한다(30°의 SC 관절과 30°의 AC 관절).
- **150–180° 외전:** 150°이상의 외전이 이루어지기 위해서는 경추와 위쪽 흉추의 움직임이 필요하다. 양측 팔의 외전은 흉추와 요추의 신전을 필요로 한다.

GH 관절은 수평외전을 할 수 있다. 이름이 의미하듯이 수평외전은 횡단면(팔을 90°로 굴곡한 상태)을 따라 팔을 안쪽에서 가쪽으로 움직이는 것이다. **필라테스 Side Arm Series(외전)**로 **움직임 해부학 운동**을 시도해 보자. 근력 강화를 위해, 저항 밴드를 사용하거나 물 속에서 팔의 저항 운동을 실시한다.

가동범위 Approximate Range of Motion

120°의 외전은 오직 GH 관절에서만 일어나고, 180°외전은 GH 관절과 견갑골 상방회전에 의해 이루어진다.

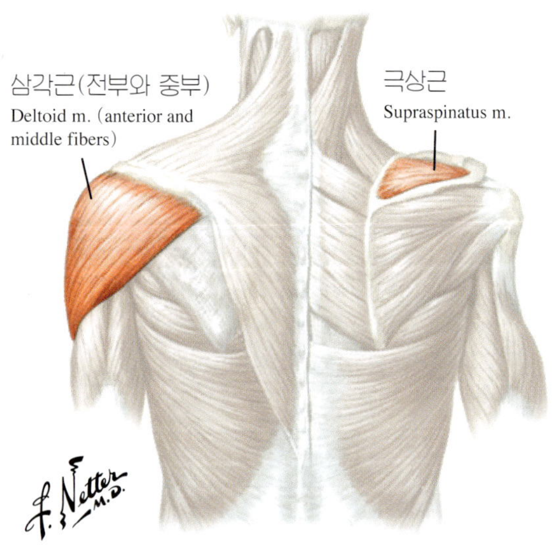

그림 8.22 어깨를 외전하는 근육

근육과 신경지배 Muscles and Innervation

그림 8.22 참고

근육	신경
삼각근(전부; 중부; 후부)	액와신경(C5, C6)
견갑하근	견갑하근(C5, C6)

움직임 해부학 운동 Moving AnatoME Exercise

어깨 외전: 필라테스 Side Arm Series(외전)

그림 8.23, 임상 초점 8.4와 8.5 참고

- 시작 자세: 저항밴드를 양쪽 무릎 밑에 놓고, 무릎꿇기 자세를 취한다. 양쪽 무릎을 고관절 너비만큼 벌려 고관절 밑에 무릎이 놓이도록 한다. 코어를 참여시킨다.
- 양손으로 저항밴드의 끝단을 잡고, 정면으로 손바닥을 향하게 한다.
- 들이쉬면서 코어를 수축한다.
- 몸통을 안정화시킨 상태에서 내쉬면서 저항밴드를 위쪽으로 당겨 양쪽 팔을 180°로 외전한다.

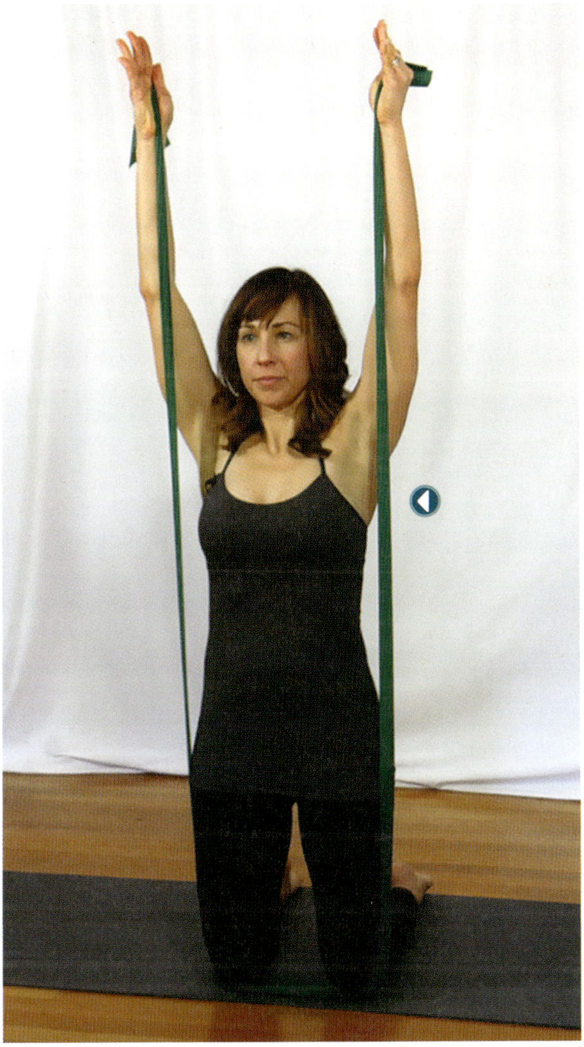

그림 8.23 어깨 외전: **필라테스 Side Arm Series(외전)**

임상 초점 8.4 충돌증후군 Impingement Syndrome

충돌증후군은 견봉하공간(상완골두와 견봉 사이의 공간)의 물렁조직과 관련된 기능장애와 가동범위의 손상이다. 견봉하점액낭 뿐만 아니라, 극상근건도 이 공간 안에 존재한다. 공간의 크기가 감소되는 일반적인 문제 이외, 회선근개의 약증, 해부학적 이상, 구조물의 퇴행이나 반복적인 오버헤드 활동 및 회선근개 문제 들이 발생한다. 구조물의 충돌로 인한 반복 미세 손상으로 건과 점액낭이 손상되기 쉽고, 이로 인해 점액낭염, 건염 및 회선근개 열상 등이 초래될 수 있다. 충돌 증후군의 영향은 광범위하다. 즉, 과사용(운동선수)에서 적은 사용(노인)까지 여러 사람에게 영향을 줄 수 있다. 충돌은 견봉하공간을 더욱 좁게 만드는 움직임(외전과 굴곡)에 의해 악화된다. 그러므로 충돌 증후군으로부터 회복중인 사람은 이들 움직임(굴곡과 외전)을 일으키는 운동의 가동범위를 수정할 필요가 있다. 예를 들어, **요가 Tree Pose**에서, 기도하는 손의 위치를 흉골 부위에 유지한다. 즉, 팔을 머리 위로 거상하지 않고 최소의 굴곡 자세에서 손의 위치를 만든다.

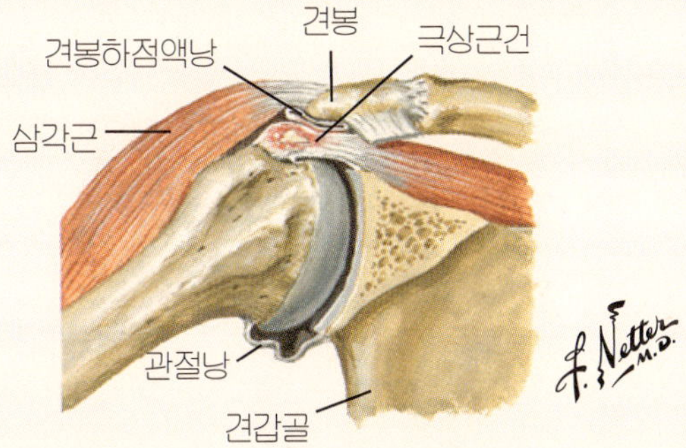

팔의 외전은 위팔뼈 큰결절과 견봉의 반복 충돌을 일으켜 극상근건의 퇴행과 염증, 점액낭의 2차 염증 및 통증을 초래한다.

임상 초점 8.5 회선근개 손상 Rotator Cuff Injury

어깨의 선천적 과가동성은 회선근개라는 동적 안정근의 작용을 더 많이 원한다. 사실, 회선근개 손상은 빈번한 어깨 문제의 원인이고, 회선근개 중 1개 이상 근육의 열상이나 염증으로 어깨 문제가 발생할 수 있다. 건의 열상은 부분적으로나 완전하게 일어날 수 있고, 극상근이 가장 빈번하게 손상된다. 극상근건이 견봉 밑(견봉하점액낭 바로 밑)에 위치하기 때문에, 극상근건이 마모나 열상을 많이 당한다. 극상근건 열상의 흔한 원인은 충돌증후군(임상 초점 8.4 참고), 외상 및 탈컨디셔닝이다. 가벼운 저항 운동(**필라테스** Side Arm Series)을 정기적으로 실시하여 회선근개의 건강을 유지하고 회선근개의 손상을 예방한다.

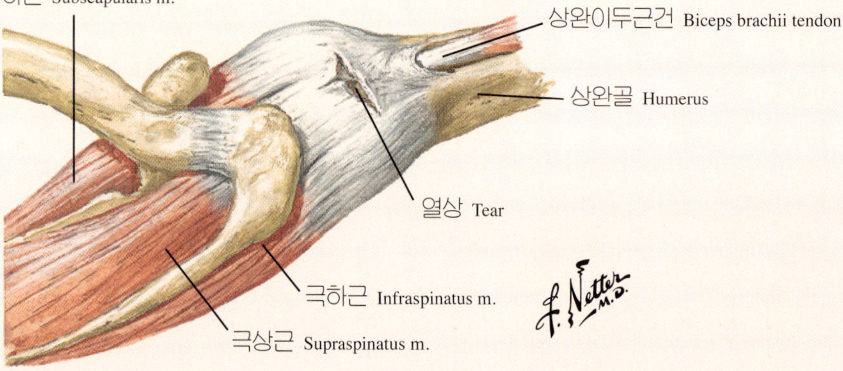

급성 열상(상면). 건 섬유와 평행하게 찢어진 열상.

가동범위 내내 견갑골의 안정화를 유지한다. 완전한 가동범위를 위해 견갑골을 상방회전하고, 어깨가 귀로부터 멀어지도록 부드럽게 어깨를 하강한다.

- 180° 외전 시에는, 양쪽 손바닥이 서로 마주봐야 한다.
- 들이쉬면서 팔을 천천히 내전한다. 중력의 당김에 저항하면서 팔을 천천히 내려 양쪽 손을 몸통 옆에 붙인다.
- 6–8회 반복한다.
- 끝 자세: 저항밴드를 내려놓고 양 팔을 이완한다.

내전 ADDUCTION

점핑 잭(jumping jack)의 후반부를 수행한다: 팔을 내전하여 여러분의 양쪽 손이 허벅지에 닿도록 한다. 내전은 외전보다 생체역학적으로 쉽다: 초기 180–120° 내전 동안 견갑골은 상완골두를 위한 공간을 만들기 위해 하방회전한다. 하강 시 전두면 상에서 팔을 움직이기 위해, 상완골두는 관절와 위에서 아래쪽으로 구르기를 하고 위쪽으로 활주를 한다.

수평내전은 횡단면(팔을 90°로 굴곡한 상태)을 따라 팔을 가쪽에서 안쪽으로 움직이는 것이다.

필라테스 Side Arm Series(내전)로 **움직임 해부학 운동**을 시도해 보자. 어깨관절 내전근을 강화하기 위해 중력의 당김에 저항하면서 팔을 내려 보자.

가동범위 Approximate Range of Motion

내전은 완전한 외전 자세(180°)로부터 팔을 해부학적 자세로 만드는 동작이다.

근육과 신경지배 Muscles and Innervation

그림 8.24 참고

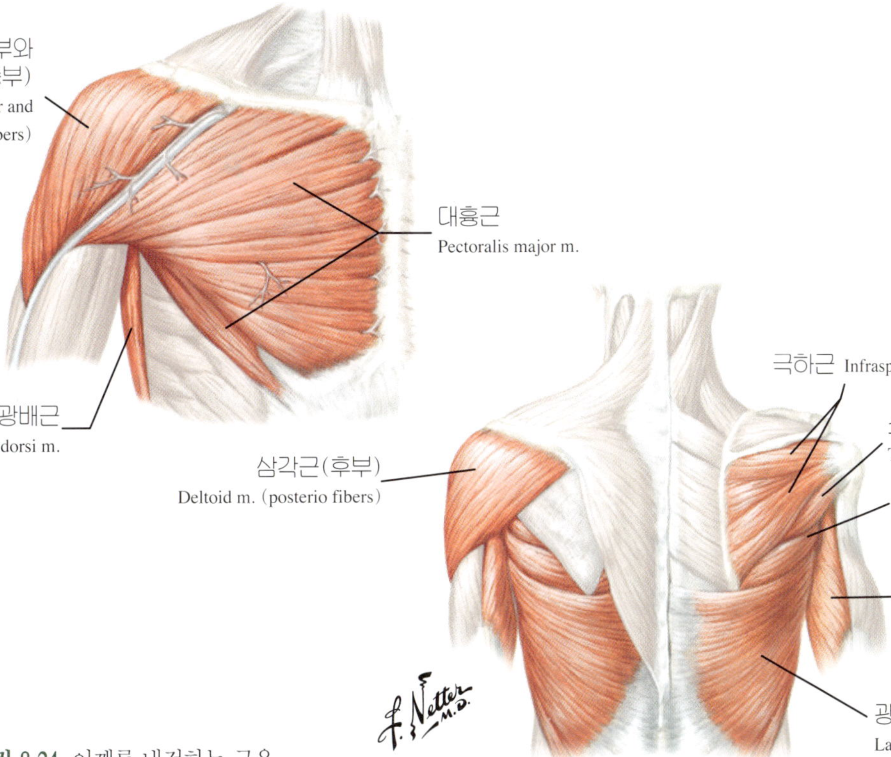

그림 8.24 어깨를 내전하는 근육

근육	신경
상완삼두근(장두)	요신경(C6-C8)
광배근	흉배신경(C6-C8)
대원근	하부 견갑하신경(C5, C6)
대흉근(흉늑두; 쇄골두)	외측흉신경과 내측흉신경(C5-T1)
극하근	견갑상신경(C5, C6)
소원근	액와신경(C5, C6)
삼각근(후부)	액와신경(C5, C6)

움직임 해부학 운동 Moving AnatoME Exercise

어깨 내전: 필라테스 Side Arm Series(내전)

그림 8.25 참고; **외전**의 운동 단계 참고

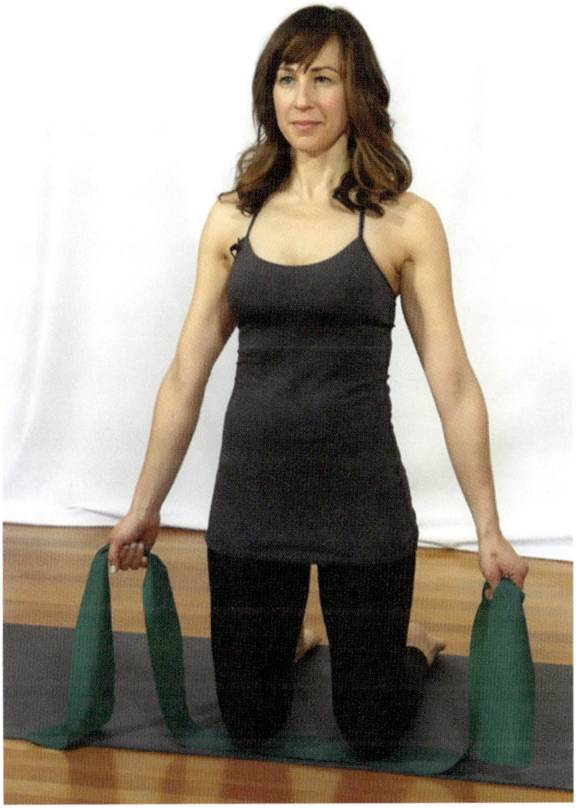

그림 8.25 어깨 내전: **필라테스 Side Arm Series(내전)**

외회전 EXTERNAL ROTATION

야구 공을 어떻게 던져야 하는지에 대해 생각해 보고, "와인드-업" 동작(던지기 직전에 큰 외회전이 일어나는)을 사용해 본다. 팔을 외회전하기 위해서는 상완골두가 관절와 위에서 뒤쪽으로 구르기를 하고 앞쪽으로 활주해야 한다: 구르기-활주의 결합 운동에 의해 큰 상완골두가 탈구되지 않고 작은 관절와 위에서 움직일 수 있다. 이와 동시에 상완골은 장축을 중심으로 회전을 한다. 즉, 상완골의 전면이 정중선으로부터 멀어지는 외회전을 한다. **필라테스 Side Arm Series**(외회전)로 **움직임 해부학 운동**을 시도해 보자. 그리고 순수한 외회전을 이루기 위해 팔꿈치가 늑곽으로부터 멀어지지 않도록 주의한다.

가동범위 Approximate Range of Motion

70°; 팔의 외전 90° 자세에서는 90°까지 외회전이 일어날 수 있다.

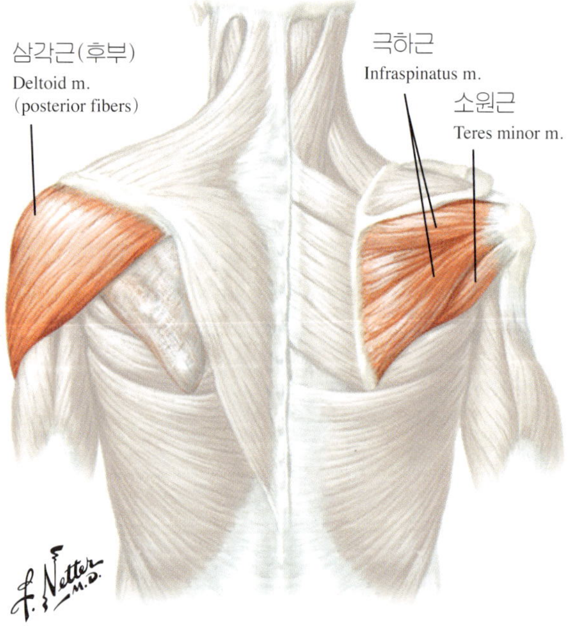

그림 8.26 어깨를 외회전시키는 근육

근육과 신경지배 Muscles and Innervation

그림 8.26 참고

근육	신경
극하근	견갑상신경(C5, C6)
소원근	액와신경(C5, C6)
삼각근(후부)	액와신경(C5, C6)

움직임 해부학 운동 Moving AnatoME Exercise

어깨 외회전: 필라테스 Side Arm Series(외회전)

그림 8.27, 임상 초점 8.6 참고

- 시작 자세: 바닥에 양반다리를 하고 앉는다. 저항 밴드의 중간을 엉덩이 밑에 배치하여 양손으로 밴드의 길이를 균등하게 잡는다(똑바른 앉기 자세를 돕기 위해 쿠션이나 롤-업 에지 위에 앉을 수도 있다).
- 오른손으로 반대쪽 저항 밴드를 잡는다; 오른쪽 전완이 지면과 평행하게 되도록 오른쪽 팔꿈치를 굴곡과 회외하고 오른쪽 어깨를 내전한다.
- 들이쉬면서 코어를 참여시킨다.

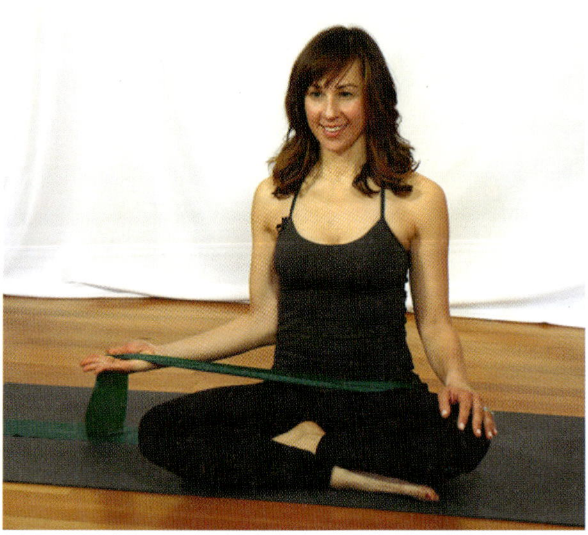

그림 8.27 어깨 외회전: **필라테스** Side Arm Series **(외회전)**

- 몸통을 안정화시킨 상태에서 내쉬면서 저항밴드를 당겨 오른쪽 어깨를 외회전한다.
  오른쪽 어깨의 내전과 팔꿈치가 몸통에서 떨어지지 않도록 유지한다. 척추와 골반을 중립위로 유지할 수 있을 때까지만 팔을 외회전한다.
- 들이쉬면서 오른쪽 어깨를 내회전시킨다. 그리고 전완을 몸통 쪽으로 가져갈 때 전완은 지면과의 평행을 유지해야 한다. 팔을 내회전할 때 저항 밴드의 장력을 천천히 감소시키면서 움직임을 조절한다.
- 6-8회 반복하고, 반대쪽 팔도 운동한다.
- 끝 자세: 밴드를 놓고 양 팔을 이완시킨다.

임상 초점 8.6 유착성 관절낭염 Adhesive Capsulitis

유착성 관절낭염의 별명은 동결견이다. 유착성 관절낭염은 상완관절의 염증, 비후 및 수축 등으로 초래된다. 이것은 특발성으로 나타나며, 일반적으로 중년 여성에게서 많이 발병한다. 이것은 능동이나 수동의 가동성 소실로 시작하다가 결국에는 심한 통증을 일으킨다. 이것의 병리는 여전히 밝혀지지 않았다. 그러나 운동 소실과 관련된 단축과 관절낭의 섬유화가 일어난다: 운동 소실은 주로 외회전, 굴곡, 외전 및 내회전 등에서 일어난다. 조기의 가동범위 운동치료가 가동성을 회복시키는데 중요한 역할을 한다. 통증이 일어나지 않는 범위에서 단순하고 부드러운 팔 회전 운동이 좋은 시작 운동이다.

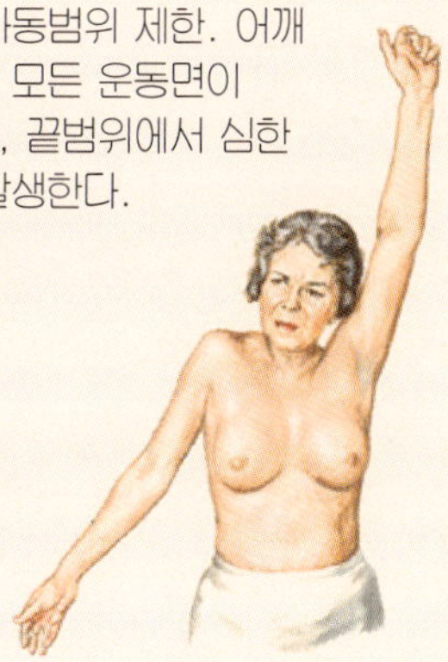

오른쪽 어깨의 뚜렷한 능동과 수동의 가동범위 제한. 어깨 움직임의 모든 운동면이 제한되고, 끝범위에서 심한 통증이 발생한다.

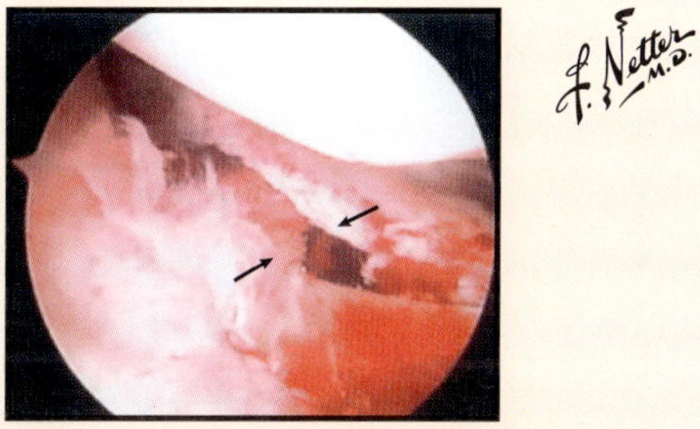

윤활염과 관절낭 체적 감소의 소견이 나타나고, 관절경 수술로 수행된 관절경 이완술(화살표)

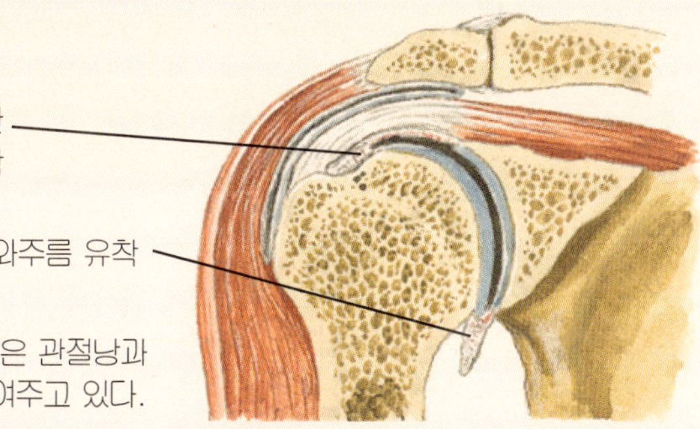

어깨의 관상면은 관절낭과 상완골두 주변 사이의 유착을 보여주고 있다.

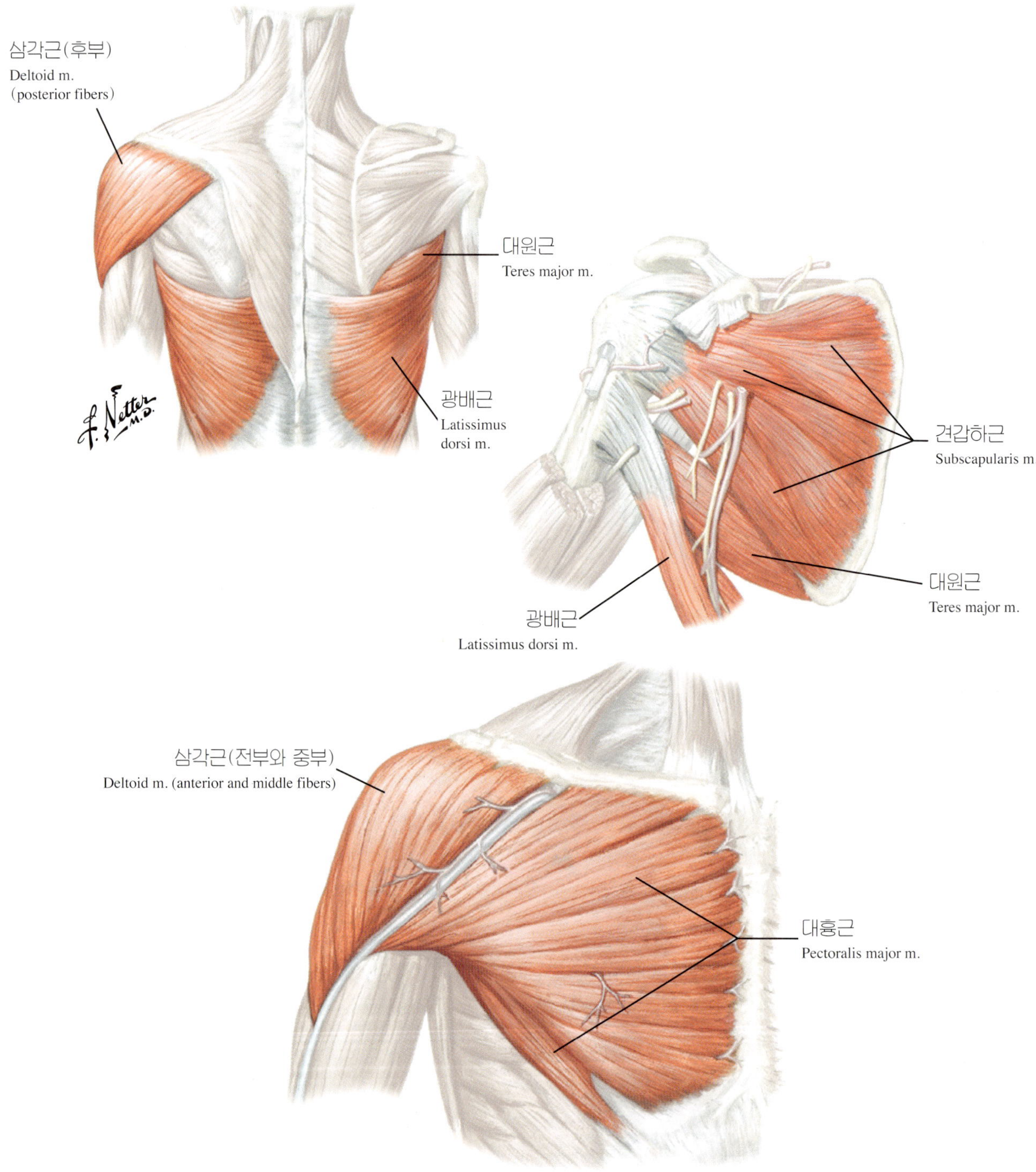

그림 8.28 어깨를 내회전하는 근육

내회전 INTERNAL ROTATION

평영으로 수영할 때, 어깨의 내회전이 풀-쓰로우(pull-through) 단계에서 중요한 역할을 하여 빠르게 앞쪽으로 추진할 수 있다. 내회전은 외회전과 반대되는 동작이다. 내회전 시, 상완골두는 관절와 위에서 앞쪽으로 구르기하고 뒤쪽으로 활주한다. 이런 움직임은 상완골두의 불안정한 앞쪽 변위를 막아준다. 외회전과 마찬가지로, 상완골은 회전축을 중심으로 반대 방향의 움직임을 갖는다. 즉, 상완골의 전면이 정중선으로 가까워지는 내회전을 한다. **필라테스 Side Arm Series(외전)**로 **움직임 해부학 운동**을 시도해 보자. 그리고 순수한 내회전을 이루기 위해 팔꿈치가 늑곽으로부터 멀어지지 않도록 주의한다.

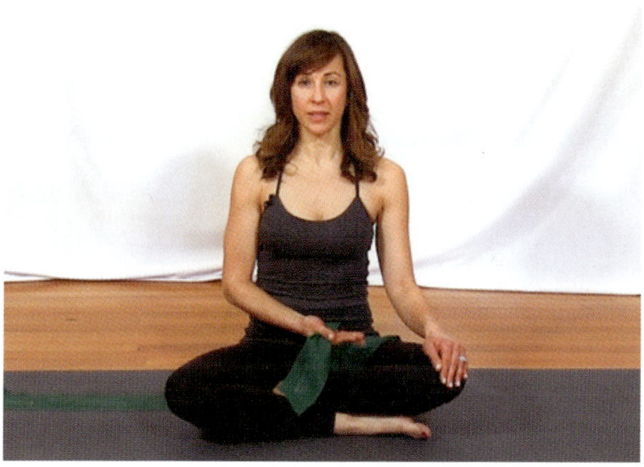

그림 8.29 어깨 내회전:
필라테스 Side Arm Series **(내회전)**

가동범위 Approximate Range of Motion

85°

근육과 신경지배 Muscles and Innervation

그림 8.28 참고

근육	신경
삼각근(전부)	액와신경(C5, C6)
견갑하근	상부와 하부 견갑하신경(C5, C6)
광배근	흉배신경(C6-C8)
대원근	하부 견갑하신경(C5, C6)
대흉근	외측흉신경과 내측흉신경(C5-T1)

움직임 해부학 운동 Moving AnatoME Exercise

어깨 내회전: 필라테스 Side Arm Series(내회전)

그림 8.29 참고, **외회전**의 운동 단계 참고

9 장

팔꿈치 Elbow

개요 OVERVIEW

- 팔꿈치는 상완과 전완을 연결하는 변형된 경첩관절이다. 팔꿈치는 전완의 다른 관절과 밀접하게 연관된다.
- 팔꿈치의 관절들로는 완척관절, 완요관절, 그리고 근위요척관절이 있다. 근위요척관절은 3개의 요척관절(근위, 중간 및 원위) 중의 하나이다.
- 팔꿈치에서 일어나는 움직임은 굴곡/신전(완요관절과 완척관절)과 회외/회내(요척관절)이다.
- 운동의 예:
  - 굴곡(**필라테스 Push-Up**)
  - 신전(**필라테스 Push-Up**)
  - 회외(**요가 Cow Face Pose**)
  - 회내(**요가 Cow Face Pose**)

구조와 기능 STRUCTURE AND FUNCTION

팔꿈치를 부딪혔을 때, 여러분은 "재미있는 뼈(funny bone)"가 부딪혔다고 말한다(사실은 불쾌한 저림 감각이 전완과 손으로 방사된다). 그러나 "재미있는 뼈"라는 말은 잘못된 것이다. 팔꿈치가 부딪혀서 발생하는 저림 느낌은 뼈의 압박이 아니라, 척골 주변을 얇게 지나가는 척골신경의 압박으로 발생한다.

척골은 주관절을 형성하는 뼈 중의 하나이다. 비록 주관절이 윤활관절인 경첩관절로 분류되지만, 실제로 주관절은 다음의 3개 관절로 구성된다(그림 9.1A):

1. 완척관절: 척골의 활차절흔과 상완골의 활차
2. 완요관절: 요골두와 상완골소두
3. 근위요척관절: 요골두와 척골의 요골절흔

1개의 관절강이 초자연골로 덮여 있는 관절면을 둘러싸고 있다. 윤활막으로 구성되고, 내측측부인대와 외측측부인대에 의해 강화되는 관절낭은 주관절을 둘러싸서 안정화시킨다(그림 9.1B).

상완골과 요골/척골을 연결하는 관절은 주관절의 주요 관절이며, 전완의 굴곡과 신전을 허용한다. 대개 주관절이 전형적인 경첩관절로 분류되지만, 이들 관절은 기능적으로 구상관절과 비슷하다. 상완골의 활차는 공처럼 작용하고, 척골의 활차절흔은 소켓처럼 작용한다. 상완골소두와 요골와는 작은 구상관절처럼 작용한다.

근위 요척관절은 중간 요척관절/원위 요척관절과 함께 작용하여 전완을 회내와 회외시킨다. 부가적으로 중간 요척관절은 요골과 척골을 연결하는 골간막의 인대결합을 통해 힘을 전달한다. 손목 근처에 위치한 윤활관절인 원위 요척관절도 전완에 의해 발생되는 힘을 공유한다.

이런 관절 시스템은 팔꿈치-전완 복합체로서 함께 작용하여 단일면 운동으로 전완을 움직일 뿐만 아니라(굴곡과 신전), 회전(회내와 회외)을 일으킨다(그림 9.2 참고). 얼마나 많은 손의 움직임을 구체화하기 위해 투수가 와인드-업한 후 공 던지는 것을 상상해 보자. 우리들의 삶에서 이들 4가지 움직임은 우리 앞쪽에 스프 쟁반을 잡을 수 있도록 하고, 또 우리 뒤쪽으로 2 피트 떨어진 바닥 위에 놓인 열쇠를 집어들 수 있도록 만든다(임상 초점 9.1).

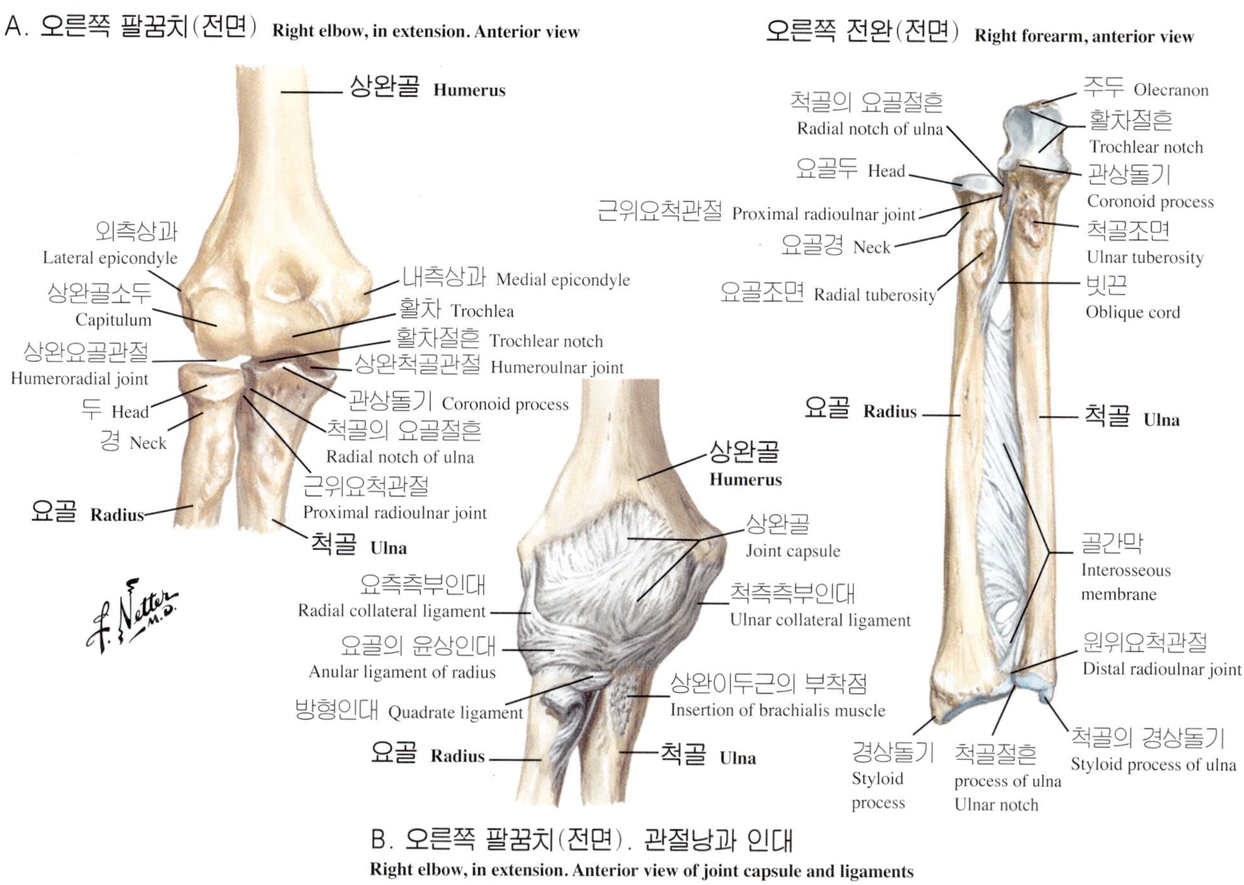

그림 9.1 팔꿈치와 전완의 관절

움직임 MOVEMENT

상완골의 복잡한 움직임에 비해, 전완의 생체역학은 단순하게 보일 수 있다; 전완의 움직임은 굴곡, 신전, 회외 및 회내이다(그림 9.2). 그러나 이들 움직임을 통해 다음과 같은 일상의 많은 활동을 할 수 있다: 물을 마시기 위해 컵을 들 때, 문을 밀어 열 때, 머리카락을 빗을 때, 냉장고 안으로 손을 넣을 때 등. 전완의 움직임은 여러분의 손을 다양한 자세로 배치할 수 있다. 이들 움직임은 전완을 자유롭게 움직이거나(덤벨 들기), 전완을 고정한 상태(푸쉬-업)에서도 일어날 수 있다. 비록 이런 형태의 운동(열린 사슬 운동과 닫힌 사슬 운동)이 중요하지만, 본 장은 열린 사슬 운동(팔에 의해 훨씬 많이 움직이는)에 초점을 맞출 것이다.

굴곡 FLEXION

당신은 오늘 아침에 양치질을 했는가? 만약 양치질을 했다면, 이것은 단순하지만 중요한 팔꿈치 움직임인 전완의 굴곡 때문에 가능하다. 상완골의 굴곡근이 수축하면, 전완은 상완골 쪽으로 당겨지고, 척골의 활차절흔이 상완골의 활차 위에서 구르기와 활주를 한다. 그리고 요골와와 상완골소두도 각각 동일한 작용을 한다. **필라테스 Push-Up**으로 **움직임 해부학 운동**을 시도해 보자. 몸통을 바닥으로 내릴 때, 부드러운 하강을 위해 중력의 당김에 저항하면서 전완의 굴곡을 제어한다(연습 9.1).

가동범위 Approximate Range of Motion

145° (일상에서 일반적으로 사용되는 굴곡의 범위는 30–130°으로 제한된다)

임상 초점 9.1 외측상과염과 내측상과염 Lateral and Medial Epicondylitis

상과염은 주관절 근처에서 발생하는 흔한 과사용 손상이지만, 손목을 움직이는 전완 근육에 문제가 발생한다. 이들 근육의 반복 사용은 착지점의 건을 손상시켜 퇴행과 관련된 증상과 징후(예, 압통과 통증)를 초래한다. 외측상과염(가장 많이 발생하는 형태)은 외측상과 근처(기시점)의 손목 폄근 건에서 발생한다. 외측상과염은 "테니스 엘보우"로 불리는데, 그 이유는 테니스 선수들에게서 많이 발생하기 때문이다. 외측상과염과 달리, 내측상과염은 내측상과 근처에 있는 손목굽힘근의 공통 건에서 발생한다. 이것은 "골퍼 엘보우"로 불리며, 골프 선수들이 손상 굴곡근을 과도하게 사용하기 때문이다. 유연한 전완 근육이 이들 과사용 손상(여가활동으로 운동을 많이 하는 중년이나 전완 움직임을 많이 사용하는 사람[목수])을 예방하는데 중요한 역할을 한다. 매일 손목 회전 운동(양쪽 방향)을 실시한다; 그리고 손목 신근을 신장하기 위해 **요가** Hand-to-Foot Pose를 실시하고, 손목 굴근을 신장하기 위해 **요가** Prayer Position를 실시한다.

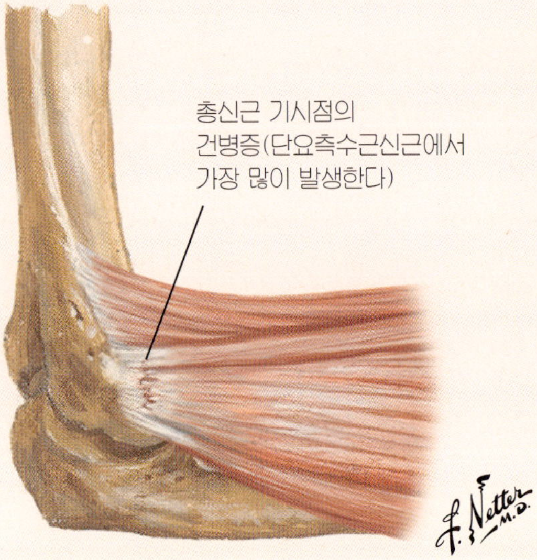

외측상과염(테니스 엘보우)

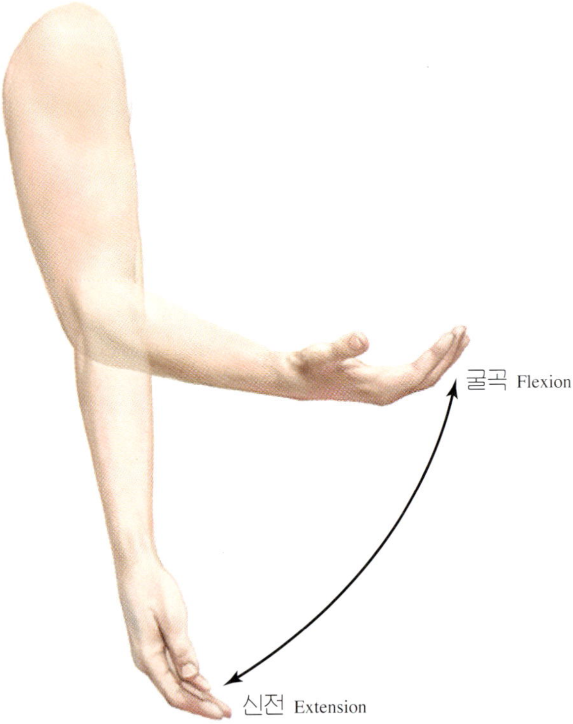

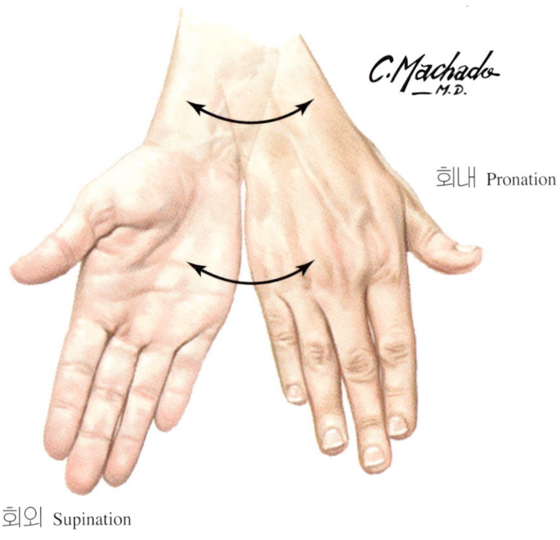

그림 9.2 팔꿈치의 움직임

연습 9.1 공부가 건강을 위협할 때

공부할 때 뇌는 활성화되고, 팔꿈치와 전완은 큰 활동을 하지 못한다. 수업중 머리를 지탱하기 위해 팔꿈치를 굽혀 머리를 받치고, 다른 팔의 전완 근육으로 노트에 글씨를 적는다. 이것을 매일 반복한다면, 이런 활동은 만성 피해를 일으킬 수 있고, 이것이 내측상과염과 외측상과염(임상 초점 9.1 참고)을 초래할 수 있다. 이런 공부로 인한 위험을 방지하기 위해, 여러분은 자신의 자세에 대해 자각하자. 수업 중 똑바른 자세를 유지하기 위해 팔꿈치에 의존하지 않고, 코어를 강화하자. 수업이 끝난 후에는, 손목 회전 운동이나 자가 마사지로 전완 근육을 이완시킨다.

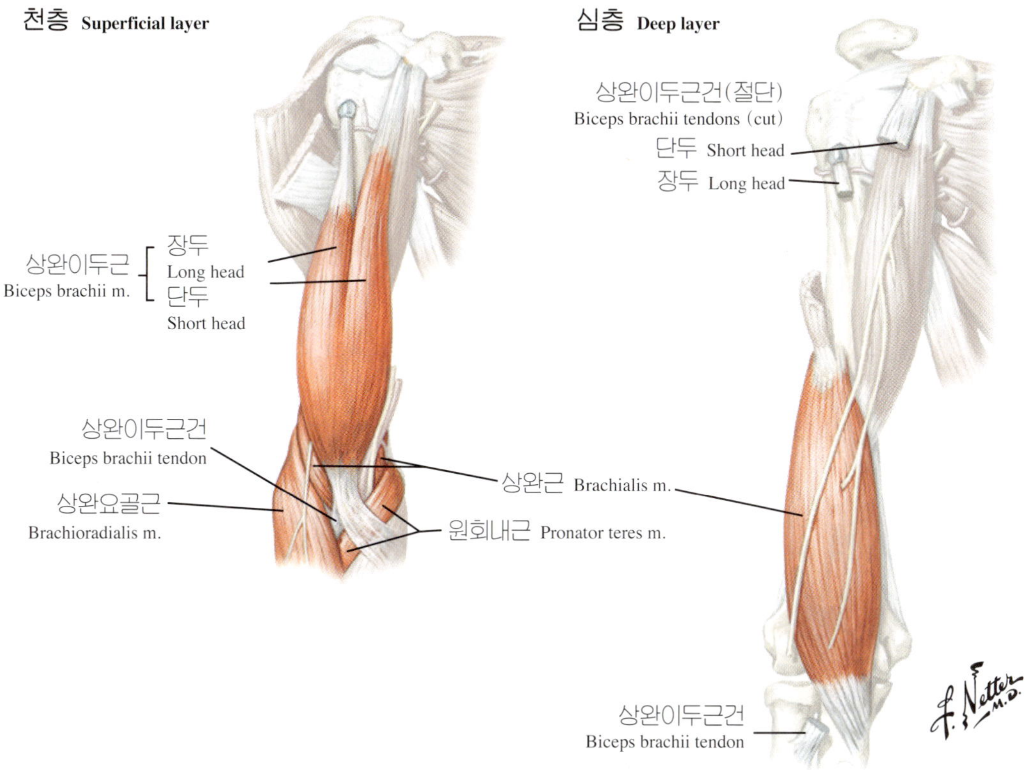

그림 9.3 팔꿈치를 굴곡하는 근육

근육과 신경지배 Muscles and Innervation

그림 9.3 참고

근육	신경
상완근	근피신경(C5, C6)
상완이두근	근피신경(C5, C6)
상완요골근	요신경(C5, C6)
원회내근	정중신경(C6, C7)

움직임 해부학 운동 Moving AnatoME Exercise

팔꿈치 굴곡: 필라테스 Push-Up

그림 9.4, 상자 9.1 참고

- 시작 자세: 플랑크 자세에서, 양손을 어깨 밑에 배치하고 팔꿈치를 신전한다. 약간의 전인과 견갑골을 안정화하기 위해 양손으로 바닥을 압박한다. 코어를 참여시키고, 약간의 요추 굴곡과 함께 가능하면 척추를 중립위로 유지한다. 그리고

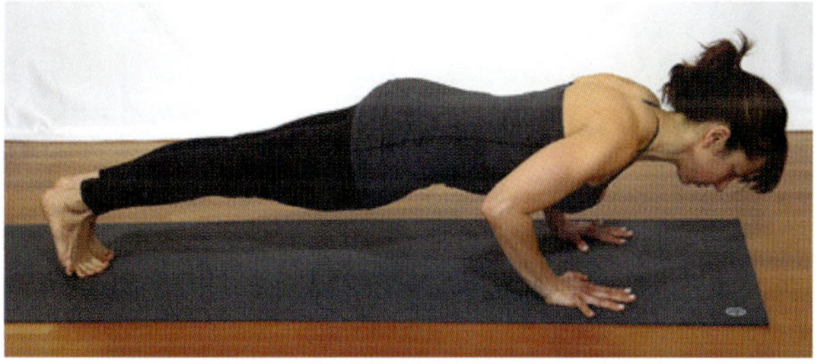

그림 9.4 팔꿈치 굴곡: **필라테스 Push-Up**

상자 9.1 2개의 머리, 2개의 역할

만화 주인공 뽀빠이 덕분에, 상완이두근이 전완 굴곡근으로 생각된다. 그러나 실제로 상완이두근은 강한 전완 회외근이다. 상완이두근의 역할 때문에, 상완이두근은 전완이 회외된 상태에서 굴곡근으로 가장 강하게 작용한다: 이런 이유 때문에, 턱걸이는 전완을 회내한 상태에서 하는 것보다 전완을 회외한 상태에서 하는 것이 더 쉽다.

고관절과 슬관절을 신전하고 발목을 배측굴곡한 상태에서 발가락의 기저부로 바닥을 압박한다. 양쪽 발꿈치, 슬관절, 고관절, 어깨관절 및 귀가 측면에서 봤을 때 일직선상에 유지되어야 한다 (수정 방법으로 양쪽 무릎을 지면에 대고 플랑크 자세를 취한다).

- 팔꿈치가 어러분의 몸과 45°되도록 어깨를 신전하고 외전하는 동안 들이쉬면서, 팔꿈치를 굴곡한다. 견갑골을 등에 고정하고 척추를 중립위로 유지하면서, 셋을 세는 동안 몸통을 아래로 하강한다. 몸통 하강은 척추를 중립위로 유지 할 수 있을 때까지만 수행한다.
- 내쉬면서 코어를 참여시키고, 시작 자세로 되돌아오기 위해 팔꿈치를 신전한다.
- 6–8회 반복한다.
- 끝 자세: 마지막 내쉬면서, 몸통을 바닥쪽으로 천천히 하강하기 위해 팔꿈치를 굴곡한다.

신전 EXTENSION

푸쉬–업을 할 때, 주관절은 신전한다. 상완골 전면과 전완 전면 사이의 간격을 증가시키는 이런 운동(신전)은 굴곡과 반대되는 방향으로 일어난다. 상완골과 전완 사이의 각도가 증가할 때, 척골 활차는 상완골의 활차절흔 내에서 움직이고, 요골와는 상완골소두 위에서 구르기와 활주를 한다. 해부학적 자세일 때 팔꿈치는 신전 자세를 취하고, 중립위를 초과한 신전은 주두와 주두와 사이의 관절뿐만 아니라, 주변의 인대와 관절낭, 그리고 굴곡근에 의해 제한된다(그림 9.1 참고). **필라테스 Push-Up**으로 **움직임 해부학 운동**을 시도해 보자. 푸쉬–업을 할 때, 상완삼두근이 중력의 당김을 이기고 전완을 신전하는 것을 느껴보자. 몸통이 하강할 때, 움직임을 제어하기 위해 상완삼두근이 어떻게 원심성 수축하는지를 확인해 본다.

가동범위 Approximate Range of Motion

5° 과신전

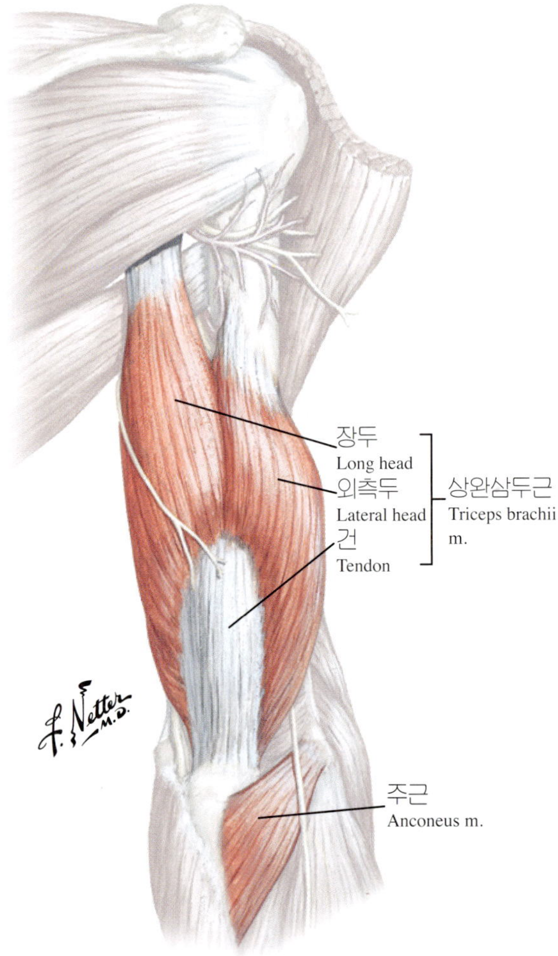

그림 9.5 팔꿈치를 신전하는 근육(보이지 않는 근육: 상완삼두근의 내측두)

근육과 신경지배 Muscles and Innervation

그림 9.5 참고

근육	신경
상완삼두근	요신경(C6–C8)
주근	요신경(C7–T1)

움직임 해부학 운동 Moving AnatoME Exercise

팔꿈치 신전: 필라테스 Push-Up

그림 9.6 참고; **굴곡**의 운동 단계 참고

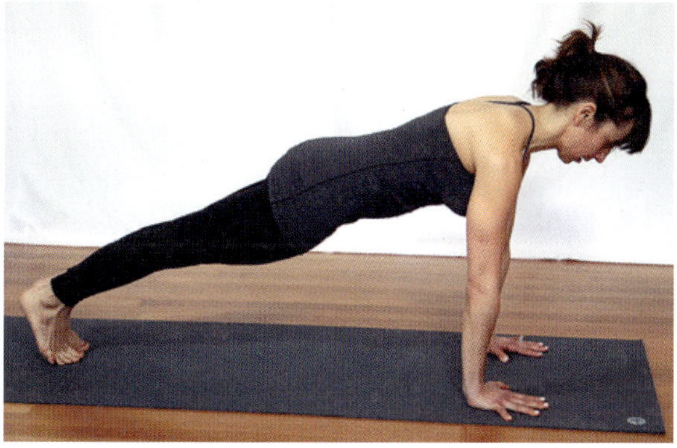

그림 9.6 팔꿈치 신전: **필라테스 Push-Up**

회외 SUPINATION

쟁반을 운반하려면, 전완이 회외되어야 한다. 회외는 전완 전면이 외측으로 회전하는 것이다. 회외는 고정된 척골을 중심으로 요골이 회전하는 것이고, 요척관절에서 일어난다. 근위 요척관절에서는 요골두가 척골의 요골절흔 안에서 스핀한다; 원위 요척관절에서는 요골의 척골절흔이 척골두 위에서 구르기와 활주를 한다. 부가적으로 골간막(중간 요척관절로 작용하는)은 균등한 움직임을 일으키기 위해 척골과 요골을 연결할 뿐만 아니라, 힘도 전달한다. 스핀, 구르기 및 활주의 방향은 엄지의 움직임 방향과 동일하다. 특정 범위를 초과해서 회외할 수 없음을 알아야 한다; 이런 제한은 다음과 같은 많은 요소에 의해 이루어진다: 장측관절낭인대의 신장, 골간막의 존재, 그리고 척골수근 복합체의 결합조직 구조물 등(그림 9.1과 10.1 참고). **요가 Cow Face Pose**로 **움직임 해부학 운동**을 시도해 보자. 여러분의 위쪽 전완이 회외되는지를 확인한다. 만약 양손을 잡을 수 없으면, 양손의 연결을 유지하고 전완의 적절한 자세를 위해 타월을 사용해 잡는다.

가동범위 Approximate Range of Motion

85° (감소된 가동범위를 가진 사람은 어깨관절의 외회전으로 보상할 수 있다)

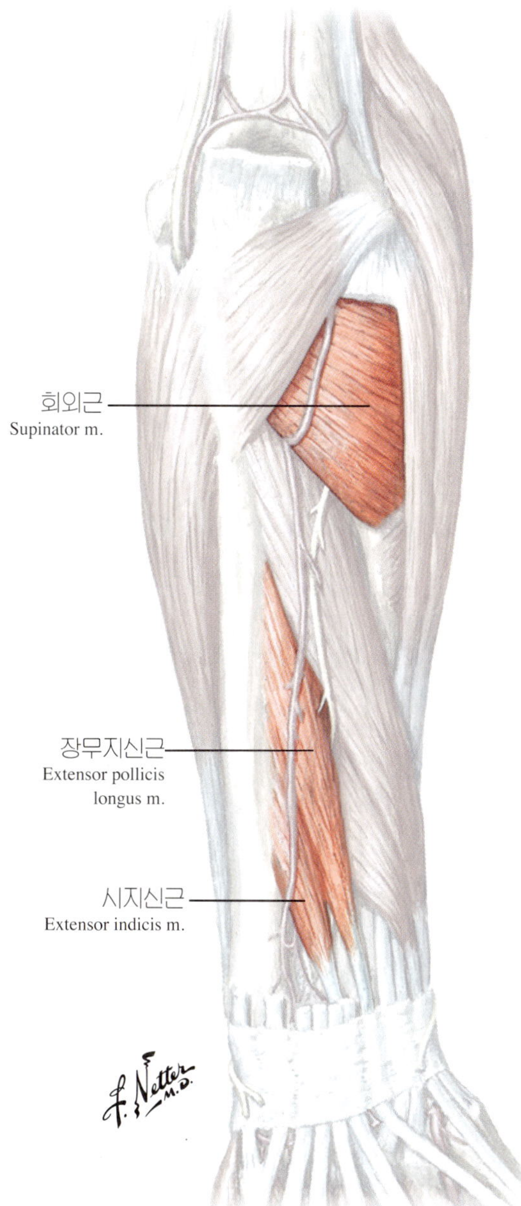

그림 9.7 전완을 회외하는 근육

근육과 신경지배 Muscles and Innervation

그림 9.7과 그림 9.3(상완이두근을 위해) 참고

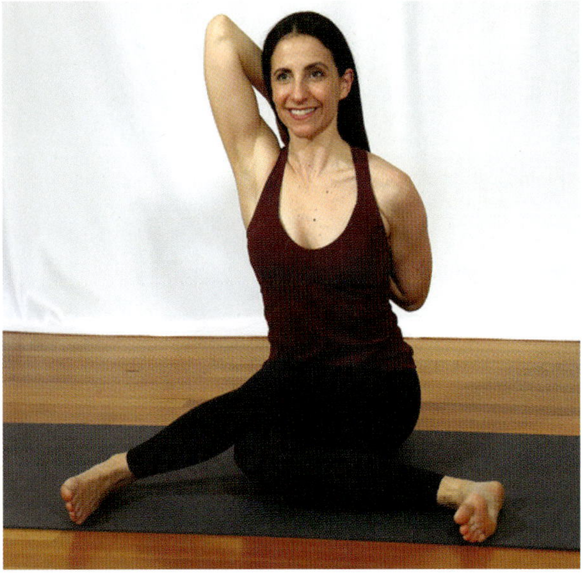

그림 9.8 전완 회외: 요가 Cow Face Pose (Gomukhasana)

근육	신경
상완이두근	근피신경(C5, C6)
회외근	요신경의 심부가지(C5, C6)
장무지신근	후골간신경(C7, C8)
시지신근	후골간신경(C7, C8)

움직임 해부학 운동 Moving AnatoME Exercise

전완 회외: 요가 Cow Face Pose(Gomukhasana)

그림 9.8 참고

- 시작 자세: 여러분은 바닥에 앉은 자세를 취한다. 이때 발목을 배측굴곡하고 양쪽 다리를 앞쪽으로 쭉 뻗는다. 만약 몸통을 똑바른 자세로 유지하는 데 도움이 필요하다면, 골반 밑에 쿠션을 배치할 수도 있다. 양손을 몸통 옆에 배치하고, 손바닥으로 지면을 압박한다.
- 코어를 참여시키고, 양쪽 무릎을 굴곡한다. 이때 왼쪽 발을 오른쪽 무릎 밑으로 활주하여 오른쪽 엉덩이 가까이에 배치한다. 그런 다음 오른쪽 다리를 왼쪽 다리 위로 움직여 양쪽 무릎이 위아래로 쌓이도록 만든다; 이때 오른쪽 발은 왼쪽 엉덩이 근처로 이동한다. 발목을 배측굴곡시키고 골반을 중립위로 유지한다. 이때 양쪽 골반은 지면에 균등하게 놓여야 한다.
- 들이쉬면서 왼쪽 팔을 90°까지 외전한다. 왼 손바닥이 천장 쪽으로 향하도록 전완을 회외하고 어깨를 외회전한다.
- 내쉬면서, 왼쪽 어깨를 180°까지 계속 외전한 후 손이 몸통 뒤로 팔꿈치를 굴곡한다. 이때 손은 가능하면 많이 뒤쪽 정중선까지 내려가도록 한다: 이상적인 것은 왼손이 견갑골 레벨까지 내려가는 것이다. 이때 척추는 중립위를 유지하고, 가슴은 넓게 벌려져야 하고, 또 어깨와 귀 사이의 간격을 넓히기 위해 어깨를 하강한다. 왼팔의 이런 자세를 유지해야 한다.
- 들이쉬면서 오른팔을 90°까지 외전한다. 내쉬면서 오른쪽 전완을 회내하고 어깨를 내회전한다. 이때 오른 손등이 여러분의 등과 마주하도록 팔꿈치를 굴곡하고 오른쪽 어깨를 내전해야 하고, 가능하면 뒤쪽 정중선을 따라 위쪽으로 많이 올라가도록 만든다. 이상적인 것은 오른쪽 전완이 척추의 수직선과 평행을 이루어야 하고, 오른손이 견갑골 레벨까지 도달해야 한다. 척추는 중립위를 유지하고, 가슴은 넓게 벌려져야 하고, 또 어깨와 귀 사이의 간격을 넓히기 위해 어깨를 하강한다. 왼팔의 이런 자세를 유지해야 한다.
- 내쉬면서 가능하면 양손을 잡는다. 양손을 잡지 못한다면 타월이나 요가 스트랩을 사용해도 된다. 양쪽 팔꿈치를 정중선 쪽으로 정렬시켜야 한다.
- 5회의 느린 호흡 동안 이 자세를 유지한다.
- 내쉬면서 양 팔을 이완하고 교차된 양쪽 다리를 푼다. 반대쪽 운동도 시작한다.
- 끝 자세: 내쉬면서 양쪽 팔을 이완하고 다시 몸통 옆으로 가져간다. 양쪽 다리를 풀고, 양반다리 자세로 가져간다.

회내 PRONATION

야구 공을 던지고, 강아지를 껴안고, 푸쉬-업을 수행하는 것은 모두 전완의 회내를 필요로 하는 활동이다. 회내는 해부학적 자세에서 전완 전면이 안쪽으로 회전하는 자세이다. 회내는 척골에 의해 요골이 견고하게 지지되는 매우 안정된 전완 자세이다. 회내는 회외의 기전과 비슷한 방식으로 일어난다. 요골이 근위 요척관절과 원위 요척관절에서 척골을 중심으로 회전한다: 근위 요척관절에서는 요골두가 척골의 요골절흔 안에서 스핀하고, 원위 요척관절에서는 요골의 척골절흔이 척골두 위에서 구르기와 활주를 한다. 요골이 스핀, 구르기 및 활주하는 방향은 안쪽 방향이고, 육안으로 봤을 때 엄지의 움직임 방향과 동일하다. 회내는 회외근과 척골수근 복합체의 결합조직 구조물에 의해 제한된다(그림 9.1 참고). **요가 Cow Face Pose**로 **움직임 해부학 운동**을 시도해 보자. 아래쪽 전완이 회내되는지를 확인한다. 여러분이 양손을 잡을 수 없으면, 양손의 연결을 유지하고 전완의 적절한 자세를 위해 타월을 사용해 잡는다.

가동범위 Approximate Range of Motion

75° (감소된 가동범위를 가진 사람은 어깨관절의 외회전으로 보상할 수 있다)

근육과 신경지배 Muscles and Innervation

그림 9.9 참고

근육	신경
원회내근	정중신경(C6, C7)
방형회내근	전골간신경(C8, T1)
요측수근굴근	정중신경(C6, C7)
장장근	정중신경(C7, C8)

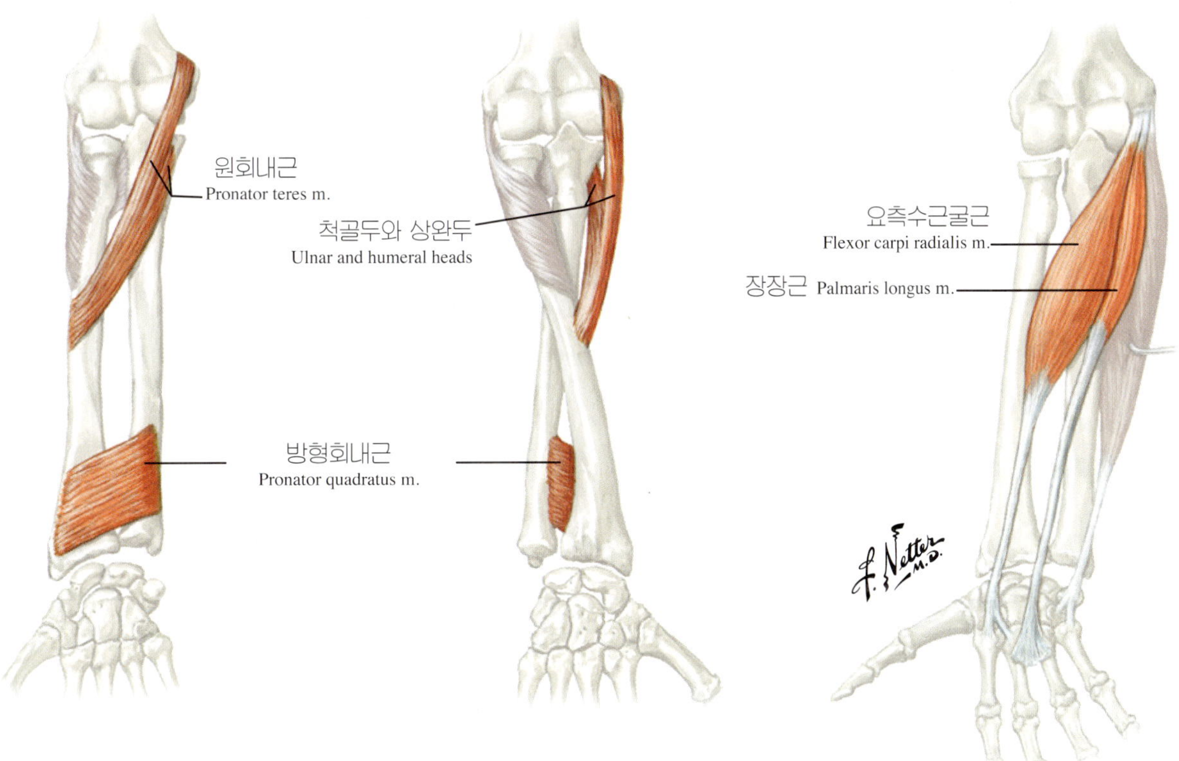

그림 9.9 전완을 회내하는 근육

움직임 해부학 운동 Moving AnatoME Exercise

전완 회내: 요가 Cow Face Pose(Gomukhasana)

그림 9.10, 상자 9.2 참고; **회외**의 운동 단계 참고

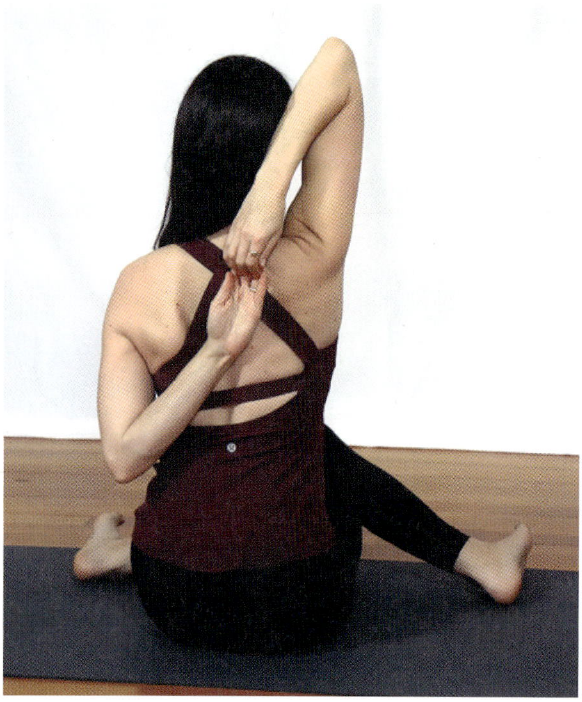

그림 9.10 전완 회내: **요가** Cow Face Pose (Gomukhasana)

상자 9.2 전완과 어깨의 회전을 함께하거나, 분리하여 사용한다

팔의 내회전과 외회전은 기능적으로 전완의 회내와 회외에 연결되어, 손을 거의 360°까지 움직일 수 있다. 그러나 이런 내적 연관성 때문에, 많은 사람들이 전완을 회내할 때 무의식적으로 어깨를 내회전한다. 예를 들어, 책상 앞에 앉아서 컴퓨터로 타이핑할 때이다. 타이핑을 할 때 어깨를 중립위로 유지하고, 손이 적절한 자세를 위해 회내근만 이용하여 타이핑을 해야 한다. 이런 방식으로 전완의 회전과 어깨의 회전을 분리시켜야 한다.

10 장

손목 Wrist

개요 OVERVIEW

- 손목은 전완과 손을 연결하는 복잡한 관절이다.
- 손목의 관절로는 요수근관절(요골과 수근골 사이)과 중수근관절과 수근간관절(수근골 사이)이 있다.
- 손목의 움직임은 굴곡, 신전, 외전 및 내전이다.
- 운동의 예:
  - 굴곡(**요가 Hand-to-Foot Pose**)
  - 신전(**필라테스 Leg Pull Prep**)
  - 외전(**Wrist Strengthening Exercise**)
  - 내전(**Wrist Strengthening Exercise**)

구조와 기능 STRUCTURE AND FUNCTION

비록 크기는 작지만, 손목은 원위 요골, 관절원반, 원위 척골 및 8개 수근골이 이루는 복잡한 관절 복합체를 형성한다. 중간수근관절과 요골수근관절은 손목을 굴곡, 신전 그리고 좌우로 움직이는 중요한 관절이다. 이들 두 관절은 한 쌍으로 기능 작용하여, 타이핑, 문자 보내기, 신발 끈 묶기, 그리고 손 자세 취하기에 도움을 준다(그림 10.1; 그림 11. 1 참고).

중간수근관절은 근위열의 수근골과 원위 열의 수근골에 의해 이루어진다. 이들 2개 열의 수근골은 8개의 불규칙한 수근골에 의해 이루어진다: 근위 열의 수근골은 주상골, 월상골, 삼각골, 두상골로 이루어져 있고, 원위 열의 수근골은 대능형골, 소능형골, 유두골 및 유구골로 이루어져 있다(임상 초점 10.1). 이들 수근골 사이에는 많은 작은 수근간관절들이 존재한다. 이들 수근간관절의 움직임은 중간수근관절과 요골수근관절에 비해 적은 편이지만, 손목의 완전한 가동범위에 필수적이다. 이들 수근간관절은 네발기기를 하거나, 목발을 사용하거나 또는 물구나무 서기를 할 때 손에서 전완으로 전달되는 힘을 흡수하는 데 도움을 준다.

수근골은 요골수근관절에서 전완과 관절을 이룬다. 오목한 관절면은 요골의 원위 끝단과 척골을 덮는 관절원반에 의해 형성된다; 볼록한 관절면은 주상골, 월상골 및 삼각골의 근위 경계면을 포함한다. 다른 윤활관절과 마찬가지로, 손목 관절도 윤활막을 가지고 있고, 관절낭은 인대에 의해 강화된다. 예를 들어, 수근간인대는 수근골 사이의 연결을 안정화시키고, 전완과 손 사이의 힘을 안전하게 전달한다. 이런 인대에 의해 손목 관절은 움직임 동안 자연스럽게 형태를 유지할 수 있다.

손목은 인체에서 가장 많이 움직이는 관절 중의 하나이다. 우리는 요골수근관절과 중간수근관절의 협응을 통해 1시간 동안 여러 번 손목을 굴곡, 신전, 외전 및 내전할 수 있다(그림 10.2 참고). 손목은 수근중수관절(원위열 수근골과 근위 중수골에 의해 형성되는)과 협응하여 더 많은 손의 움직임을 일으킨다(11장. 손 참고).

움직임 MOVEMENT

공간에 손을 배치하기 위해, 손목 관절이 굴곡, 신전, 외전 및 내전한다. 손목은 회선 운동을 하여 손목을 돌릴 수 있다. 각 손목 움직임은 수근간관절의 작은 움직임과 함께, 요골수근관절과 중간수근관절에 의해 이루어진다. 비록 각 움직임이 독립적으로 일어날 수 있지만, 손목의 움직임은 함께 일어난다(예, 굴곡과 내전).

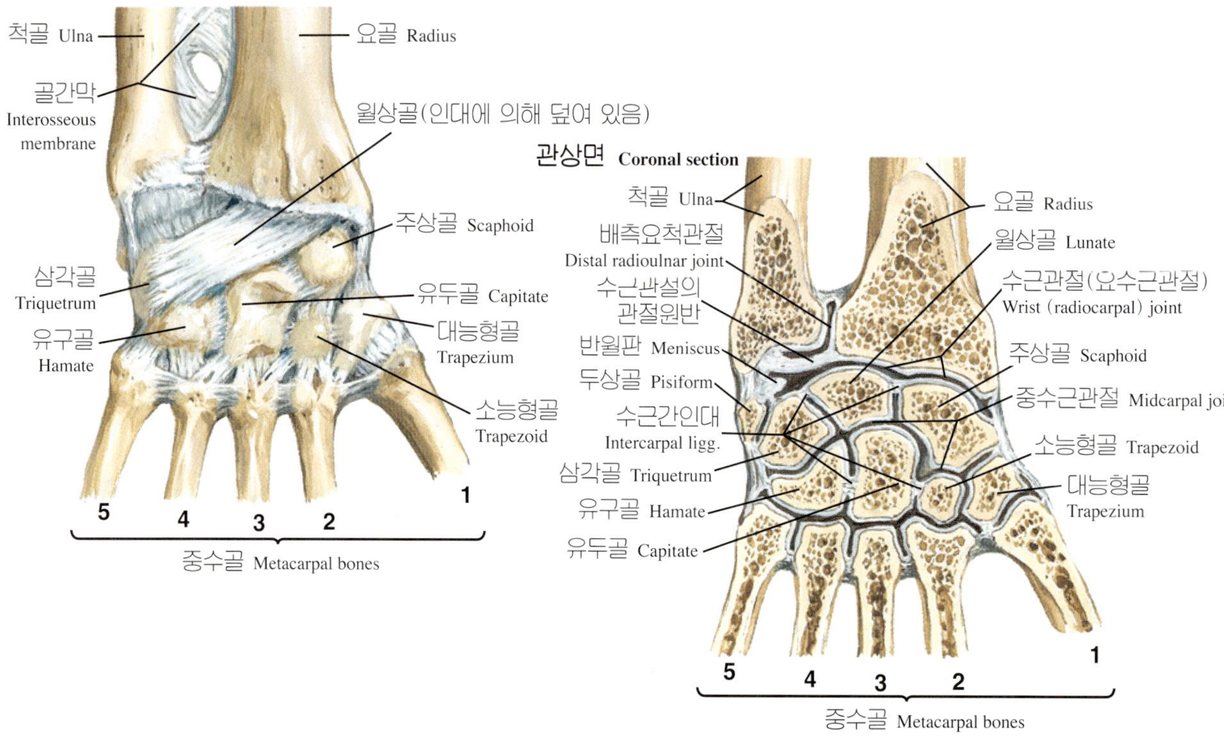

그림 10.1 손목 관절: 배측면

게다가 손목 움직임은 일반적으로 전완과 손가락을 연결하는 큰 운동형상학 사슬의 일부로 일어난다. 이런 이유 때문에 손목과 손을 똑바른 자세로 만들기 위해, "여러분의 팔을 몸통 옆에 곧게 붙인다"라는 운동 지시를 내린다(연습 10.1).

연습 10.1 성공을 위해 여러분 자신을 설정한다

여러분의 일–공부 영역을 설정했을 때, 책상 높이에 얼마나 많은 신경을 썼는가? 책상 앞에 앉은 후, 글씨를 쓰거나 타이핑을 하기 위해 손목을 중립위로 배치해야 한다. 만약 필요하다면, 의자에 여러분을 지지하기 위해 쿠션을 사용하여 팔꿈치 높이를 손목에 맞춘다. 다리가 지면으로부터 떨어지면, 발 밑에 책을 배치할 수도 있다. 여러분이 키보드를 사용하고 있다면, 더 좋은 지지를 위해 인간공학적 손목 받침대를 고려한다. 여러분의 일–공부 자세에서 작지만 효율적인 이런 수정을 통해 원하지 않는 스트레스와 후유증(수근관 증후군)으로부터 손목을 보호할 수 있다(임상 초점 10.1 참고; 18장의 "앉기 자세: 컴퓨터 책상" 참고).

굴곡 FLEXION

운동 매트를 둥글게 감는 동작은 손목관절의 반복 굴곡을 필요로 한다. 이것은 섬세하면서 복잡한 움직임이며, 완전하게 밝혀지지 않았다. 현재의 생각은 손목 굴곡이 손목과 손을 연결하는 관절의 종축을 통해 일어난다고 여겨지고, 중간 사슬이 가장 중요하다. 중앙 기둥으로 알려진 중간 사슬은 요골, 월상골, 유두골, 3번 중수골 사이의 관절들로 구성된다. 중앙 기둥(요골수근관절[요골과 월상골]과 중간수근관절[유구골과 월상골])의 가장 근위 부위는 협력하여 움직인다. 그리고 관련 뼈의 관절면은 서로에 대해 구르기와 활주를 한다. 손목 굴곡 시, 중간수근관절이 가장 중요한 역할을 한다.

중앙 기둥의 원위 관절은 수근중수관절이다. 유구골과 3번 중수골 사이의 뻣뻣한 관절은 손이 손목의 작용을 따르도록 허용한다. 손목 굴곡 시, 수근중수관절은 손바닥을 전완 전면에 가까워지도록 만든다. 여러분 스스로 느낄 수 있듯이, 손목 굴곡은 선천적으로 안정된

임상 초점 10.1 수근관 증후군 Carpal Tunnel Syndrome

현대의 기술은 긍정적 효과와 부정적 효과를 모두 가지고 있다. 부정적 효과의 예는 수근관 증후군이다. 타이핑과 문자 보내기와 같은 반복적인 손목 움직임에 의해 임상 증후군이 수근관에서 일어난다. 수근관은 8개의 수근골(수근관의 오목한 바닥)과 횡수근인대(굴근지지대; 수근관의 지붕)에 의해 형성된다. 수근관은 전완과 손 사이의 통로를 제공하고, 전완 굴곡근의 건(예, 심지굴근과 천지굴근)과 정중신경과 같은 많은 구조물이 통과한다. 염증이 있을 때, 수근관은 정중신경을 압박할 수 있어, 말초신경병리와 전완 통증을 일으킬 수 있다. 반복 움직임 이외, 당뇨병, 류마티스 관절염이나 직접 손상을 포함한 수근관의 크기를 감소시키는 것도 증상을 야기할 수 있다. 손목의 근력과 유연성을 좋게 하는 것도 수근관 증후군을 예방하는 데 도움이 된다. 손목 회전 운동이나 **요가 Hand-to-Foot Pose**와 같은 운동도 유연한 손목을 유지하는 데 도움을 준다; 완전 가동범위의 가벼운 무게를 이용한 근력강화 운동도 도움을 줄 수 있다.

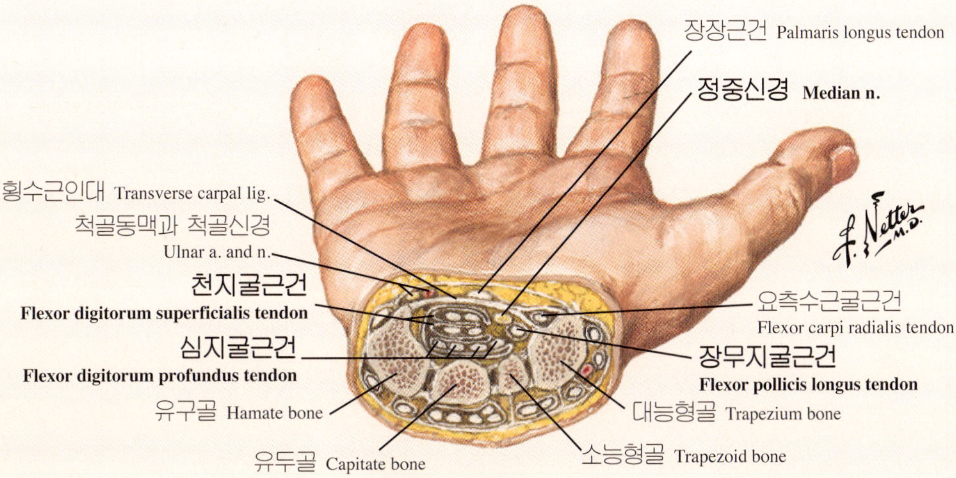

수근관과 주위 구조물
Carpal tunnel and surrounding structures

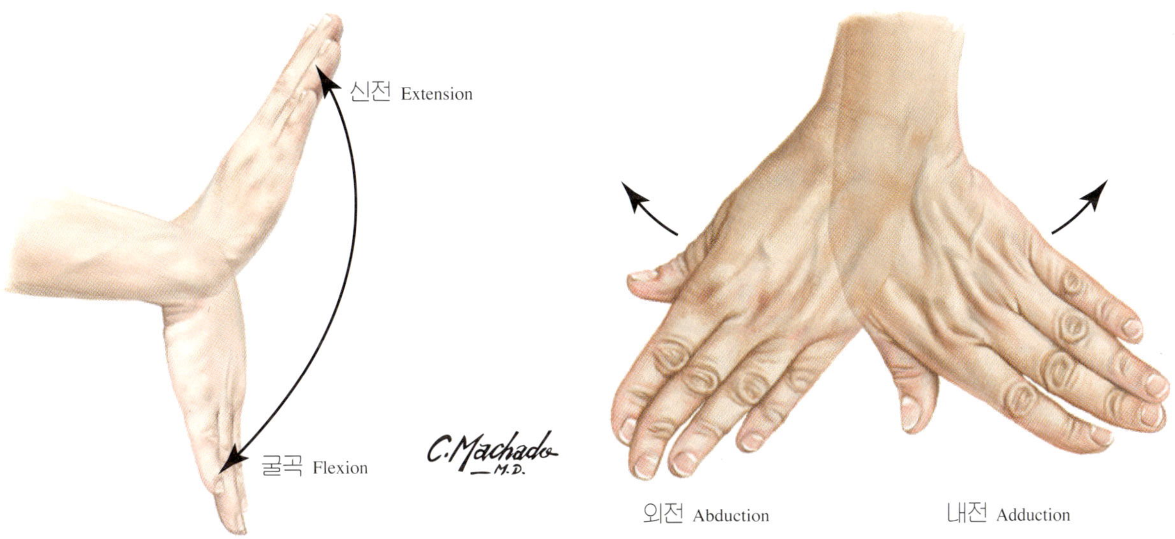

그림 10.2 손목 움직임

자세가 아니고, 많은 체중을 지탱할 수 없는 부적절한 자세이다. 여러분이 손목을 신전할 때, 손목이 약간 외전되는 것을 확인할 수 있다. **요가 Hand-to-Foot Pose**로 **움직임 해부학 운동**을 시도해 보고, 손목 신전근이 신장되는 것 이외, 깊은 손목 굴곡을 경험해 보자.

가동범위 Approximate Range of Motion

70° (개인 관리 활동을 편안하게 수행하는데 적어도 5°의 굴곡이 필요하다)

근육과 신경지배 Muscles and Innervation

그림 10.3 참고

근육	신경
요측수근굴근	정중신경(C6, C7)
척측수근굴근	척골신경(C7, C8)
장장근	정중신경(C7, C8)
심지굴근	내측 부분: 척골신경(C8, T1); 외측 부분: 정중신경(C8, T1)
천지굴근	정중신경(C8, T1)
장무지굴근	전골간신경(C8, T1)

움직임 해부학 운동 Moving AnatoME Exercise

손목 굴곡: 요가 Hand-to-Foot Pose(Utthita Hasta Padangusthasana)

그림 10.4 참고

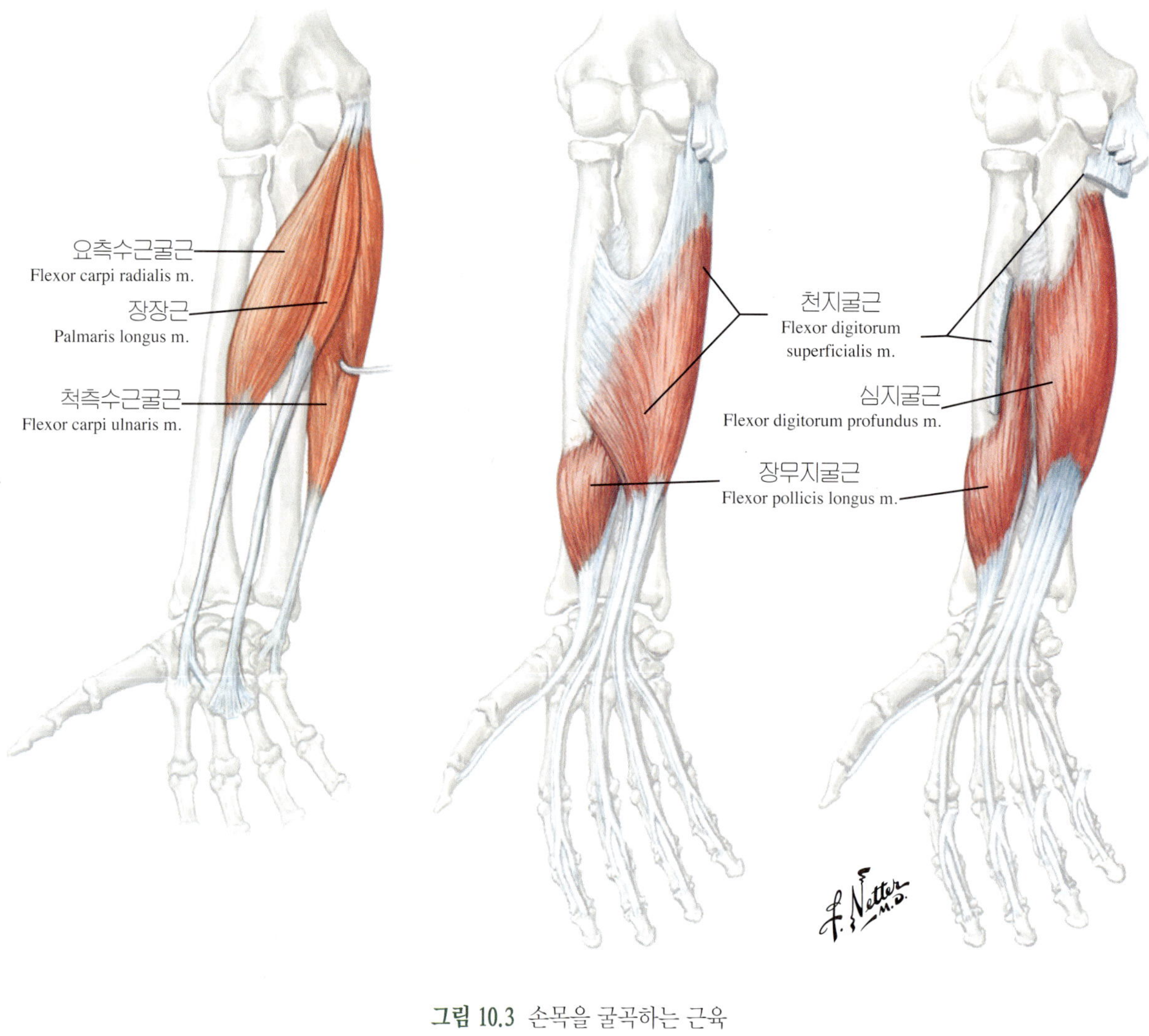

그림 10.3 손목을 굴곡하는 근육

- 시작 자세: 양 발을 고관절 너비만큼 벌리고 선 자세를 취한다. 체중을 양 발의 중간 지점에 배치한다. 양손을 허리에 배치한다.
- 코어를 참여시키고, 내쉬면서 고관절을 굴곡하여 몸통을 바닥으로 하강시킨다.
- 손을 발바닥 밑으로 넣기 위해 양쪽 무릎과 허리를 굴곡한다; 이때 손가락을 발꿈치로 향하게 한다.
- 이 자세를 취할 때 가능하면 양쪽 무릎을 신전한다. 포즈를 취할 때 머리와 목의 긴장을 이완한다.
- 5번의 호흡 동안 이 자세를 유지한다.
- 들이쉬면서 여러분의 손을 허리에 다시 배치한다. 몸통을 신전하면서 다시 선 자세로 되돌아온다.
- 끝 자세: 양 팔을 이완하고 중립의 선 자세를 취한다.

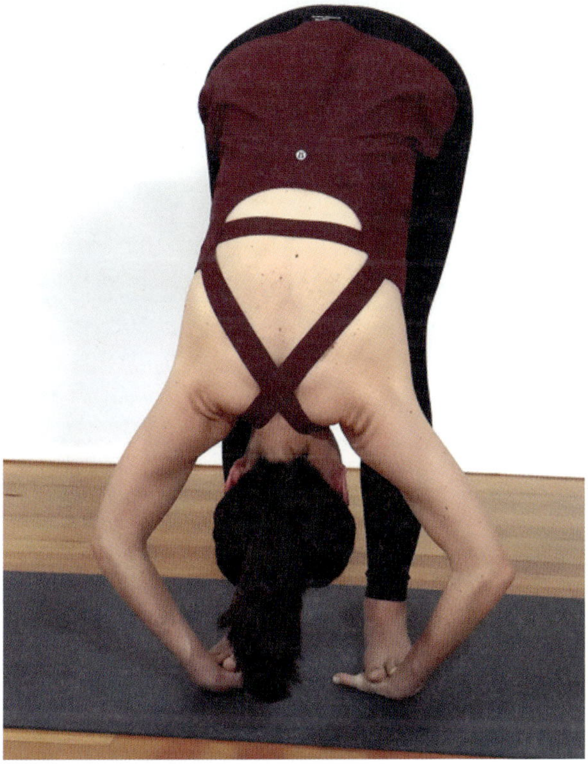

그림 10.4 손목 굴곡: **요가** Hand-to-Foot Pose (Utthita Hasta Padangusthasana)

신전 EXTENSION

아기처럼 양손과 양쪽 무릎으로 네발기기를 할 때, 손목이 신전되어야 한다. 손목 신전은 손목 굴곡처럼 작용하지만, 반대 방향으로 움직인다. 손목 신전의 기전도 손목 굴곡처럼 완전히 밝혀지지 않고, 중앙 기둥의 관절이 참여한다. 이들 관절의 가장 근위 관절인 요골수근관절과 중간수근관절은 협력작용하고, 관련 뼈(요골, 월상골, 유두골 및 3번 중수골)의 관절면은 서로에 대해 구르기와 활주를 한다. 손목 신전 시, 중간수근관절이 가장 중요한 역할을 한다. 중앙 기둥의 원위 관절은 수근중수관절이고, 손이 손목의 작용을 따르도록 허용한다. 손목 신전 시, 수근중수관절은 손바닥을 전완 전면으로부터 멀어지도록 만든다. 손목 굴곡과는 달리, 손목 신전은 안정된 자세이고, 장측 관절낭과 주변 인대의 장력과 근육이 수근중수관절을 안정화시킨다. 바닥에서 선 자세로 움직일 때처럼, 이런 안정성은 체중을 부하하고 힘을 전달하는데 좋은 역할을 한다. 손목 신전할 때, 손목이 약간 외전되는 것을 확인할 수 있다. **필라테스 Leg Pull Prep**로 **움직임 해부학 운동**을 시도해 보자. 손목 신전이 손목 굴곡보다 안정하다 할지라도, 손목 주변의 근육과 인대가 약하거나 타이트하다면, 손목 신전이 불편할 수도 있다. 손목의 신전 정도를 줄이기 위해 접어놓은 매트 위에 손바닥을 배치할 수 있다.

가동범위 Approximate Range of Motion

60° (개인 관리 활동을 편안하게 수행하는데 적어도 30°의 신전이 필요하다)

근육과 신경지배 Muscles and Innervation

그림 10.5 참고

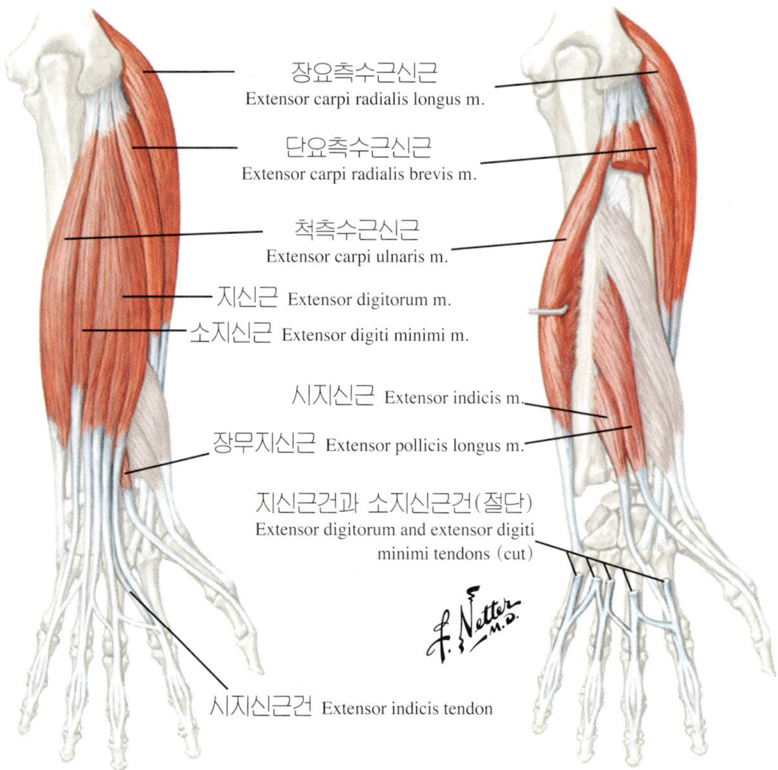

그림 10.5 손목을 신전하는 근육

근육	신경
장요측수근신근	요골신경(C6, C7)
단요측수근신근	요골신경의 심부가지(C7, C8)
척측수근신근	요골신경(C6-C8)
지신근	후골간신경 (C7, C8)
시지신근	후골간신경 (C7, C8)
소지신근	후골간신경 (C7, C8)
장무지신근	후골간신경 (C7, C8)

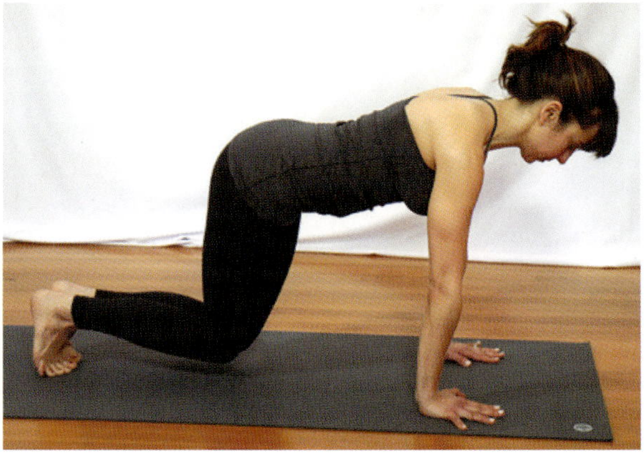

그림 10.6 손목 신전: **필라테스 Leg Pull Prep**

움직임 해부학 운동 Moving AnatoME Exercise

손목 신전: 필라테스 Leg Pull Prep

그림 10.6 참고

- 시작 자세: 네발기기 자세를 취하고, 양손을 어깨 밑에 배치하고, 팔꿈치를 신전한다. 그러나 양쪽 무릎을 고관절보다 약간 뒤쪽으로 몇 인치 떨어진 지점에 배치한다. 이때 다리를 내전하고 발목을 배측굴곡 한다. 견갑골을 등에 고정하고 가볍게 전인하기 위해 손으로 바닥을 압박한다. 아래쪽 복부를 참여시키기 위해 배꼽을 안쪽으로 당기고, 척추와 골반을 중립위로 배치한다.
- 준비하기 위해 들이쉬기 한다.
- 내쉬면서 코어를 참여시킨다. 양쪽 허벅지를 내전하여 허벅지 안쪽을 활성화한다. 척추를 중립위로 유지한다. 바닥으로부터 양쪽 무릎을

천천히 1–2인치 들어 올릴 때 발가락으로 바닥을 압박한다. 척추를 중립위로 유지한다.

- 들이쉬면서 양쪽 무릎을 천천히 바닥 쪽으로 다시 하강시킨다.
- 6–8회 반복한다.
- 끝 자세: 네발기기 자세가 되도록 양쪽 무릎을 바닥으로 하강한다.

외전(요측편위)

ABDUCTION (RADIAL DEVIATION)

퍼레이드 플로트(parade float) 위에 앉아서 작별인사를 하듯이 손목을 천천히 외전한다. 손목이 정중선으로부터 멀리 움직일 때, 손목이 외전(요측편위)을 한다. 외전은 굴곡보다 복잡하지만, 기본 기전은 동일하다: 요골수근관절과 중간수근관절에서 구르기와 활주가 동시에 일어나고, 중간수근관절이 중요한 역할을 한다. 요측편위 시, 대부분의 움직임은 중간수근관절에서 일어나고, 손이 손목의 움직임을 뒤따른다. 요측편위는 엄지와 전완 측면 사이의 각도를 감소시킨다. 요측편위의 가동범위는 척측편위보다 적은 편이고, 척측측부인대와 수근골(요골 붓돌기에 부딪히는)에 의해 제한된다. **Wrist Strengthening Exercise**로 **움직임 해부학 운동**을 시도해 보자. 전완을 지면과 평행하게 시작함으로써 외전을 독립시키고, 손목을 중립위로 만든다. 외전은 우리가 병뚜껑을 여는 동작이다(반대시계 방향으로 뚜껑을 돌린다).

가동범위 Approximate Range of Motion

60°(개인 관리 활동을 편안하게 수행하는데 적어도 10°의 외전이 필요하다)

근육과 신경지배 Muscles and Innervation

그림 10.7 참고

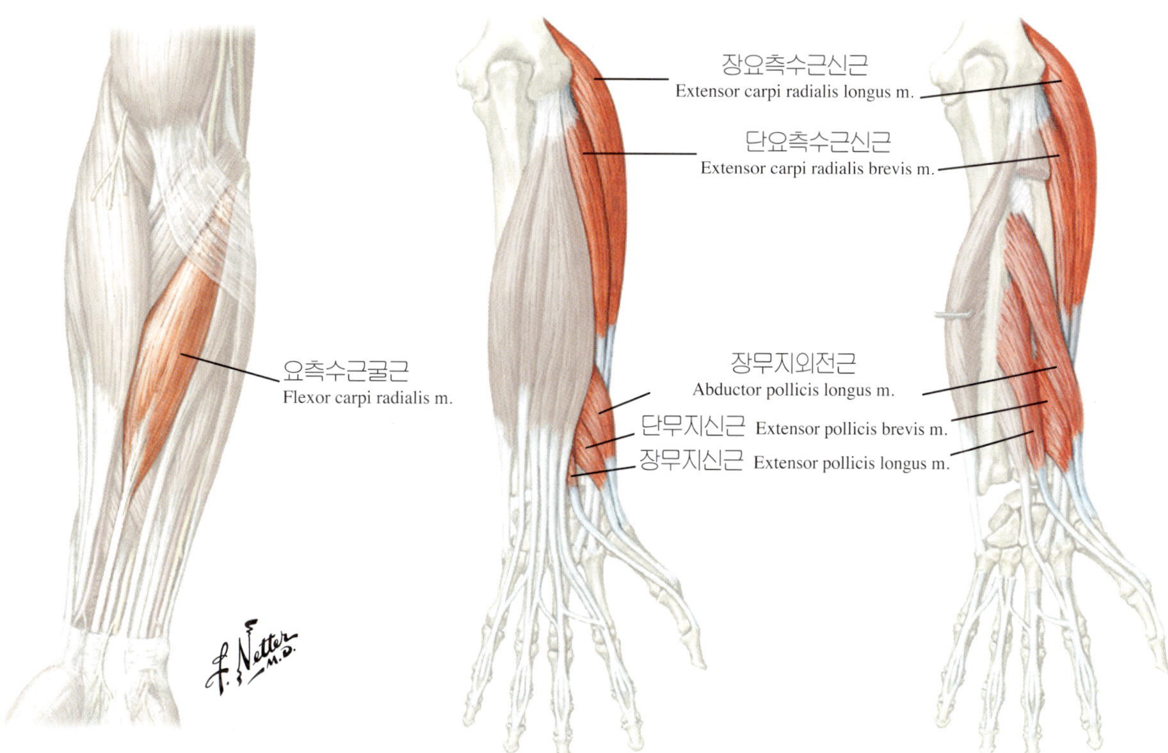

그림 10.7 손목을 외전하는 근육(보이지 않는 근육: 장무지굴근)

근육	신경
장요측수근신근	요골신경(C6, C7)
단요측수근신근	요골신경의 심부가지(C7, C8)
장무지신근	후골간신경 (C7, C8)
단무지신근	후골간신경 (C7, C8)
요측수근굴근	정중신경(C6, C7)
장무지굴근	후골간신경 (C8, T1)
장무지외전근	후골간신경 (C7, C8)

움직임 해부학 운동 Moving AnatoME Exercise

손목 외전: Wrist Strengthening Exercise

그림 10.8 참고

- 시작 자세: 돌려서 뚜껑을 열 수 있는 병을 선택한다(여러분의 손바닥으로 쉽게 잡을 수 있는 병 뚜껑을 선택한다). 편안한 자세로 앉는다. 의자에 앉거나 바닥에서 양반다리로 앉는다. 양쪽 좌골로 균등하게 앉고, 척추를 중립위로 만든다.
- 왼손으로 병을 잡고, 오른쪽 팔꿈치를 90°로 굴곡하고 손목을 중립위(전완과 같은 면에서 중립위를 취한다)로 만든다. 오른팔을 몸통 옆으로 내전한다.

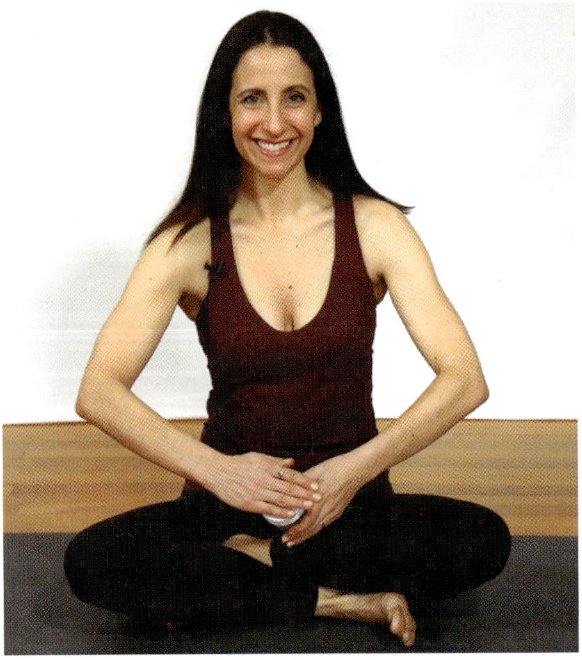

그림 10.8 손목 외전: Wrist Strengthening Exercise

- 병뚜껑을 반시계방향으로 열 때 오른 손목을 외전시킨다. 손목만으로 이런 동작을 수행한다. 어깨의 내전/외전이나 내회전/외회전을 수행하지 않는다.
- on-off 주기로 2-3회 반복하고, 그 다음 왼쪽으로 바꾼다.
- 끝 자세: 병을 내려놓고, 손목을 흔들고, 팔을 이완시켜 몸통 옆에 붙인다.

내전(척측편위)

ADDUCTION (ULNAR DEVIATION)

해부학적 자세에서 손을 편안하게 내전한다. 소지와 전완 내측면 사이의 각도가 감소한다. 내전은 척측편위로도 불리고, 이것은 요측편위와 평행하게 움직인다. 척측편위는 요골수근관절과 중간수근관절에서 구르기와 활주의 결합으로 일어난다. 척측편위는 요골수근관절에서 주로 일어난다. 요골수근관절은 수근중수관절과 함께 작용하여 손이 손목의 움직임을 뒤따른다. 이것은 소지와 척골 사이의 각도를 감소시킨다. 일반적으로 내전이 외전보다 가동범위가 큰 편이다. **Wrist Strengthening Exercise**로 **움직임 해부학 운동**을 시도해 보자. 전완을 지면과 평행하게 시작함으로서 내전을 독립시키고, 손목을 중립위로 만든다. 내전은 우리가 병뚜껑을 잠그는 동작이다(시계방향으로 뚜껑을 돌린다).

가동범위 Approximate Range of Motion

60° (개인 관리 활동을 편안하게 수행하는데 적어도 15°의 내전이 필요하다)

근육과 신경지배 Muscles and Innervation

그림 10.9 참고

근육	신경
척측수근신근	요골신경(C6-C8)
척측수근굴근	척골신경(C7, C8)

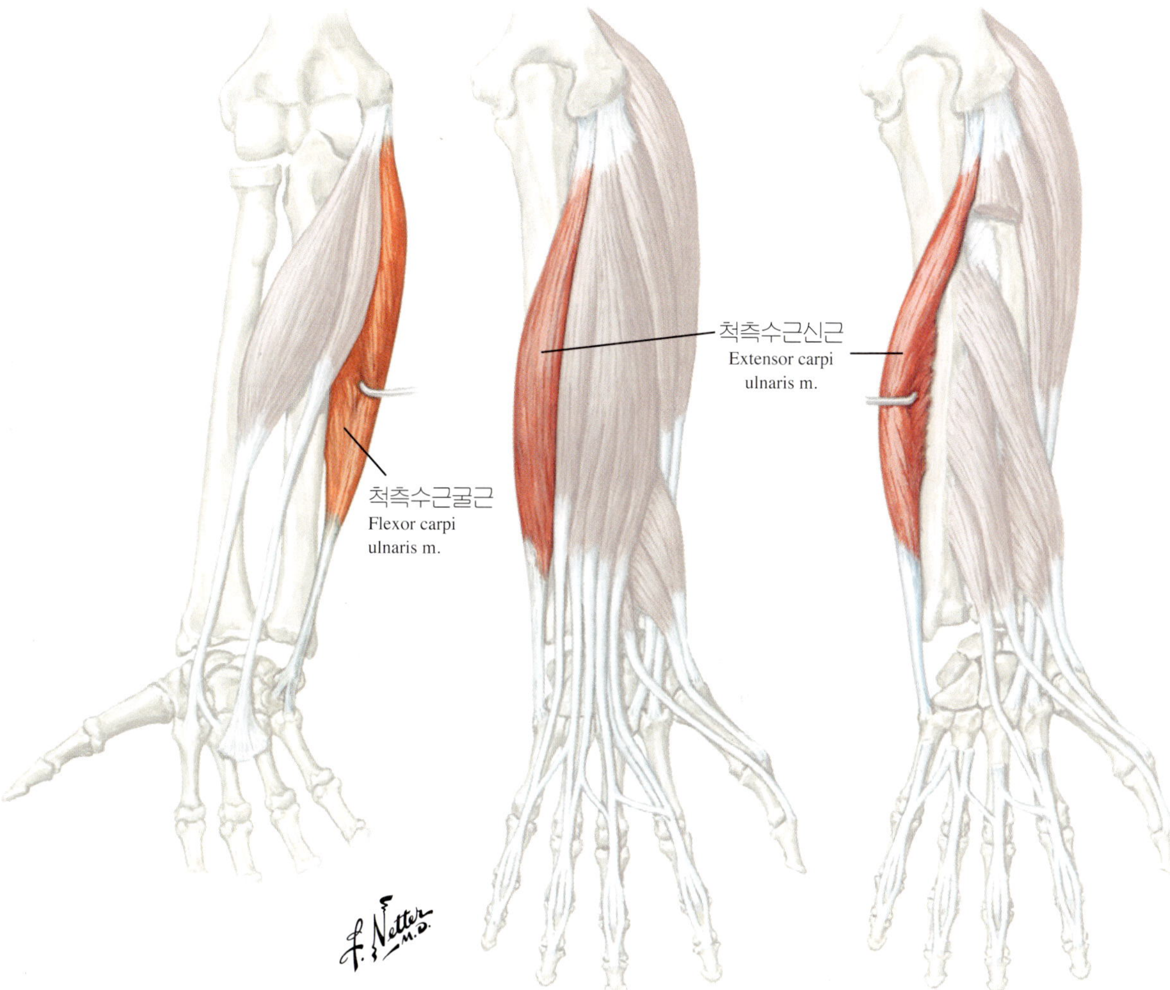

그림 10.9 손목을 신전하는 근육

움직임 해부학 운동 Moving AnatoME Exercise

손목 내전: Wrist Strengthening Exercise

그림 10.10 참고; **외전**의 운동 단계 참고

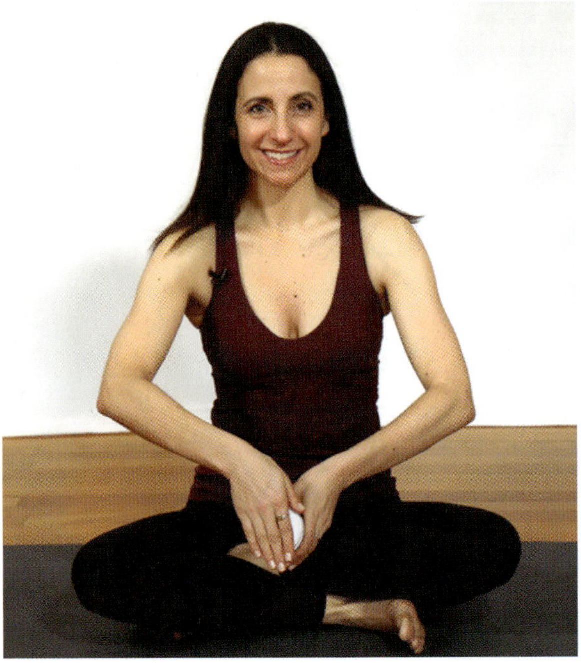

그림 10.10 손목 내전: **Wrist Strengthening Exercise**

11장

손 Hand

개요

OVERVIEW

- 손은 전완의 아래 부위에 있는 영역이고, 3개의 영역으로 구성된다: 수근골(손목), 중수골(손바닥) 및 손가락.
- 관절로는 수근간관절(수근골 사이), 수근중수관절(수근골과 중수골 사이), 중수지절관절(중수골과 지절골 사이), 지절간관절(손가락) 등이 있다. 손목의 관절(요골수근관절과 중간수근관절)을 알고 싶으면 10장을 참고한다.
- 운동은 다음과 같다:
  - **손목:** 굴곡, 신전, 외전, 내전(10장 참고)
  - **손가락:** 굴곡, 신전, 외전, 내전, 맞섬 및 재위치
- 운동의 예:
  - 손가락 굴곡(**요가 Wide-Legged Forward Bend**)
  - 손가락 신전(**필라테스 Leg Pull Prep** 참고)
  - 손가락 외전(**요가 Downward-Facing Dog Pose**)
  - 손가락 내전(**요가 Prayer Position**)

구조와 기능

STRUCTURE AND FUNCTION

"어깨"라는 용어와 마찬가지로, "손"이라는 용어도 많은 구어적 의미를 가지고 있다. 신체적 손은 많은 영역을 가진다. 해부학적으로 손은 27개의 주요 뼈와 2개의 종자골로 구성된다. 손은 3영역으로 나누어진다: 수근골(손목), 중수골(손바닥) 및 손가락. 손목은 여러 개의 관절과 8개의 수근골로 이루어져 있고, 10장에서 자세히 설명되었다. 반대로, 중수골은 상대적으로 단순한 영역이며, 5개의 중수골로 이루어져 있다. 5개의 손가락은 손의 가장 원위 영역이며, 지절골로 구성된다. 손가락(2번–5번 손가락)은 각각 3개의 지절골(근위지절골, 중간지절골 및 원위지절골)을 가지고 있고, 가장 짧은 손가락인 엄지는 2개의 지절골(근위지절골과 원위지절골)을 가지고 있다.

손 뼈들의 연결은 윤활관절의 집합체로서 수근간관절, 수근중수관절, 중수지절관절 및 지절간관절이 있다. 이들 관절의 이름이 어려운 것처럼 보이지만, 실제로는 관절에 참여하는 뼈들을 기억하는데 유용하다(예, 수근중수관절은 수근골과 중수골이 이루는 관절이다)(그림 11.1).

수근간관절 Intercarpal Joints

수근간관절(IC)은 수근골 사이에서 이루어진다. 기능적으로 IC 관절은 손목의 작은 활주를 통해 공간에서의 손 위치를 위해 전완과 상호작용한다.

수근중수관절 Carpometacarpal Joints

수근중수관절(CMC)은 원위열 수근골과 5개 중수골 기저부를 연결한다(예, 3번째 CMC 관절은 주로 유두골과 3번 중수골 사이에서 형성된다). 이들 CMC 관절은 함께 작용하여 야구공을 잡을 때처럼 다양한 물체의 형태에 맞게 손바닥을 변형시킨다; 야구 공을 던질 때처럼 CMC 관절은 손목의 움직임을 손가락과 나머지 손 부위의 움직임에 연결시킨다. 수근골과 중수골(2–5번)

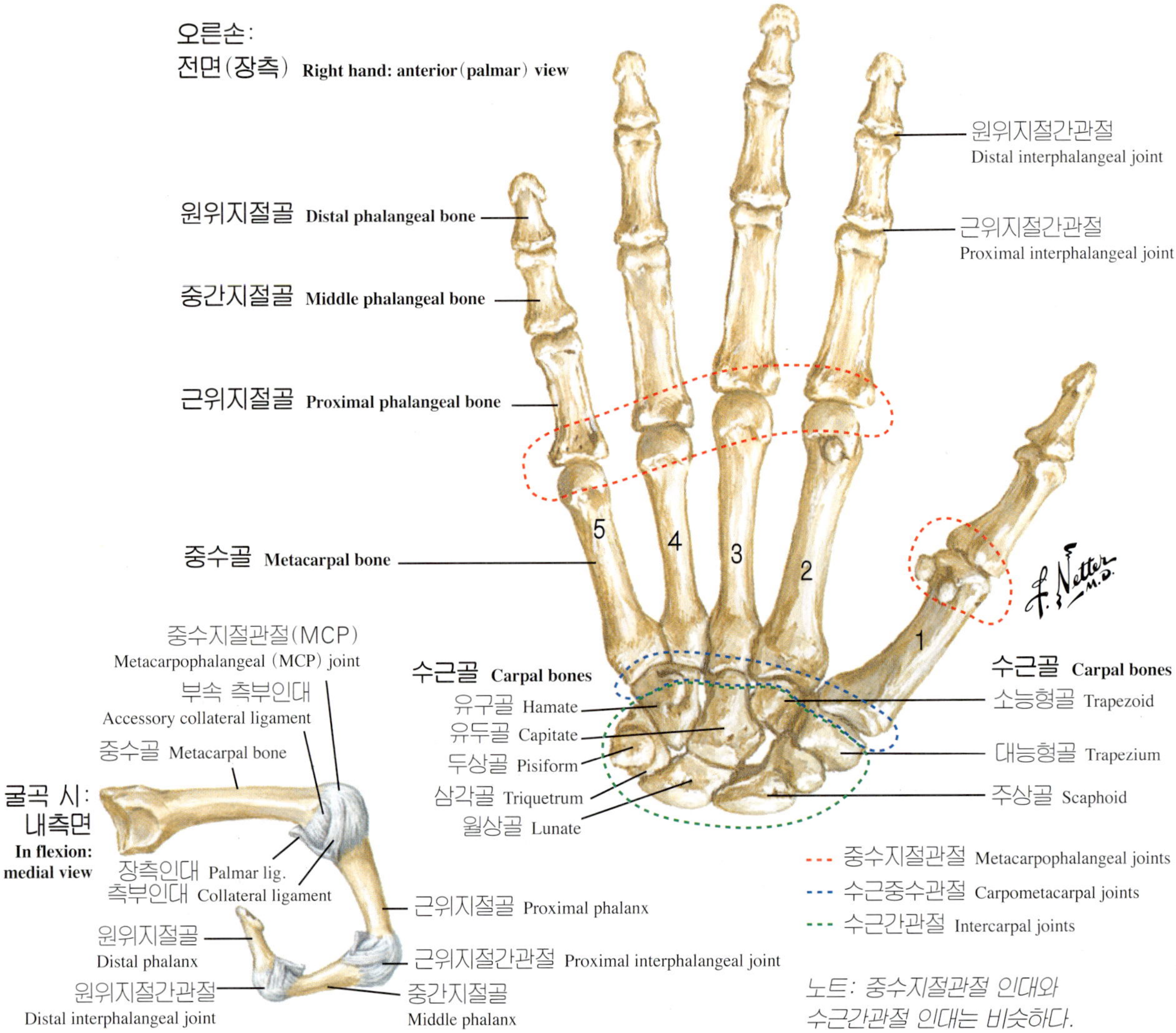

그림 11.1 손의 관절

의 CMC 관절은 상대적으로 제한된 활주 움직임을 허용한다; 2번–3번 손가락의 CMC 관절은 거의 움직임이 없어 손의 안정성에 기여한다. 그러나 4번–5번 손가락의 CMC 관절은 약간 많은 움직임을 가진다. 1번 CMC 관절은 1번 중수골과 대능형골 사이의 안장관절이며, 큰 가동범위를 가진다. 엄지가 얼마나 큰 가동범위로 움직이는지를 확인하기 위해 여러분의 엄지를 움직여 보자.

중수지절관절 Metacarpophalangeal Joints

중수지절관절(MCP)은 중수골과 지절골을 연결한다. 이들 관절의 안정성은 수궁(arch of hand)의 지지에 중요한 역할을 한다. 가동성의 측면에서 볼 때, 이들 관절은 근위지절골의 굴곡, 신전, 외전, 내전, 회선, 그리고 약간 회전을 일으킨다. CMC 관절과 마찬가지로, 2번에서 5번 MCP 관절은 내측 가동범위를 증가시킨다. 여러분은 주먹을 쥐거나 내측 손가락의 증가된 굴곡을 확인함으로써 MCP 관절을 검사해 보자.

연습 11.1 손가락 기능을 강화하자

상지에서 가장 많이 사용되는 부위는 무엇인가? 통계학적 관점에서 볼 때, 손은 상지 움직임의 90%를 담당한다(보너스: 엄지는 통계학적으로 가장 기능적인 손가락이고, 모든 손가락 기능의 50%에 해당한다; 그 다음이 시지와 중지이고, 약지가 기능적으로 가장 떨어진다). 강한 상완이두근을 갖는 것이 여러분의 피트니스 목표라면, 여러분은 매일 손을 강화하고 신장해야 함을 명심해야 한다. 이것을 수행하는 가장 쉬운 방법은 손을 강화하는 공(stress relief ball)을 구입해서, 쉬는 시간에 수시로 그 공을 사용하는 것이다.

지절간관절 Interphalangeal Joints

지절간관절(IP)은 근위지절골, 중간지절골 및 원위지절골 사이에서 형성된다. 손가락의 경우, 근위지절간관절(PIP)은 근위지절골두와 중간지절골저 사이에서 이루어지고, 원위지절간관절(DIP)은 중간지절골두와 원위지절골저 사이에서 이루어진다. 엄지에는 2개의 지절골만 있기 때문에 엄지는 1개의 지절간관절을 가진다. IP 관절은 손가락을 형성하는 작은 지절골의 굴곡과 신전을 일으킨다.

비록 지절골이 작지만, 이들 관절은 인체의 큰 윤활관절(고관절과 주관절)의 기능과 비슷한 기능을 하고, 또 관절낭, 윤활막 및 인대 등을 가진다. 이들 관절은 함께 작용하여 물체를 잡는 손의 기능에 도움을 주고, 또 망치를 잡거나, 문을 열거나, 페이지를 넘기거나, 글씨를 쓰는 것에 필요한 손의 자세에 도움을 준다. 양발 서기를 하는 덕분에, 우리는 손으로 물체의 감각(문고리의 느낌)을 느끼고, 그 물체를 움직일 수 있다(문고리를 돌린다). 또한 손은 제스처(예, 주먹쥔 손은 화를 표현한다)를 통해 생각과 정서를 표현하기 때문에, 비언어적 의사소통을 위한 중요한 도구를 제공한다. 물론 손이 단독으로 작용하지 않고, 나머지 상지의 운동사슬과 함께 작용한다. 손은 어깨복합체에서 시작하는 상지 운동 사슬의 원위 끝단이다. 어깨관절을 통한 폭넓은 가동범위는 팔의 움직임뿐만 아니라, 손의 움직임과 자세 때문이다. 여러분의 앞에 놓인 아이템을 손으로 잡을 때 상지가 어떻게 움직이는지를 살펴보자. 이렇게 손을 사용할 때 견갑골의 전인, 어깨의 굴곡, 팔꿈치의 신전이 필요할 것이다(연습 11.1).

움직임 MOVEMENT

스푼을 잡거나 문자를 보낼 수 있는 손의 기민성을 이해하기 위해 여러분의 손가락을 움직여 보자. 이들 일상 활동은 손 관절(IC, CMC, MCP, IP)의 움직임 덕분에 의해 일어난다. 10장에서 설명되었듯이, IC 관절은 요골수근관절과 중간수근관절과 함께, 굴곡, 신전, 외전 및 내전함으로 공간에서 손의 위치를 잡는다. 손의 내재관절(특히, MCP와 IP)은 굴곡, 신전, 외전, 내전, 그리고 약간의 회전을 허용함으로서 움직임을 조절한다(그림 11.2). 엄지는 기민성에 중요한 움직임인 대립 작용을 할 수 있다. 대립(opposition)은 엄지가 손바닥을 지나 나머지 손가락 끝에 닿는 엄지의 움직임을 설명하는 특별한 용어이다. 대립은 엄지 CMC 관절이 손의 다른 관절과 함께 작용하는 복잡한 상호작용으로 초래된다(엄지가 대립하는 손가락에 좌우되는). 반대로, 재위치(reposition)는 대립된 엄지가 해부학적 자세로 되돌아오는 움직임이다(상자 11.1).

다른 관절과 마찬가지로, 손 관절의 가동범위는 근육 부착점, 관절의 형태와 방향, 그리고 측부인대의 존재 유무 등에 의해 결정된다. 그러나 손의 가동범위도 이웃한 관절의 자세에 크게 의존한다. 예를 들어, 손목을 중립위로 하고 주먹을 쥔다. 이번에는 주먹을 편 후 손목을 굴곡하고, 손가락을 손바닥 안으로 얼마나 굴곡할 수 있는지를 살펴본다. 이때 손가락의 굴곡이 제한될 것이다. 이런 손가락 굴곡의 제한이 발생하는데, 그 이유는 전완 굴곡근건과 신전근건이 손목과 손가락에서 동시에 최대 가동범위로 길어지지 않기 때문이다(근육의 건이 손 자체뿐만 아니라 전완에서 발생하는 손의 움직임을 담당하고 있음을 기억한다).

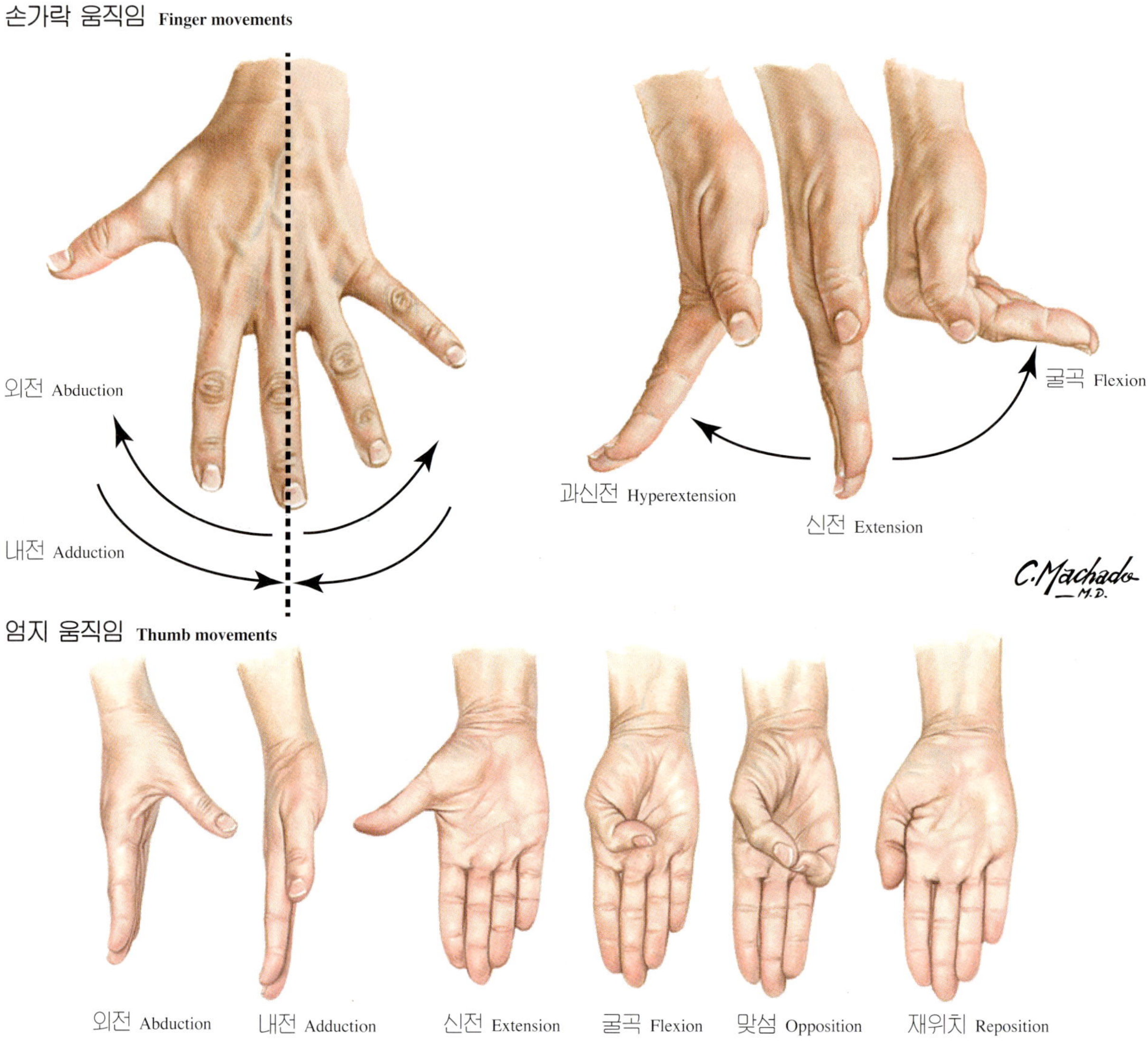

그림 11.2 손가락과 엄지의 움직임

상자 11.1 그립 Get a Grip

엄지의 대립 작용을 포함한, 손가락의 기민성은 물체를 잡는 능력과 함께 사람의 삶에 중요한 역할을 한다. 파악으로 알려진, 물체를 잡는 능력은 인류에게 환경을 조작하는 능력(다른 동물에게 없는)을 가능하게 했다. 도구를 만들고 불을 피우는 우리의 능력은 진화 사슬의 최상단에 호모 사피언스를 올려놓았다. 사람의 파악 능력은 2가지로 분류된다: 그립과 핀치. 이들 두 그룹의 활동은 파워 그립과 정밀 핀치로 분류된다: 예를 들어, 우리는 파워 그립을 통해 망치를 잡을 수 있고, 정밀 핀치를 통해 펜을 잡을 수 있다. 그리고 커피잔을 잡거나 친구를 위해 문을 연 상태로 잡고 있을 때는, 다른 형태의 잡기가 이루어져야 한다.

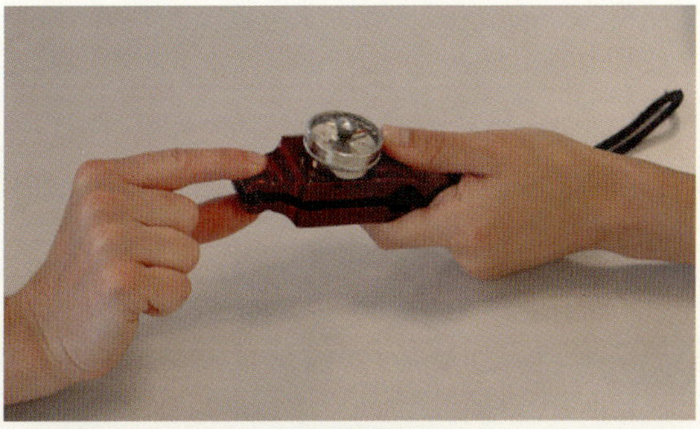

핀치(오른손)

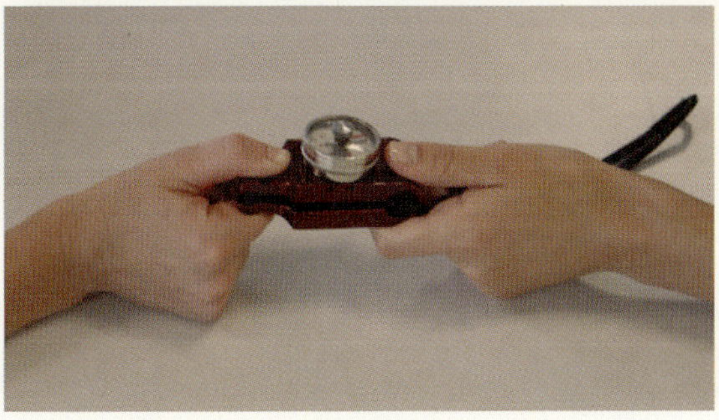

그립(오른손)

굴곡 FLEXION

우리가 노트에 글을 쓰기 위해 펜을 잡을 때, 손가락을 굴곡해야 할 것이다. 이런 자세를 취할 때, 5개의 손가락은 MCP와 IP에서 굴곡하고, CMC 관절의 움직임은 제한된다. 2번-5번 손가락은 내외축을 중심으로 시상면에서 굴곡을 하고, 굴곡의 정도는 2번 손가락에서 5번 손가락으로 갈수록 증가한다. 굴곡은 손가락의 장측면을 전완의 전면으로 가까이 가져간다. 반대로, 엄지의 굴곡은 전두면으로 일어나는데, 그 이유는 1번 중수골의 자세 때문이다. 굴곡 시 엄지 중수골의 장측면은 다른 손가락 중수골의 장측면과 교차하여 파악(그립과 핀치)을 하는 데 도움을 준다. 엄지가 다른 손가락에 대해 거의 90°로 회전되어 있기 때문에, 엄지의 굴곡은 엄지의 장측면이 손바닥을 가로지르도록 만든다. 1번째 CMC 관절의 부가적인 가동성 때문에 엄지의 굴곡은 큰 가동범위를 갖는다. 양손을 깍지 끼고 머리 위로 들어 올려 **요가 Wide-Legged Forward Bend**로 **움직임 해부학 운동**을 시도해 보자. 양손의 손바닥을 밀착하여 잡기 위해 손가락을 굴곡한다. 이런 그립이 상지의 완전한 활동과 어깨를 통한 큰 스트레칭을 어떻게 촉진하는지를 확인해 본다.

가동범위 Approximate Range of Motion

손가락: MCP(중수지절관절), 100°;
PIP(근위지절간관절), 120°;
DIP(원위지절간관절), 90°
엄지: CMC(수근중수관절), 50°;
MCP, 60°; IP(지절간관절), 70°

근육과 신경지배 Muscles and Innervation

그림 11.3 참고

근육	신경
손가락	
소지굴근	척골신경의 심부가지(C8, T1)
심지굴근	내측: 척골신경(C8, T1); 외측: 정중신경(C8, T1)
천지굴근	정중신경(C7-T1)
충양근	외측: 정중신경(C8, T1); 내측: 척골신경의 심부가지(C8, T1)
엄지	
단무지굴근	정중신경(C8, T1)
장무지굴근	전골간신경(C8, T1)
단무지외전근	정중신경(C8, T1)
무지내전근	척골신경의 심부가지(C8, T1)

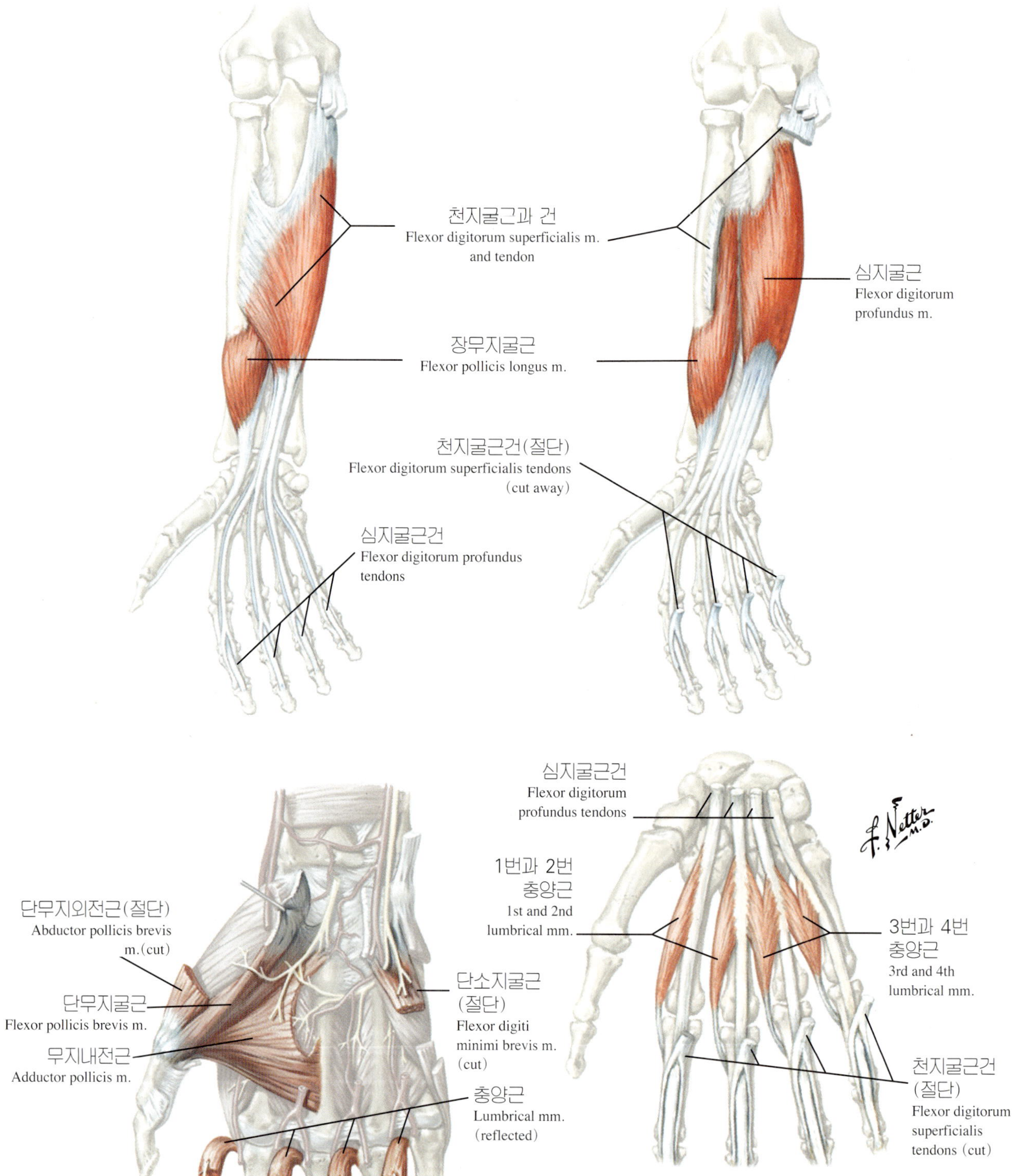

그림 11.3 손가락을 굴곡하는 근육(보이지 않는 근육: 장무지굴근)

움직임 해부학 운동 Moving AnatoME Exercise
손가락 굴곡: 요가 Wide-Legged Forward Bend (Prasarita Padottanasana C)

그림 11.4 참고

- 시작 자세: 양 발을 고관절 너비만큼 벌리고 편안하게 선 자세를 취한다(양 발을 나란하게 배치한다). 체중은 양쪽 발의 중간 지점에 위치한다. 그리고 양손을 허리 부위에 배치한다.
- 양 발을 3–4 피트 정도 더 벌린다. 양손을 등 뒤로 이동하여 깍지를 낀다.
- 들이쉬면서 여러분의 몸통을 길게 늘인다. 내쉬면서 코어를 참여시키고, 고관절을 굴곡하여 몸통을 바닥 쪽으로 하강시킨다. 여러분의 손이 바닥 쪽으로 뻗을 때까지 팔을 쭉 뻗는다.
- 몸통을 길게 유지하고, 머리를 이완한다. 그리고 양손을 바닥 쪽으로 뻗는다. 5번의 호흡을 한다.
- 들이쉬면서 여러분의 몸통을 다시 선 자세로 가져온다.
- 끝 자세: 양손의 깍지를 풀고, 팔을 이완시켜 몸통 옆에 내려놓는다. 시작 자세처럼 여러분의 발을 모은다.

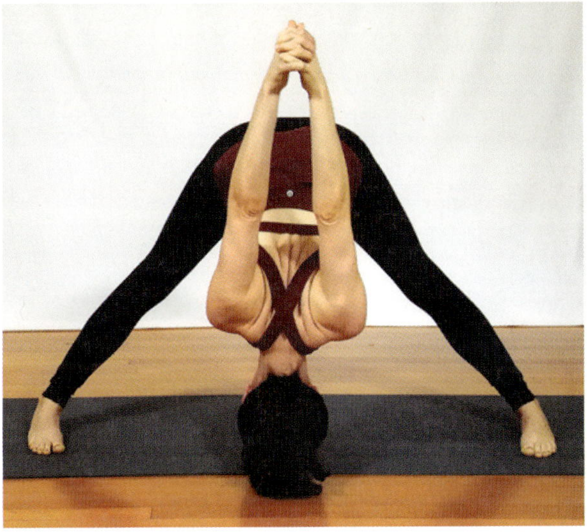

그림 11.4 손가락 굴곡: 요가 Wide-Legged Forward Bend (Prasarita Padottanasana C)

신전 EXTENSION

우리가 사무실 문을 밀어 닫을 때, 손과 손가락을 신전한다. 이런 자세를 취할 때, 5개의 손가락이 MCP와 IP에서 신전한다. 손가락의 신전은 손가락의 등쪽면을 전완의 후면 쪽으로 가깝게 가져간다. 신전은 굴곡처럼 작용한다: 2번–5번 손가락 MCP와 IP관절의 신전은 내외축을 중심으로 시상면에서 일어나고, 안쪽 손가락(4번과 5번 손가락)이 가쪽 손가락(2번과 3번 손가락)보다 더 큰 가동성을 가진다. 반대로, 엄지의 신전은 전두면으로 일어나는데, 그 이유는 1번 중수골의 자세와 CMC 관절의 도움 때문이다. 엄지가 다른 손가락에 대해 거의 90°로 회전되어 있기 때문에, 엄지의 신전은 해부학적 자세로 다시 되돌아가는 것이다. 엄지의 신전은 굴곡보다 더 많이 제한된다. **필라테스 Leg Pull Prep**로 **움직임 해부학 운동**을 시도해 보자. 손의 견고한 기초를 형성하는 데 도움을 주기 위해 손과 손가락 신전근을 참여시켜 본다.

가동범위 Approximate Range of Motion

손가락: MCP, 45°; PIP, 0°; DIP, 최소

엄지: CMC, 15°; MCP, 무시; IP, 20°

근육과 신경지배 Muscles and Innervation

그림 11.5 참고(충양근을 위해서는 그림 11.3 참고)

근육	신경
손가락	
소지신근	후골간신경(C7, C8)
시지신근	후골간신경(C7, C8)
충양근	외측: 정중신경(C8, T1); 내측: 척골의 심부가지(C8, T1)
엄지	
단무지신근	후골간신경(C7, C8)
장무지신근	
장무지외전근	

움직임 해부학 운동 Moving AnatoME Exercise

손가락 신전: 필라테스 Leg Pull Prep

그림 10.4, 임상 초점 11.1 참고

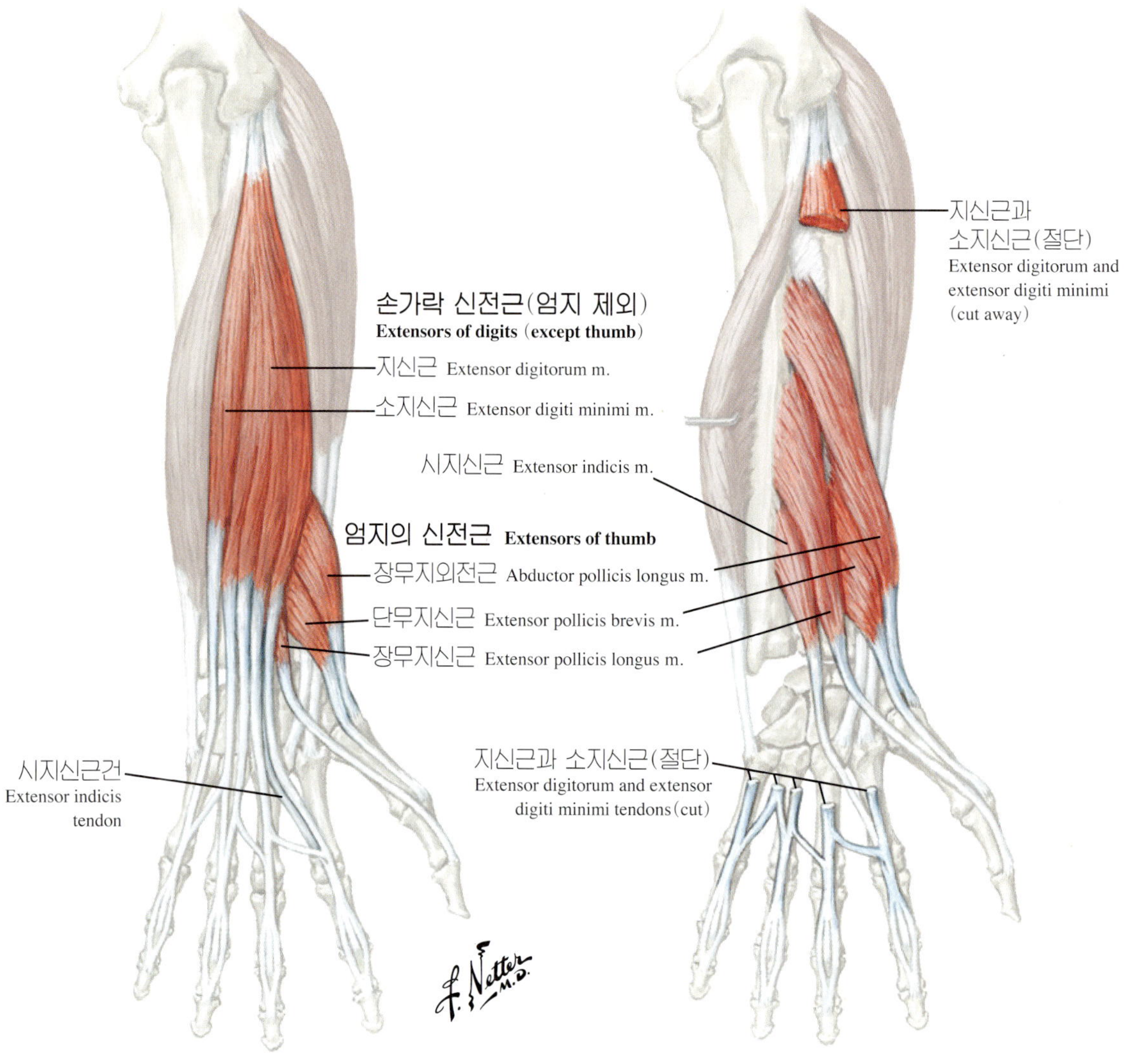

그림 11.5 손가락을 신전하는 근육(보이지 않는 근육: 충양근)

임상 초점 11.1 류마티스 관절염 Rheumatoid Arthritis

류마티스 관절염(RA)은 신체 관절을 심하게 파괴하는 질환 중의 하나이다. 퇴행성 질환인 골관절염과는 달리, RA는 자가면역성 질환이다. 관절에 대한 면역 침습의 초기 표적은 윤활조직이다. 윤활조직은 염증성 세포와 유해 부산물로 채워져 있다. 침범된 윤활조직은 관절 부종을 일으키고, 나중에는 연골과 뼈를 악화시킨다; 건과 기타 근골격계 조직도 침범될 수 있다. 일반적으로 RA는 손(또는 발)부터 먼저 침범하여, 뚜렷한 척측편위, 단추구멍 기형 및 백조목 기형을 갖는다. 비록 증상의 경감이 일어나고 의학적 치료가 RA를 관리하는 데 도움을 줄 수 있지만, 기본적으로 RA는 치료가 불가능한 질환이다. 손 RA의 효과를 완화하기 위해, 재활은 근력 강화와 유연성에 초점을 맞춘다: 예를 들어, 손과 손가락의 신전을 5–10초 간 유지한다. 불필요한 관절 스트레스를 줄이는 환자 교육도 도움이 되고, **Alternate Nostril Breathing(Anuloma Viloma)** 심호흡과 같은 통증관리기법도 RA를 감소하는 데 도움이 된다.

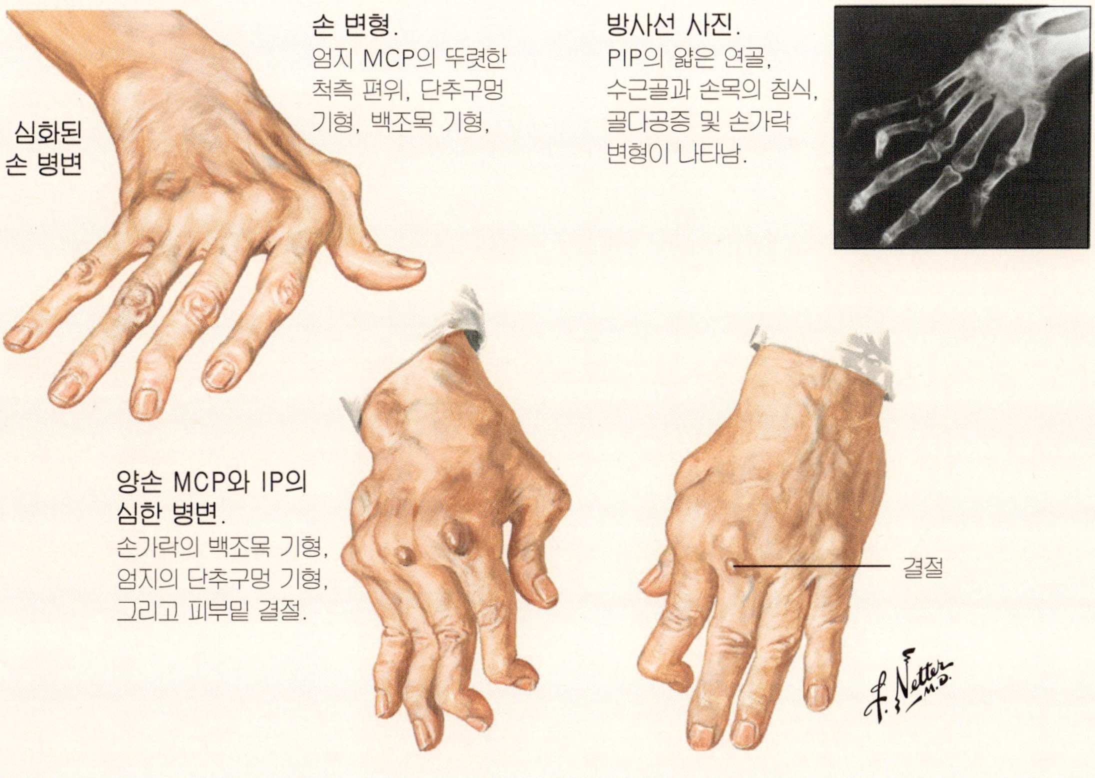

외전 ABDUCTION

손으로 숫자 5를 표현할 때, 손가락을 벌림한다. 이런 동작은 중지를 기준으로 나머지 손가락이 외전하는 형태이다. 2번–5번 손가락의 외전은 주로 MCP 관절에서 일어나고, 전후축을 중심으로 전두면 상에서 일어난다. 굴곡보다 MCP 관절의 신전이 얼마나 더 쉽게 일어나는지를 스스로 확인해 보자: 신전의 가동성은 2번째 손가락과 5번째 손가락에서 가장 큰 편이다. 엄지의 외전은 시상면에서 일어난다; 가장 큰 외전은 CMC 관절에서 일어나고, MCP 관절에서는 크게 일어나지 않는다. 엄지의 외전은 손바닥에서 멀어지는 전방 움직임이다.

요가 Downward-Facing Dog Pose로 **움직임 해부학 운동**을 시도해 보자. 모든 손가락이 벌림되도록 여러분의 손을 적절한 자세로 만들어 보자. 이런 손 자세가 기초를 더 넓게 하고 상지에 더 큰 안정성을 어떻게 가능하게 하는지를 확인해 보자.

가동범위 Approximate Range of Motion

손가락: MCP, 20°, 엄지: CMC, 45°

근육과 신경지배 Muscles and Innervation

그림 11.6 참고

근육	신경
손가락	
소지외전근	척골신경의 심부가지(C8, T1)
배측골간근	척골신경의 심부가지(C8, T1)
엄지	
단무지외전근	정중신경(C8, T1)
장무지외전근	후골간신경(C7, C8)

움직임 해부학 운동 Moving AnatoME Exercise

손가락 외전: 요가 Downward-Facing Dog Pose (Adho Mukha Svanasana)

그림 11.7 참고

- 시작 자세: 양손과 무릎으로 네발기기 자세를 취한다. 이때 손목은 어깨 밑에 배치되고, 무릎은 고관절 밑에 배치된다. 그리고 발목을 배측굴곡하고, 발가락을 신전한다. 몸통은 바닥과 평행을 이루고, 목은 중립위를 취한다. 약간 앞쪽과 아래쪽으로 시선을 응시한다.
- 내쉬면서 손바닥으로 지면 바닥을 누르고, 무릎을 신전한다. 좌골이 천장 쪽을 향하도록 들어올린다.

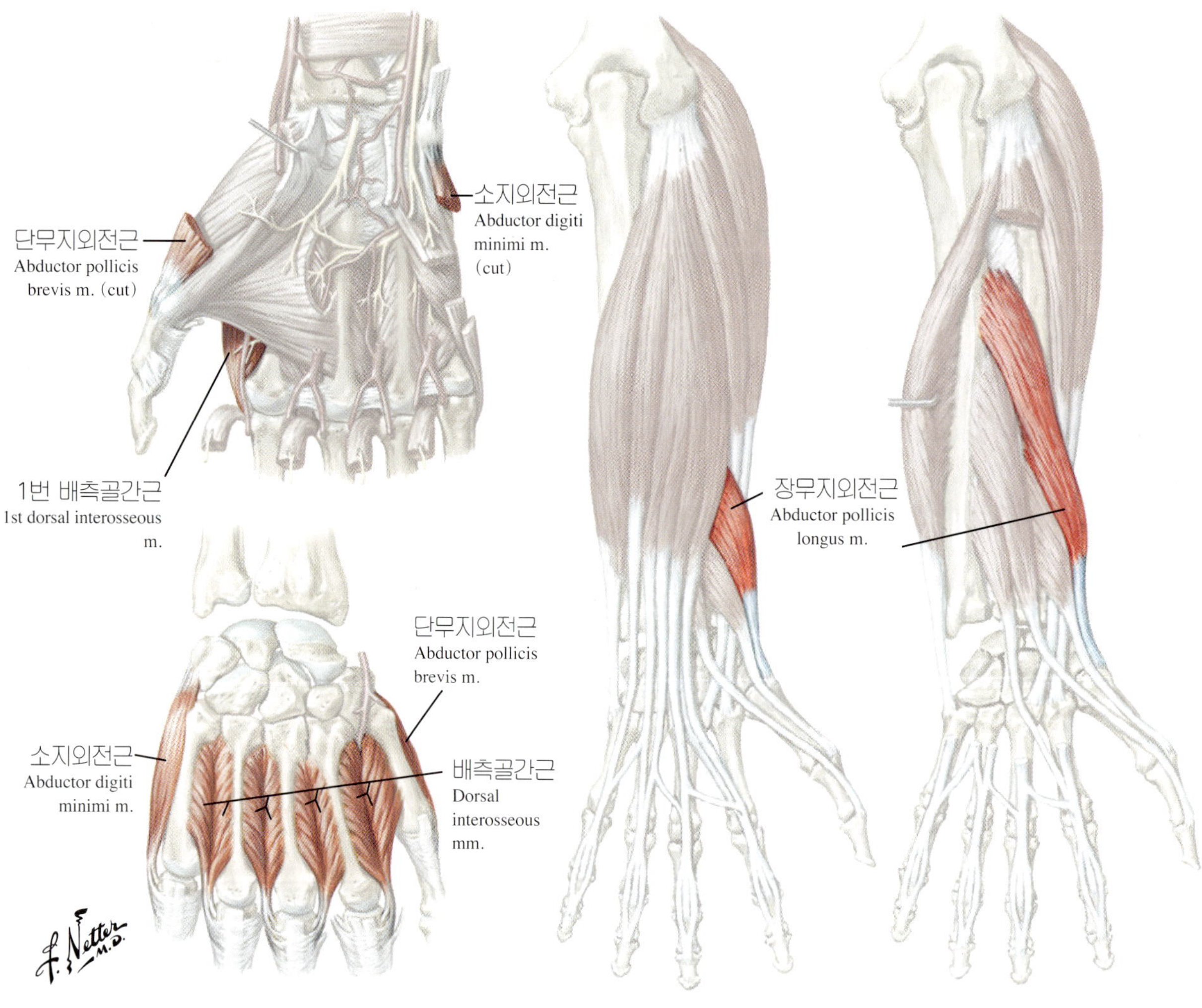

그림 11.6 손가락을 외전하는 근육

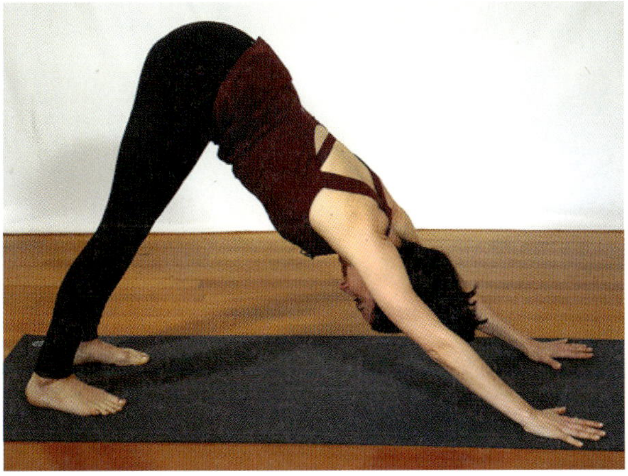

그림 11.7 손가락 외전: Yoga Downward-Facing Dog Pose (Adho Mukha Svanasana)

만약 발꿈치가 바닥에 닿지 않으면, 발꿈치를 바닥에 닿게 한다. 필요하다면, 무릎을 약간 굽힐 수도 있다.

- 양손으로 바닥을 누를 때, 안정된 기초를 만들기 위해 손가락을 벌린다. 그리고 견갑골을 등에 고정시킨다. 머리와 목을 척주와 일직선되게 정렬하고, 발쪽으로 시선을 응시한다.
- 5회 호흡 동안 이 자세를 유지한다.
- 끝 자세: 양쪽 무릎을 굽히면서 네발기기 자세로 되돌아간다.

내전 ADDUCTION

"하이 파이브"를 할 때, 우리는 손가락을 내전한다. 이런 동작은 중지 쪽으로 나머지 손가락이 움직이는 형태이다. 외전과 같이, 내전도 2번–5번 손가락의 MCP 관절에서 시작하고, 전후축을 중심으로 전두면 상에서 일어난다. 엄지의 내전은 시상면에서 일어난다; 가장 큰 외전은 CMC 관절에서 일어나고, MCP 관절에서는 작은 움직임이 일어난다. 엄지의 내전은 손바닥 쪽으로 다시 엄지가 되돌아가는 것이다. **요가 Prayer Position**으로 **움직임 해부학 운동**을 시도해 보자. 많은 문화에서 이런 동작은 소원을 비는 동작이고, 또 이런 동작은 종종 존경이나 감사를 표하는 동작이다. 요가 수업 때도 여러분은 이런 동작을 하게 될 것이다.

가동범위 Approximate Range of Motion

손가락: 0°, 엄지: 30°

근육과 신경지배 Muscles and Innervation

그림 11.8 참고

근육	신경
손가락	
장측골간근	척골신경의 심부가지(C8, T1)
엄지	
무지내전근	척골신경의 심부가지(C8, T1)

움직임 해부학 운동 Moving AnatoME Exercise

손가락 내전: 요가 Prayer Position(Anjali Mudra)

그림 11.9 참고

- 시작 자세: 양 발을 고관절 너비만큼 벌리고 선 자세를 취한다. 이때 양 발을 자연스럽게 배치한다. 체중은 양쪽 발의 중간 지점에 배치되도록 한다. 그리고 양 팔을 이완시켜 몸통 옆에 배치한다.
- 견고한 기초를 만들기 위해 발가락을 바닥에 고르게 펼쳐서 등척성으로 압박한다. 양 발의 족궁을 들어 올리고, 발로 바닥을 누르면서 허벅지와 종아리의 근육을 참여시킨다. 이때 허벅지를 약간 안쪽으로 회전시킨다.
- 머리와 목을 통해 척주를 길게 신장하는 한편, 좌골을 바닥쪽으로 내린다.
- 들이쉬면서 양 손바닥을 붙여 가슴 앞에 배치한다. 이때 손가락은 내전된다. 양손의 엄지를 흉골에 가볍게 접촉시키고, 팔꿈치를 아래쪽으로 내린다.
- 양쪽 손바닥을 균등하게 서로 누르면서, 머리를 약간 숙인다. 이때 여러분의 가슴을 넓게 벌린다.
- 5회 호흡하는 동안 이 자세를 유지한다.
- 끝 자세: 들이쉬면서 머리를 들어올린다. 그 다음, 내쉬면서 양 팔을 하강하여 중립의 서기 자세로 되돌아간다.

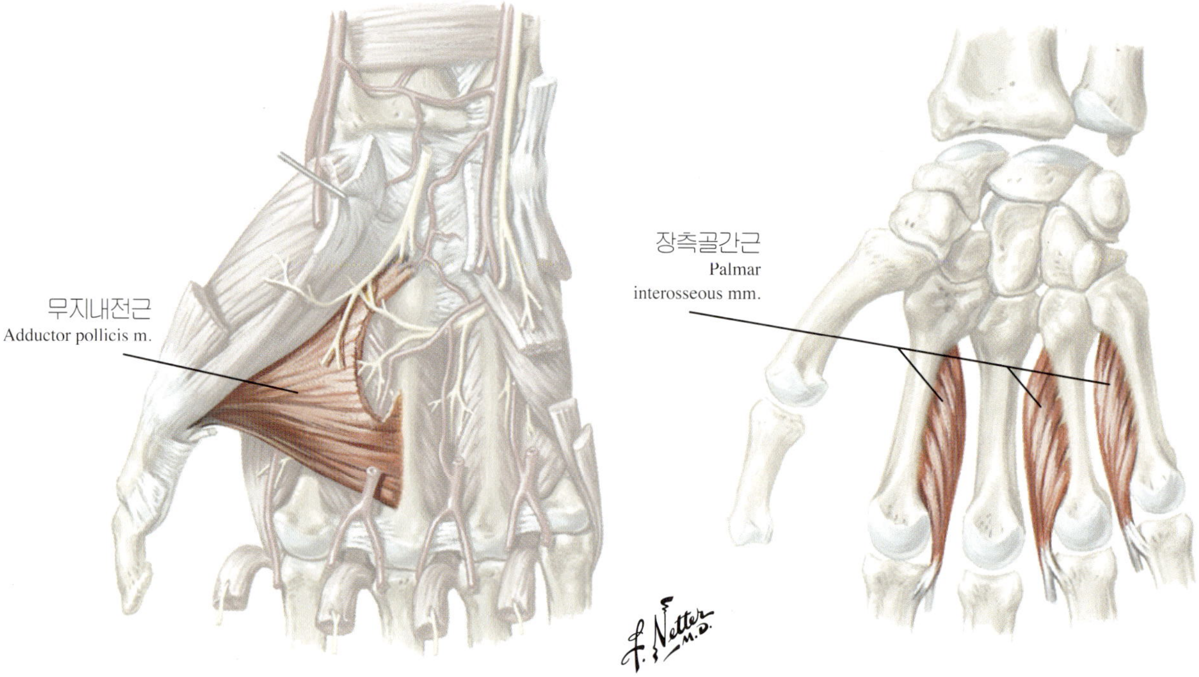

그림 11.8 손가락을 내전하는 근육

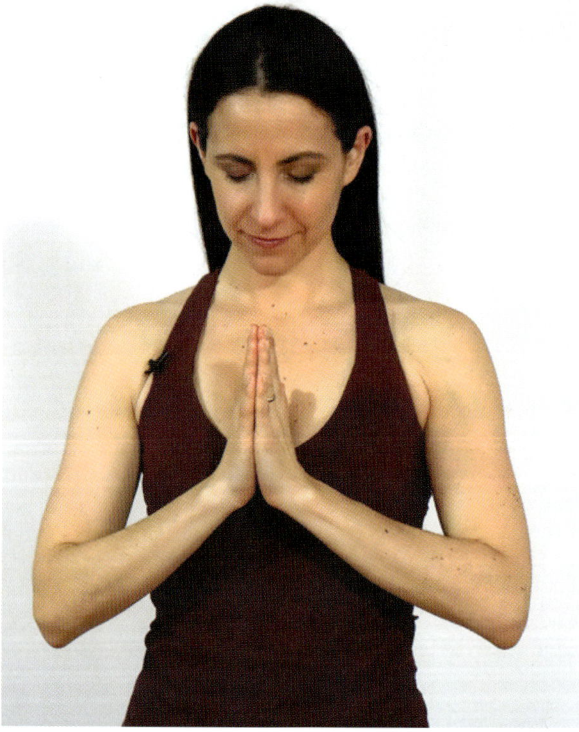

그림 11.9 손가락 내전: **요가** Prayer Position (Anjali Mudra)

12 장

하지의 영역 개요

Regional Overview of Lower Extremity

하지는 골반의 장골에서부터 발가락의 끝지점까지 이른다. 2개의 하지는 체중을 지지할 뿐만 아니라, 효율적인 에너지 소비를 통해 신체를 이동시킨다. 이족 보행은 수백만 년을 통해 진화되었고, 호모사이엔스와 다른 동물을 구분짓는 중요한 특징이다. 이족 보행으로 인한 똑바른 이동과 자세는 인체의 중요한 요소이다; 그들의 보행 진화를 통해 사람은 양손으로 식사를 하거나, 건물을 짓거나, 쇼핑을 하거나, 또는 세상과의 소통을 할 수 있게 되었다. 이것은 네발로 이동하는 개, 고양이, 소 및 기타 동물과 반대로 양손을 사용할 수 있게 만들었다.

각 하지는 별개의 영역으로 구분된다(그림 12.1):

- **골반 영역**은 축성 골격과 하지 사이의 생체역학적 연결을 제공하는 골반을 포함한다. 이 부위는 천장관절을 통해 몸통과 연결되고, 고관절을 통해 하지와 연결된다.
- **볼기 영역**은 장골능과 볼기주름(궁둥이의 기저부를 나타내는 피부주름) 사이의 영역으로 신체의 후외측에 위치한다.
- **허벅지**는 앞쪽으로는 서혜인대와 무릎 사이의 영역이고, 뒤쪽으로는 볼기주름과 무릎 사이의 영역이다.
- **종아리**는 무릎과 발목을 연결하는 부위이다.
- **발**은 발목 아래의 모든 해부학적 구조물이다.

하지의 뼈

BONES OF THE LOWER EXTREMITY

하지의 골격은 이족 보행을 지지하고, 다음의 뼈로 이루어진다:

- **골반 영역:** 좌골, 장골, 치골
- **허벅지:** 대퇴골
- **종아리:** 경골, 비골 및 슬개골
- **발:**
  - **족근골:** (근위열) 목말뼈와 발꿈치뼈; (중간열) 주상골; (원위열) 입방골과 설상골[외측, 중간, 내측].
  - **중족골:** (내측에서 외측으로) Ⅰ, Ⅱ, Ⅲ, Ⅳ, Ⅴ
  - **족지절골:** 근위지절골(Ⅰ–Ⅴ), 중간지절골(Ⅱ–Ⅴ), 원위지절골(Ⅰ–Ⅴ)

하지의 근육

MUSCLES OF THE LOWER EXTREMITY

하지를 움직이는 근육들은 주로 볼기영역, 허벅지, 종아리, 발 등의 하지 영역에서 시작된다(표 12.1–표 12.3과 그림 12.3–그림 12.5). 하지와 관련된 부가적인 근육군은 축성 골격(4장과 6장)에서 설명되었다. 하나의 예가 장요근이다. 장요근은 뒤쪽 복벽을 형성하는 근육

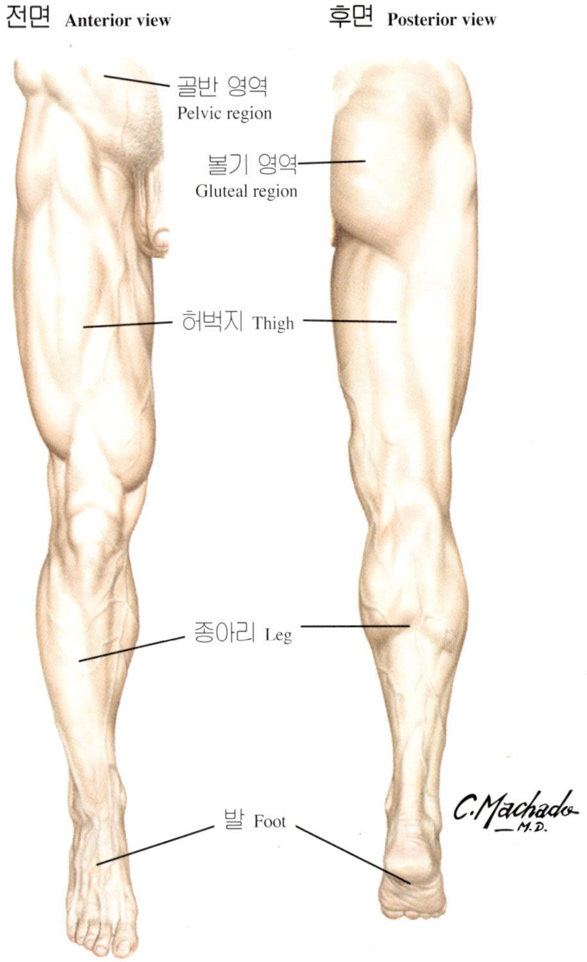

그림 12.1 하지 영역

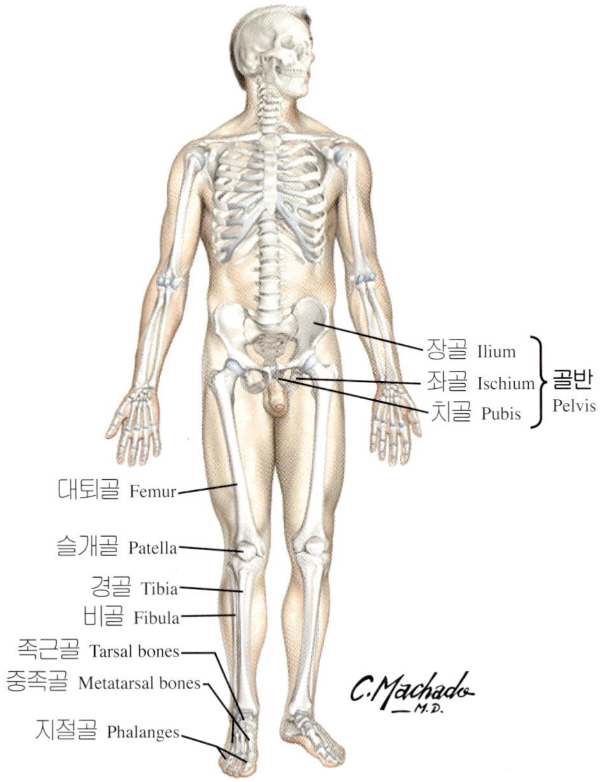

그림 12.2 하지의 뼈

으로 고관절에서 주요 힘을 발휘하지만, 그들의 위치 때문에 4장에서 설명되었다. 두 번째 예는 골반저 근육이다. 이 근육은 골반 영역에 위치하지만, 코어에서의 역할 때문에 6장에서 설명되었다(상자 12.1).

하지에서의 다양한 위치에도 불구하고, 하지를 움직이는 모든 근육은 똑바른 자세로 이루어지는 다양한 이동 형태(보행, 홉핑, 스키핑 및 점핑)를 효율적으로 수행할 수 있도록 설계되고 구획화된다. 놀랍게도 우리의 이족 보행을 담당하는 많은 근육들은 우리 선조의 사족 보행하는 근육과 매우 비슷하다. 하나의 다른 점은 대둔근이다. 대둔근이 강한 파워를 가지고 있고 새로운 자세와 안정화 기능에 큰 역할을 하기 때문에, 오늘날의 직립 생활이 가능할 수 있는 것이다.

상자 12.1 골반 + 천골

천장관절(SI)은 하지와 척추를 연결하며, 골반의 뼈와 천골에서 이루어진다. 여러분이 상상하듯이 이들 관절은 매우 튼튼한 관절이며, 강한 인대(예, 천장인대)들에 의해 유지된다. 비록 천장관절이 최소의 가동성과 큰 안정성을 가지고 있지만, 천장관절은 윤활관절이어서 움직일 수 있다. 예를 들어, 시상면에서의 회전(뉴테이션과 카운터뉴테이션)은 시상면에서 일어나는 천골/골반뼈의 전방경사나 후방경사이다. 이런 형태의 골반 움직임은 보행 때 정기적으로 일어난다. 일반적으로, 사람은 보행과 출산 시 천장관절에서 약간의 give-and-take를 필요로 한다. 그러나 다른 관절의 기전과 마찬가지로, 천장관절의 움직임이 너무 과도하거나 잘못 정렬되면, 불편이나 손상이 일어날 수 있다.

표 12.1 볼기 영역과 허벅지의 근육과 구획 (그림 12.3 참고)	
근육과 구획	**노트**
볼기 영역 **천층:** 대둔근, 중둔근, 소둔근, 대퇴근막장근 **심층:** 이상근, 상쌍자근, 하쌍자근, 내폐쇄근, 외폐쇄근, 대퇴방형근	천층 근육은 상대적으로 큰 편이고, 고관절의 신전과 외전에 주로 작용한다. 심층 근육은 작고 고관절을 외회전하기 때문에, 심층 고관절 외회전근으로 알려져 있다.
허벅지 **전면:** 봉공근, 대퇴사두근: 대퇴직근, 외측광근, 중간광근, 내측광근 **후면:** 슬괵근: 반건양근, 반막양근, 대퇴이두근 **내측면:** 장내전근, 단내전근, 대내전근, 박근, 치골근	전면 근육은 고관절을 굴곡하고 슬관절 신전한다; 후면 근육은 고관절을 신전하고 슬관절을 굴곡한다. 내측면 근육은 고관절을 내전한다. 인체에서 가장 강한 고관절 굴곡근은 장요근이고, 뒤쪽 복벽에 위치한다.

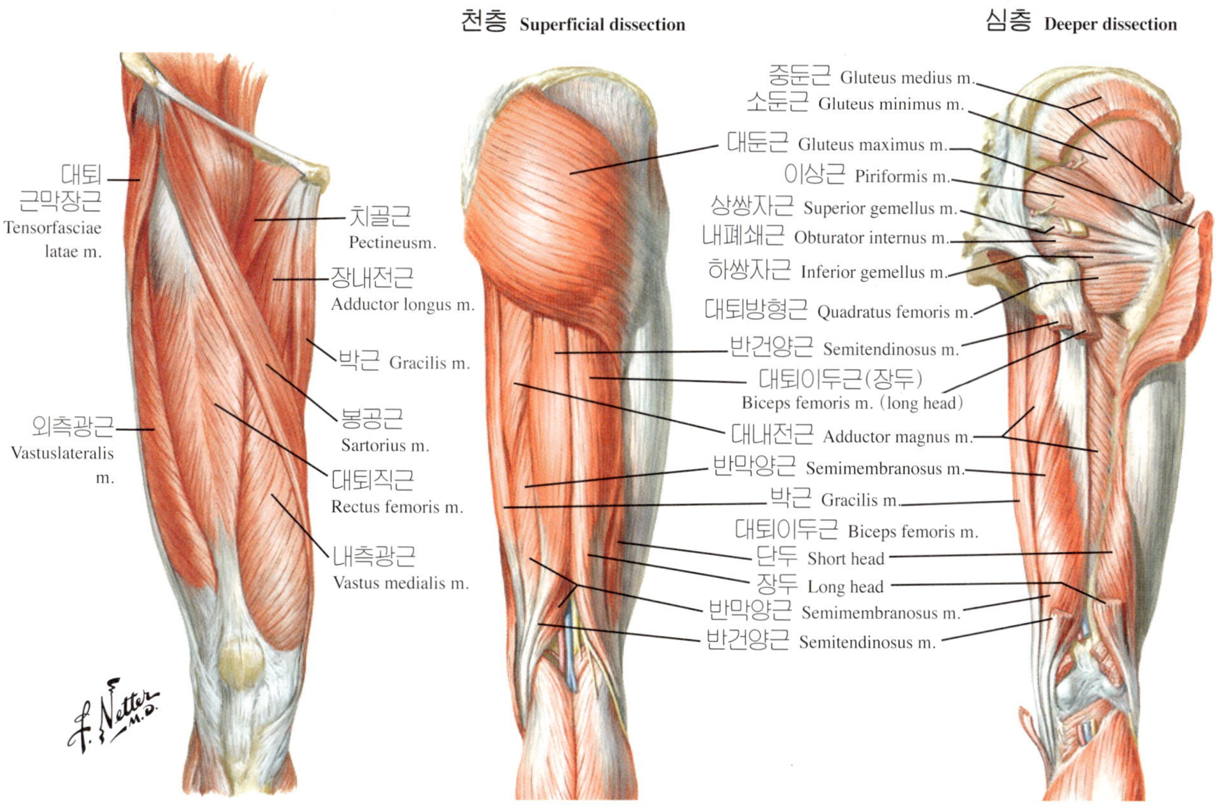

그림 12.3 볼기 영역과 허벅지의 근육(보이지 않는 근육: 외폐쇄근, 중간광근)

표 12.2 종아리의 근육과 구획 (그림 12.4 참고)

근육과 구획	노트
전면: 전경골근, 장지신근, 장무지신근, 3 비골근 **외측면:** 장비골근, 단비골근 **후면(천층):** 비복근, 가자미근, 족척근 **후면(심층):** 후경골근, 장지굴근, 장무지굴근, 슬와근	발목을 지나가는 대부분의 종아리 근육은 발에 작용한다. 전면 근육은 배측굴곡근이다. 2개의 측면 근육은 발을 외반하는 근육이다. 후면의 천층과 심층 근육은 깊은 근막에 의해 분리되지만, 주로 발을 저측굴곡 하는 근육이다.

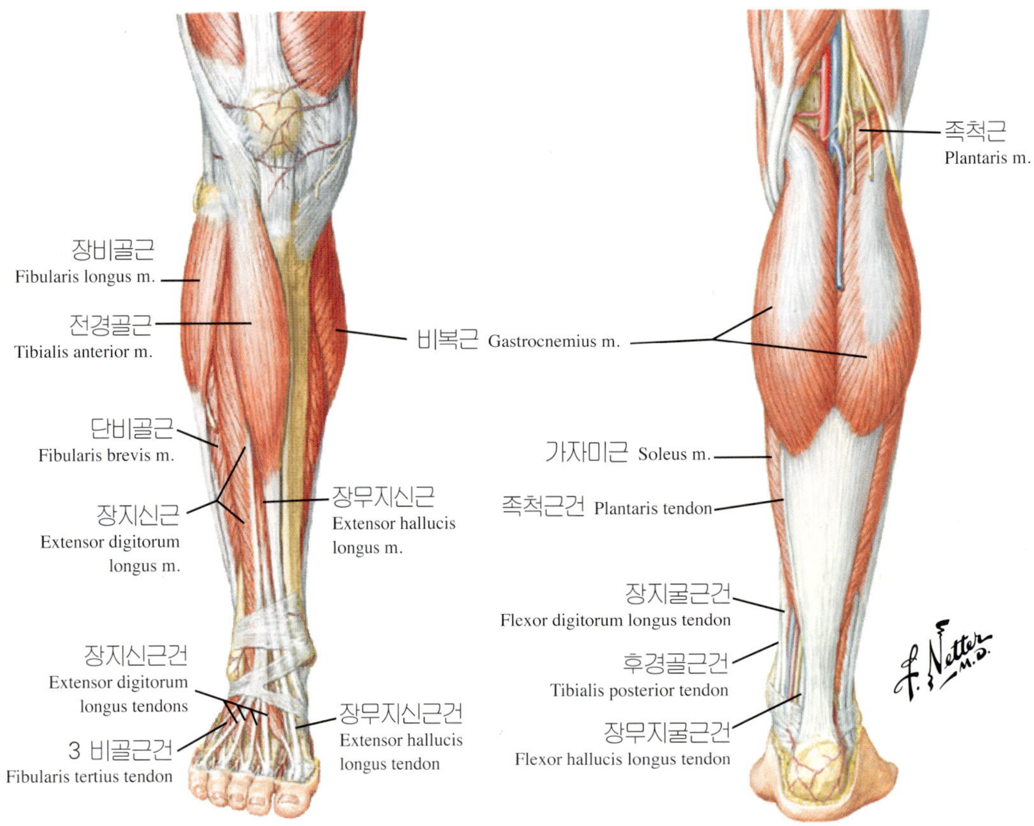

그림 12.4 종아리의 근육(보이지 않는 근육: 슬와근)

표 12.3 발의 근육과 구획 (그림 12.5 참고)

근육과 구획	노트
배측: 단지신근 **저측(1층):** 무지외전근, 단지굴근, 소지외전근 **저측(2층):** 충양근, 족저방형근 **저측(3층):** 무지내전근, 단무지굴근, 단소지굴근 **저측(4층):** 저측골간근, 배측골간근	족저 근육층은 천층(1층)에서 심층(4층)으로 4개의 층으로 배열되어 있다. 발내재근은 1개의 배측 근육층과 함께, 발과 발가락을 움직인다. 그리고 종아리에서 시작되는 발 외재근도 발과 발가락을 움직임을 명심한다.

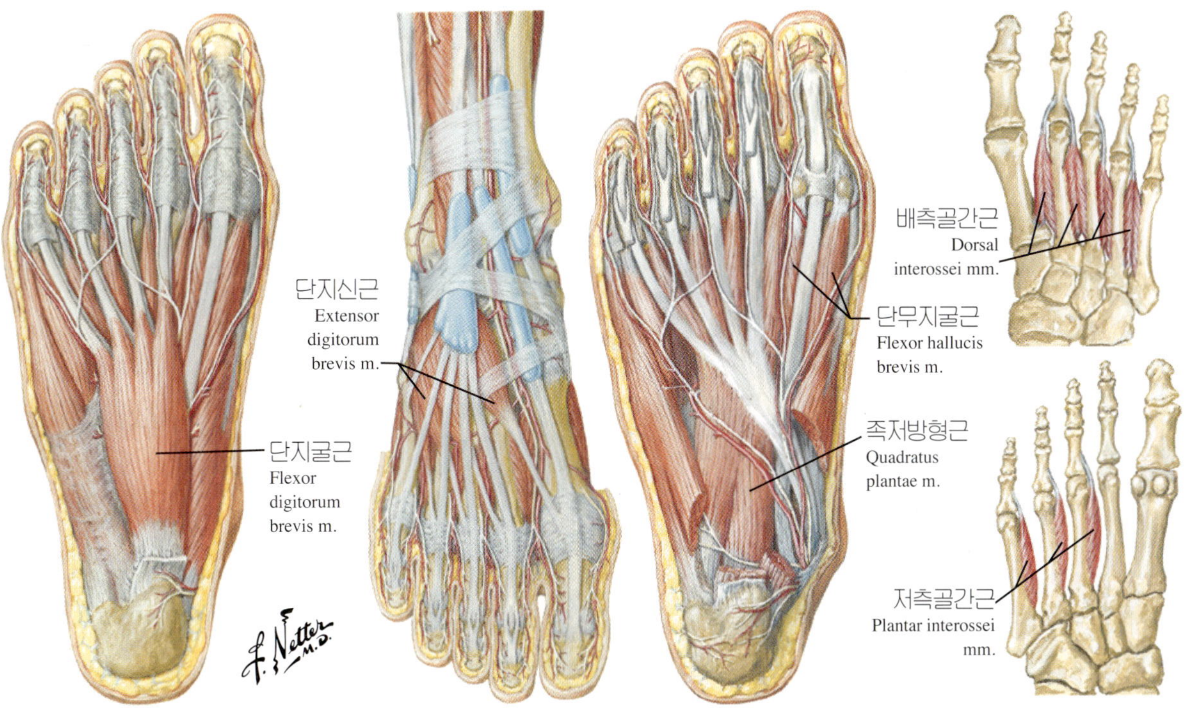

그림 12.5 발의 근육(보이지 않는 근육: 무지내전근)

13장

고관절 Hip

개요 OVERVIEW

- 고관절은 골반과 허벅지를 연결하는 다축의 구상관절이다.
- 고관절은 골반과 대퇴골 사이에서 형성된다.
- 움직임으로는 굴곡, 신전, 외전, 내전, 외회전, 내회전 및 회선이 있다.
- 움직임은 2가지 방법으로 일어난다: 골반에 대한 대퇴골 운동과 대퇴골에 대한 골반 운동
- 운동의 예:
  - 굴곡(**요가 Tree Pose**, **필라테스 Pelvic Tilts**)
  - 신전(**필라테스 Swimming**, **필라테스 Pelvic Tilts**)
  - 외전(**요가 Triangle Pose**, **필라테스 Side Leg Series [외전]**)
  - 내전(**요가 Triangle Pose**, **필라테스 Side Leg Series [내전]**)
  - 외회전(**요가 Warrior II Pose**, **필라테스 Clamshell**)
  - 내회전(**요가 Warrior I Pose**, **필라테스 Clamshell**)

구조와 기능 STRUCTURE AND FUNCTION

손을 고관절에 배치해 보자. 손이 어디에 있는가? 많은 사람들은 자신의 손을 허리나 허벅지 측면에 배치할 것이다. 사람들은 고관절이 서혜부 안의 깊은 곳에 위치하는지를 알지 못한다.

고관절은 구상관절의 윤활관절로서 골반대와 하지를 연결한다: 골반은 소켓모양이고, 대퇴골두는 공 모양이다. 고관절은 전형적인 윤활관절의 특징을 띤다: 관절면은 초자연골로 덮여 있고, 안쪽의 윤활막은 관절면에 영향을 공급하고 가동성을 돕는다. 그리고 느슨한 관절낭이 고관절을 둘러싸고 있다. 대퇴골두의 전체가 절구 안에 둘러싸여 있기 때문에, 고관절은 깊은 관절일 뿐만 아니라, 인체에서 가장 큰 관절 중의 하나이다(가장 큰 관절은 슬관절이다)(그림 13.1과 연습 13.1).

고관절의 깊이와 강도는 어깨관절(가동범위가 큰)보다 깊고 강하다. 고관절은 골반대와 함께 작용하여 서 있든 또는 보행을 하든 간에, 상체의 무게를 지탱할 뿐만 아니라, 이 무게를 하지로 전달한다. 부가적인 안정 장치로서 관절순과 인대들이 있다. 사실, 장골과 대퇴골을 연결하는 삼각형 모양(Y자 모양)의 장골대퇴인대는 인체 중에서 가장 강한 인대 중의 하나이다. 장골대퇴인대는 좌골대퇴인대와 치골대퇴인대와 함께, 고관절을 안정화시킬 뿐만 아니라, 고관절의 효율성을 증가시켜 최소한의 근육 에너지로 장시간 서 있을 수 있도록 만든다(연습 13.2).

고관절은 보행이나 다른 활동 시 발생할 수 있는 큰 힘을 이겨낼 수 있도록 고안된 훌륭한 안정된 관절이지만, 신체를 가동시킬 수도 있다. 고관절은 허벅지의 다축 움직임을 허용한다: 굴곡, 신전, 외전, 내전, 회전 및 회선(그림 13.3 참고). 주변 인대에 의한 부가적인 토크와 함께, 요근과 대둔근과 같은, 강하고 큰 근육이 고관절에 작용한다. 예를 들어, 여러분이 공을 차기 직전에 고관절을 빠르게 신전할 때, 이런 "와인드-업"이 큰 인대의 탄성 에너지(고무 밴드처럼)를 저장한다. 여러분이 공을 찰 때, 저장된 이 에너지가 방출되어 고관절 굴곡근의 파워를 증대시킨다(그림 13.2).

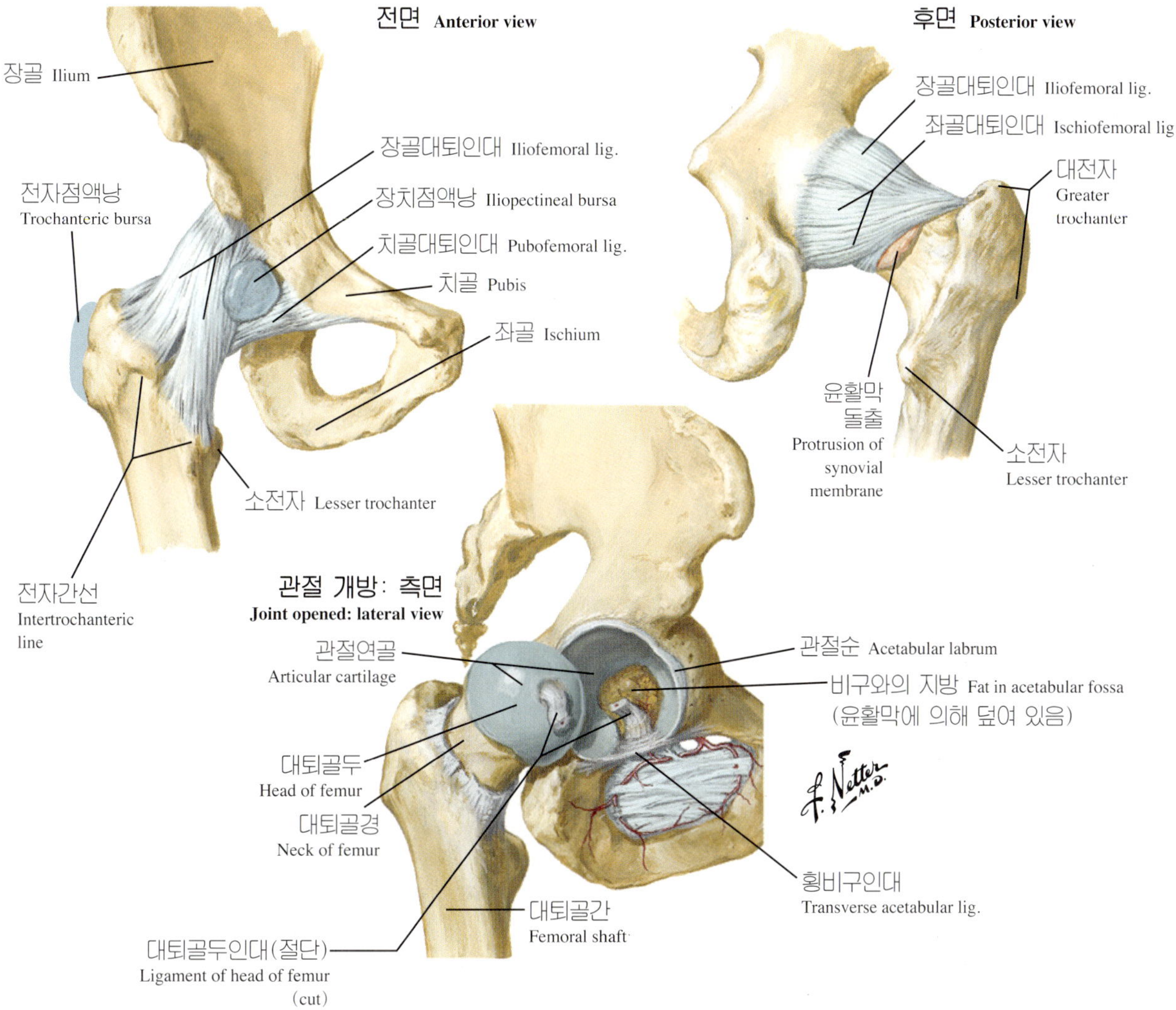

그림 13.1 고관절

연습 13.1 **어째서 고관절인가요?**

운동 수업을 할 때 학생들은 선생님으로부터 "고관절 너비만큼 양 발을 벌리시오"라는 말을 자주 듣는다. 그러면, 학생들은 다양한 자세로 다리를 벌린다. 그 이유는 학생들이 대전자(가쪽)와 고관절(안쪽)의 위치를 혼동하기 때문이다. 먼저 여러분의 서혜부 근처에 있는 고관절을 찾은 후, 그 밑에 발을 배치한다.

연습 13.2 **힙, 힙, 후레이(hooray)!**

어느 고관절이 더 좋은가? 장시간 서 있을 때, 우리는 어느 한쪽 다리로 몸을 기울여서 그 쪽 고관절로 체중을 지탱한다. 이것은 통증과 근불균형을 초래할 수 있다. 그래서 여러분이 선호하는 고관절을 찾아본 후, 양쪽 고관절로 균등하게 체중을 부하하도록 서기 자세를 조정해 보자.

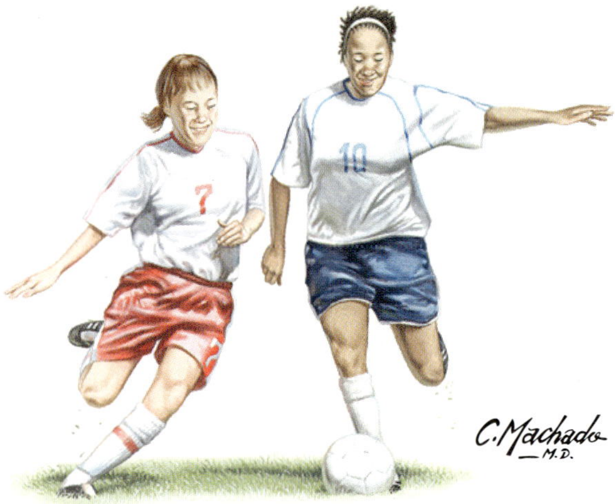

그림 13.2 "와인드-업" 기전

움직임 MOVEMENT

다축의 고관절은 허벅지의 다양한 움직임을 일으킨다: 굴곡, 신전, 외전, 내전, 외회전 및 내회전 등(그림 13.3). 그리고 고관절의 주요 동작이 결합된 회선도 가능하다; 댄서가 팬 킥(fan kick)을 수행할 때처럼. 고관절은 위의 주요 동작을 2가지 방법으로 수행할 수 있다:

- **골반에 대한 대퇴골 운동:** 이름이 의미하듯이, 이것은 상대적으로 고정된 골반 내에서 대퇴골이 움직이는 것이다. 보행 때 대퇴골이 굴곡과 신전할 때처럼 종종 이런 운동은 이동(locomotion) 때 일어난다.
- **대퇴골에 대한 골반 운동:** 이것은 고정된 대퇴골 위에서 골반이 움직이는 것이다. 아래처럼 2가지 방법으로 움직임이 일어날 수 있다:

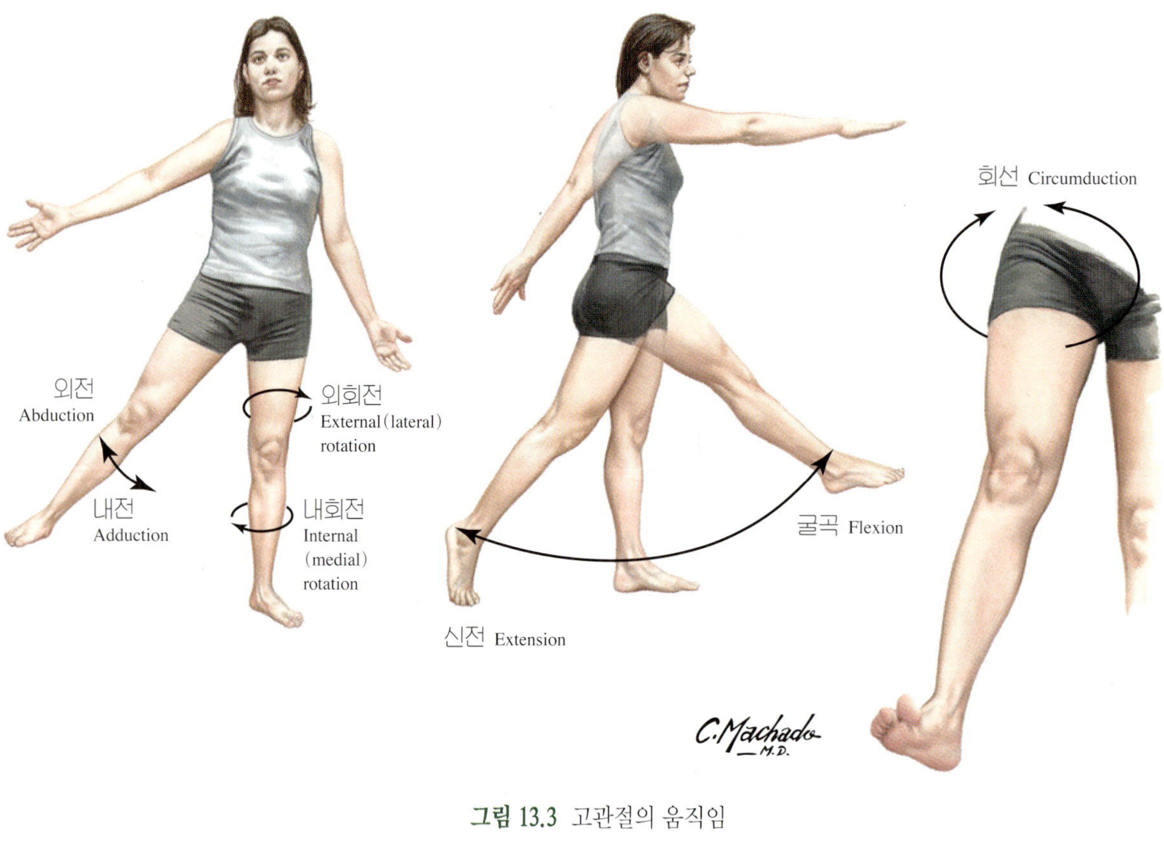

그림 13.3 고관절의 움직임

- **큰 원호:** 골반이 대퇴골 위에서 움직일 때, 요추가 같은 방향으로 움직여 큰 원호를 그린다. 큰 원호 운동은 몸통의 가동범위를 증가시킨다. 우리는 큰 원호 운동을 이용해 바닥에 놓인 물체를 들어 올릴 수 있다.
- **작은 원호:** 골반이 대퇴골 위에서 움직일 때, 요추가 반대 방향으로 움직여 작은 원호 운동을 한다. 작은 원호 운동은 몸통을 안정된 상태로 고정하면서 하지를 움직이는 것이다. 여러분은 의자에 앉아서 등을 신장할 때 이런 기전을 사용할 수 있다. 몸통을 똑바로 세우고 허리를 신장할 때 여러분의 골반은 앞쪽 경사를 한다.

굴곡 FLEXION

고등학교 행진 악대를 생각해 보자. 악대 리더는 무릎을 고관절 높이만큼 들어 올리면서 축구장을 가로질러 행진을 할 것이다. 고관절 굴곡은 허벅지 전면을 골반 쪽으로 가져가는 움직임이다. 이런 움직임은 2가지 방법으로 이루어진다:

골반에 대해 대퇴골이 움직일 때(행진 악대의 예), 대퇴골두는 뒤쪽으로 회전하고, 대퇴골은 시상면을 따라 앞쪽으로 움직일 것이다. **요가 Tree Pose**로 **움직임 해부학 운동**을 시도해 보자. 이런 포즈를 취할 때 고관절 굴곡근이 허벅지를 어떻게 굴곡시키는지를 확인해 보자.

골반이 고정된 대퇴골두를 중심으로 앞쪽으로 회전할 때 대퇴골에 대해 골반 운동이 일어나고, 이와 동시에 척추의 정렬을 최적화하기 위해 요추 신전근이 참여할 것이다. **필라테스 Pelvic Tilts**로 **움직임 해부학 운동**을 시도해 보고, 고관절을 굴곡(신전)하기 위해 골반을 앞쪽(뒤쪽)으로 움직일 때 허벅지의 고정을 유지한다. 한 손을 아랫등 밑에 배치하고, 골반이 전방 경사된 상태에서 고관절이 굴곡할 때 요추가 신전되는지를 확인해 본다.

가동범위 Approximate Range of Motion

80°

근육과 신경지배 Muscles and Innervation

그림 13.4 참고

근육	신경
대요근	L1-L4
장골근	대퇴신경(L1-L4)
대퇴직근	대퇴신경(L2-L4)
봉공근	대퇴신경(L2, L3)
대퇴근막장근	상둔신경(L4, L5)
치골근	대퇴신경과 폐쇄신경(L2-L4)
대내전근(전부)	폐쇄신경(L2-L4)
장내전근	폐쇄신경(L2-L4)
단내전근	폐쇄신경(L2-L4)
박근	폐쇄신경(L2, L3)
소둔근(전부)	상둔신경(L5, S1)

움직임 해부학 운동 Moving AnatoME Exercise

고관절 굴곡(골반에 대한 대퇴골의 움직임):
요가 Tree Pose(Vriksasana)

그림 13.5 참고

- 시작 자세: 양쪽 발을 고관절 거리만큼 벌리고 선 자세를 취한다. 체중을 양쪽 발 사이의 중간지점에 배치하고, 양 팔을 이완시켜 몸통 옆에 자연스럽게 배치한다.
- 코어를 참여시키고, 오른발 쪽으로 체중을 이동한다.
- 들이쉬면서 왼쪽 발을 들어올리기 위해 왼쪽 무릎을 굴곡한다. 그런 다음, 오른쪽 허벅지의 안쪽면 위에 왼쪽 발바닥을 올려놓을 수 있도록 왼쪽 허벅지를 외전과 외회전한다(필요하다면 손을 사용할 수 있다); 이때 왼쪽 발가락은 지면 쪽으로 향해야 한다(수정된 방법으로, 여러분의 발을 종아리나 발목 위에 올려놓을 수도 있고, 또는 가까운 다른 표면 위에 올려놓을 수도 있다).
- 가슴 앞쪽으로 양손을 붙여 기도 자세를 취한다.

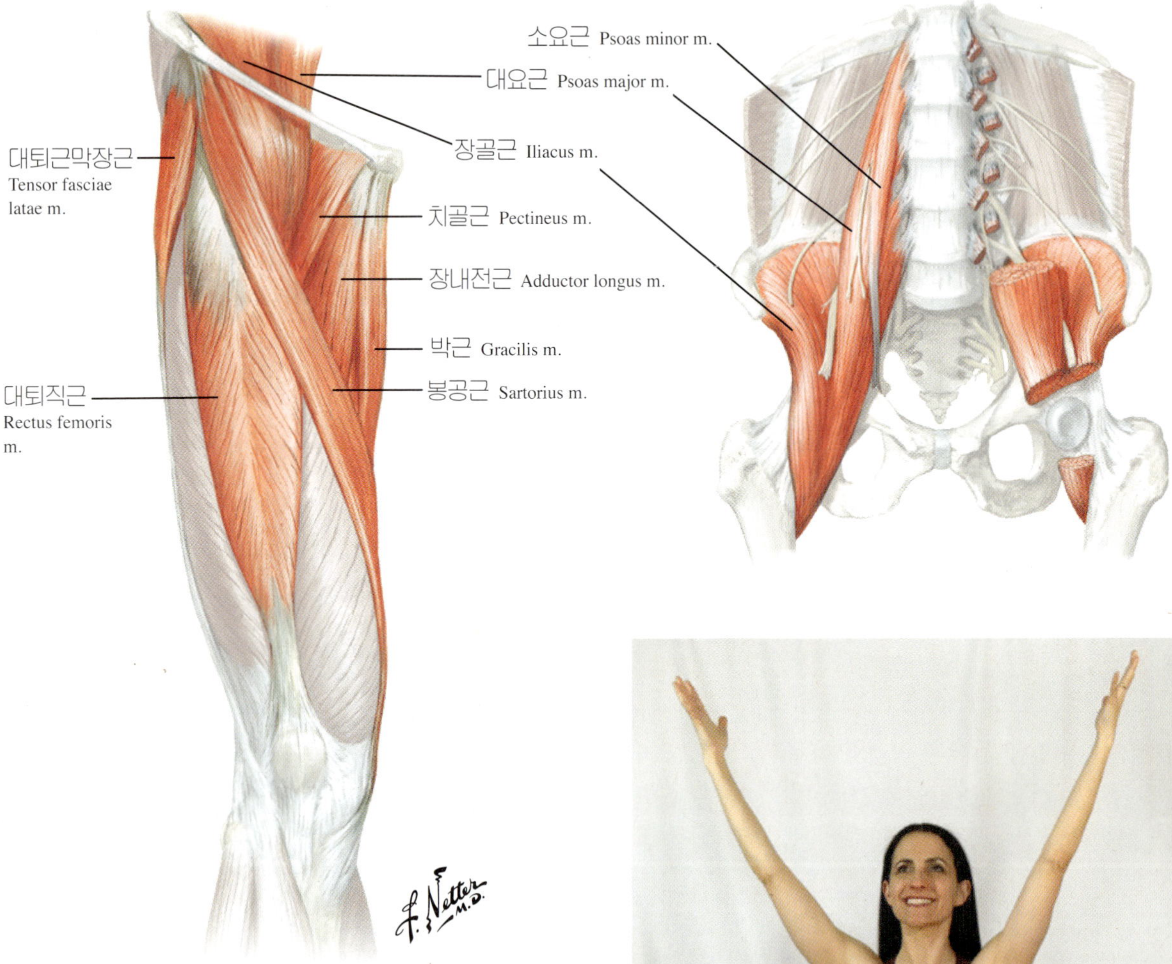

그림 13.4 고관절을 굴곡하는 근육
(보이지 않는 근육: 대내전근 [전부 섬유].)

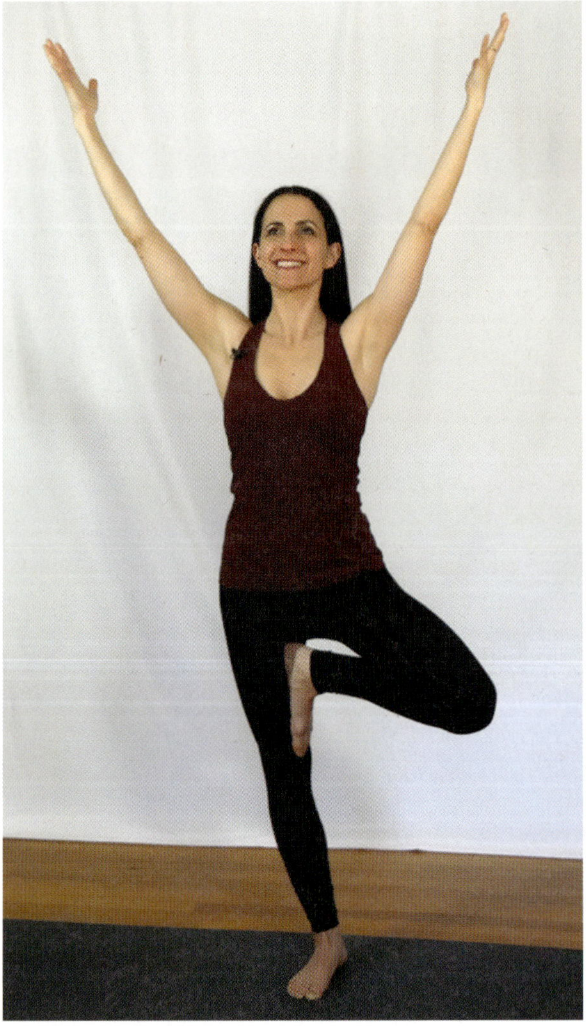

그림 13.5
고관절 굴곡(골반에 대한 대퇴골 운동):
요가 Tree Pose (Vriksasana)

임상 초점 13.1 고관절대치술 Hip Replacement Surgery

고관절대치술(고관절성형술)은 매년 수십만 이상 시행되고 있다. 관절대치술은 보존적 치료(약물, 물리치료, 코티코스테로이드 주사 등)로 통증을 감소시킬 수 없는 환자에게 적용된다. 심한 통증의 흔한 원인은 관절염과 고관절 골절이다. 비록 움직임이 치료와 가동성을 유지하는데 중요하지만, 특정 관절 위치(예, 고관절 90°이상의 굴곡 자세)는 수술후 금기시되는데, 그 이유는 이 자세가 절상과 사용된 임플란트의 종류에 따라 대체된 고관절을 탈구시킬 수 있기 때문이다. 그러므로 환자는 운동 동안 가동범위를 수정할 필요가 있다. 예를 들어, 달리기 선수의 런지나 요가 **Warrior II Pose**와 같은 운동을 할 때, 환자는 런지의 정도를 감소시킬 필요가 있다.

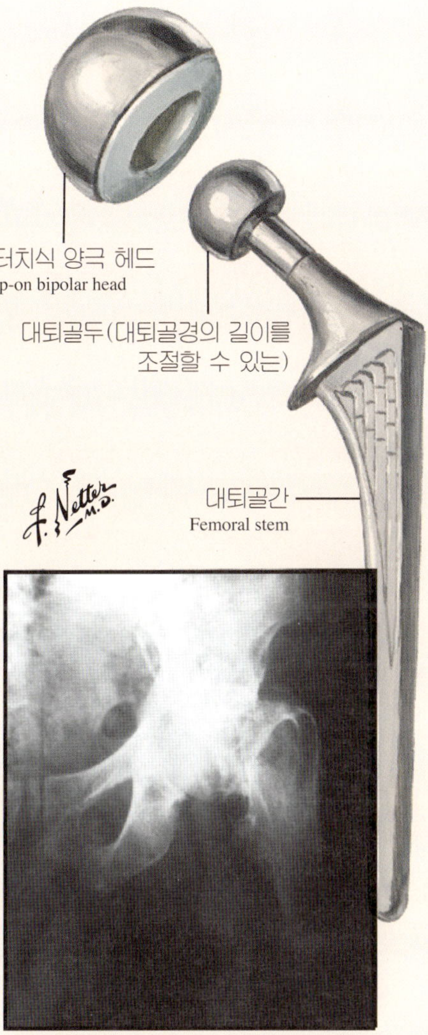

대퇴골경 골절(관절연골은 온전)

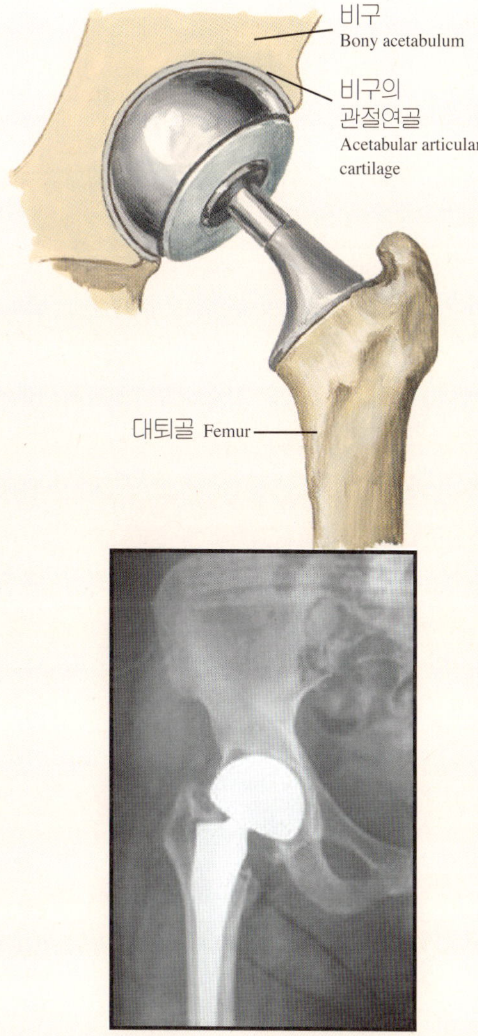

정렬과 기능을 회복하기 위해 사용된 양극 임플란트

균형을 잡을 수 있으면, 양손을 나란하게 머리 위로 들어올린다. 이때 양쪽 손바닥을 서로 마주보게 한다.

- 안정성을 위해, 왼쪽 발바닥으로 오른쪽 허벅지를 압박하고, 또 오른쪽 허벅지로 왼쪽 발바닥을 압박한다.
- 5회 호흡 동안 이 자세를 유지한다.
- 머리 위의 양손을 다시 기도 자세로 만들고, 왼발을 지면으로 내려놓는다.
- 반대쪽으로도 실시한다.
- 끝 자세: 양 팔을 이완시켜 몸통 옆에 붙이고, 중립의 서기 자세를 취한다.

고관절 굴곡(대퇴골에 대한 골반 운동): 필라테스 Pelvic Tilts

그림 13.6, 임상 초점 13.1 참고

- 시작 자세: 누운 자세에서 양쪽 다리를 고관절 너비만큼 벌리고 무릎 세운 자세(무릎을 굴곡한 상태에서 발바닥을 바닥에 붙인다)를 취한다. 양 팔을 펴서 몸통 옆에 배치하고, 손바닥을 바닥에 붙인다. 여러분의 골반은 ASIS와 두덩뼈가 같은 면상에 있는 중립위이다: 이런 골반 자세일 때, 여러분의 요추는 자연스런 만곡을 형성한다(요추의 만곡을 느끼기 위해 한 손을 요추 밑에 넣는다).
- 준비를 위해 들이쉰다.
- 내쉬면서 요추를 굴곡하고, 고관절을 신전하고, 골반을 후방경사하기 위해 복부근육을 참여시킨다.

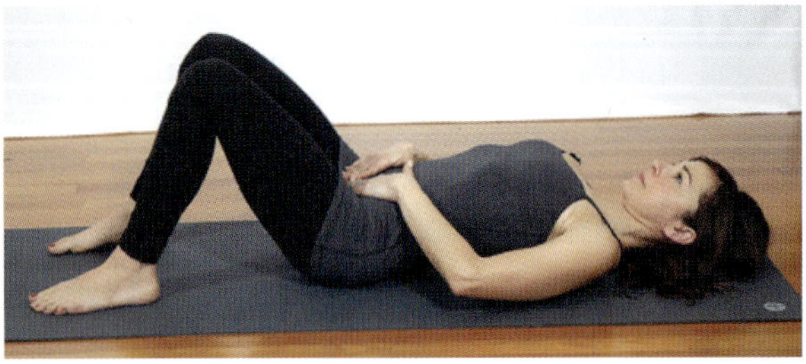

그림 13.6 고관절 굴곡(대퇴골에 대한 골반 운동): **필라테스 Pelvic Tilts**

이렇게 하면 두덩뼈가 ASIS 보다 더 높아진다.

- 들이쉬면서 요추 만곡을 회복하기 위해 천천히 요추를 신전하고, 또 골반을 중립위로 되돌리기 위해 고관절을 굴곡한다.
- 6–8회 반복하고, 중립위에서 후방경사로 뒤에서 앞쪽으로 골반을 움직인다.
- 끝 자세: 등과 골반을 중립위로 하고 누운 자세를 취한다.

신전 EXTENSION

우리 사회는 많은 시간 동안 앉은 자세를 취하게 한다(임상 초점 13.2의 슬괵근 좌상 참고). 만약 여러분이 앉은 자세를 취하고 있다면, 양쪽 다리를 뻗기 위해 일어서는 동작을 해 본다. 일어서기를 하면, 슬관절뿐만 아니라 고관절도 신전할 수 있다. 고관절 신전 시, 허벅지 후면과 골반 사이의 거리가 줄어든다. 굴곡과 비슷하게, 신전도 2가지 기전을 통해 일어난다. 앉은 자세에서 일어서기를 할 때처럼, 골반에 대한 대퇴골의 운동을 이용할 수 있다: 골반이 고정되어 있는 동안, 대퇴골간이 시상면에서 뒤쪽으로 움직이기 위해, 대퇴골두가 앞쪽으로 구르기를 한다. **필라테스 Swimming**으로 **움직임 해부학 운동**을 시도해 보자. 이런 운동을 할 때, 슬괵근과 대둔근의 참여를 독립적으로 시도해 보자. 이때 흔한 실수인 요추 신전근의 수축을 자제한다.

반대로, 대퇴골에 대한 골반 운동은 반대 동작이다: 이것은 고정된 대퇴골두를 중심으로 골반이 뒤쪽으로 회전하는 것이다. **필라테스 Pelvic Tilts**로 **움직임 해부학 운동**을 시도해 보자. 고관절을 굴곡(신전)하기 위해 골반을 앞쪽(뒤쪽)으로 움직일 때 허벅지의 고정을 유지한다. 한 손을 요추 밑에 배치하고, 골반이 후방경사된 상태에서 고관절이 신전할 때 요추가 굴곡되는지를 확인해 본다.

가동범위 Approximate Range of Motion

20°

근육과 신경지배 Muscles and Innervation

그림 13.7 참고

근육	신경
대둔근	하둔신경(L5-S2)
대퇴이두근(장두)	좌골신경의 경골 부분(L5-S2)
반건양근	좌골신경의 경골 부분(L5-S2)
반막양근	좌골신경의 경골 부분(L5-S2)
대내전근(후측 두)	좌골신경의 경골 부분(L4)
중둔근(후측 섬유)	상둔신경(L5, S1)

움직임 해부학 운동 Moving AnatoME Exercise

고관절 신전(골반에 대한 대퇴골 운동): 필라테스 Swimming

그림 13.8 참고

- 시작 자세: 엎드린 자세를 취한다. 양쪽 어깨를 굴곡하여 머리 위로 올리고 전완을 회내한다. 이때 손바닥을 바닥쪽으로 향하게 하고, 손가락을 쭉 뻗는다. 양쪽 다리는 고관절 너비만큼 벌리고, 허벅지를 외회전하고 무릎을 신전한다. 이때 발목을 저측굴곡하고, 발등을 바닥에 붙인다. 척추와 골반은 중립위를 취하고, 코어를 참여시킨다.
- 준비를 위해 들이쉰다.
- 내쉬면서 허벅지를 바닥으로부터 들어올리기 위해 고관절을 천천히 신전한다(이때 골반을 움직여서는 안 된다). 이와 동시에 몸통을 바닥으로부터 들어올리기 위해 흉곽을 신전한다. 여러분의 경추와 흉곽을 일직선으로 유지하고, 시선은 매트 쪽으로 바라본다.
- 척추나 골반을 회전하지 않고 이 자세를 유지할 때, 반대쪽 어깨관절과 고관절을 굴곡과 신전함으로써 반대쪽 팔과 다리로 수영을 한다: 이때 동작은 작지만 통제된 방법으로 이루어져야 한다. 다섯을 세는 동안 들이쉬고 다섯을 세는 동안 내쉰다.
- 들이쉬기와 내쉬기를 총 5회 반복한다.
- 끝 자세: 팔, 다리 및 몸통을 천천히 바닥 위로 내려놓는다.

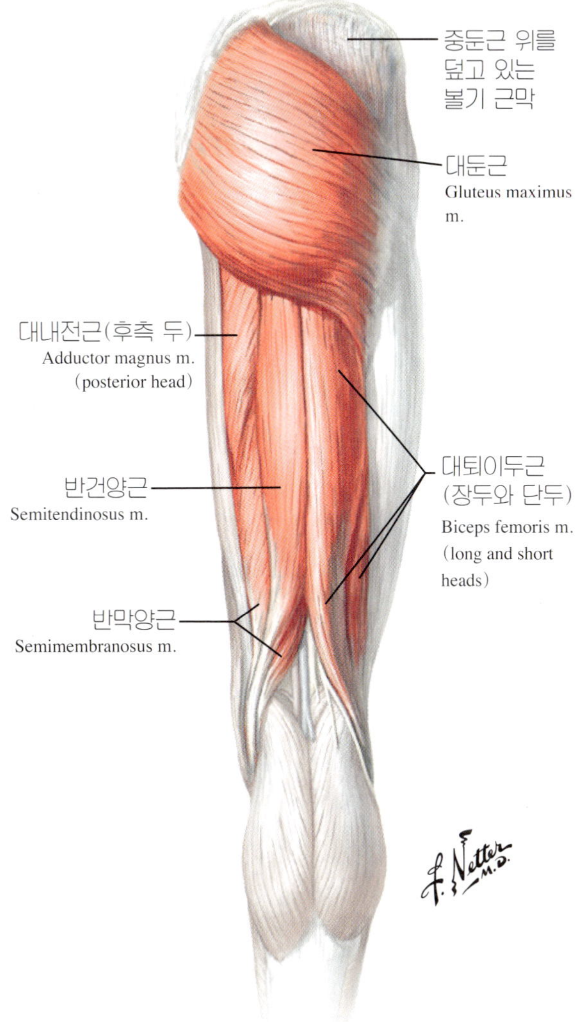

그림 13.7 고관절을 신전하는 근육

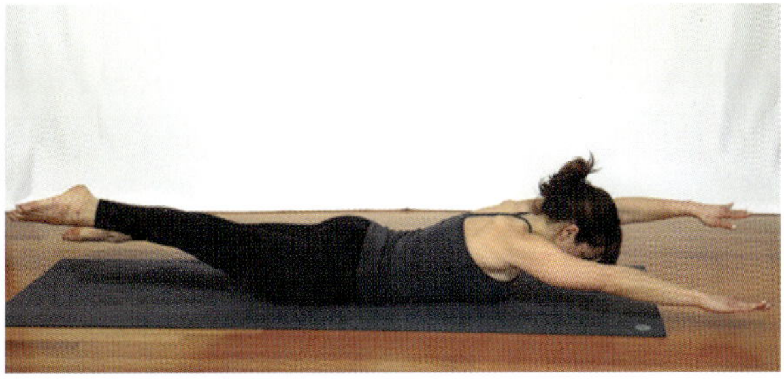

그림 13.8 고관절 신전(골반에 대한 대퇴골 운동): **필라테스 Swimming**

고관절 신전(대퇴골에 대한 골반 운동):
필라테스 Pelvic Tilts

그림 13.9, 임상 초점 13.2 참고; 고관절 신전(골반에 대한 대퇴골 운동)의 운동 단계 참고.

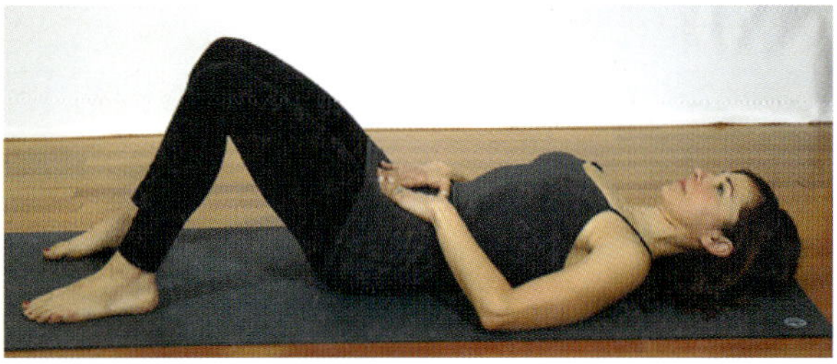

그림 13.9 고관절 신전(대퇴골에 대한 골반 운동): **필라테스 Pelvic Tilts**

임상 초점 13.2 **슬괵근 좌상** Hamstring Strain

슬괵근 좌상(Hamstring Strain)은 허벅지 뒤쪽 근육(대퇴이두근, 반막양근, 반건양근)의 열상을 의미한다. 근육 타이트니스, 약증 및 불균형과 같은 위험 요소가 이런 좌상의 원인이 될 수 있다. 현대 사회에서, 근불균형의 주요 원인은 장시간 동안의 앉은 자세이다. 직장, 집 또는 자동차 등, 장시간 동안의 앉은 자세가 고관절 굴곡근을 타이트하게 하고, 고관절 신전근(특히, 대둔근)을 약화시킬 것이다. 대둔근이 신장되어 약화될 때, 슬괵근이 보상작용을 한다: 슬괵근은 주동근이 아닌 협력근으로 작용한다. 사실, 슬괵근의 과부하가 근육 좌상의 주요 기전이고, 보행, 자세 및 전반적인 움직임 패턴에 나쁜 효과를 준다. **필라테스** Swimming과 같은 정기적인 부드러운 고관절 강화 운동이 고관절 신전근을 강화하고, 근불균형을 회복하는 데 도움을 주어 손상을 예방할 수 있다.

외전 ABDUCTION

양 발을 붙이고 선 자세를 취한다. 마치 점핑-잭을 하듯이 측방으로 다리를 옮겨 양 발의 간격을 벌린다. 양쪽 고관절을 외전하여, 양쪽 허벅지 측면과 장골릉 사이의 거리를 감소시킨다.

이런 외전을 골반에 대한 대퇴골 외전이라고 부른다. 대퇴골두는 고정된 골반에 대해 아래쪽으로 활주하여 대퇴골간이 전두면을 따라 측방으로 올라갈 수 있도록 만든다. **필라테스 Side Leg Series(외전)**로 **움직임 해부학 운동**을 시도해 보자. 이런 운동을 하는 동안 손을 볼기 영역에 배치하고, 외전을 느껴본다.

허벅지를 외전하는 두 번째 방법은 고정된 대퇴골에 대해 골반을 전두면을 따라 가쪽으로 회전하는 것이다. 보행 시 대퇴골에 대한 골반의 외전을 수행할 것이다: 한쪽 다리가 스윙을 할 때, 외전근이 반대쪽 다리를 지지하여 그 다리 위에 몸통을 똑바로 세울 것이다. 이런 외전이 없다면, 골반과 몸통은 스윙하는 다리 쪽으로 떨어질 것이다. **요가 Triangle Pose(Trikonasana)**로 **움직임 해부학 운동**을 시도해 보자. 몸통을 바닥 쪽으로 기울일 때, 고정된 대퇴골을 중심으로 골반의 회전이 일어날 것이다. 체중을 이동할 때 지면에 놓인 뒤쪽 발이 앵커임을 기억해야 한다.

가동범위 Approximate Range of Motion

40°

근육과 신경지배 Muscles and Innervation

그림 13.10 참고

근육	신경
중둔근	상둔신경(L5, S1)
소둔근	상둔신경(L5, S1)
대퇴근막장근	상둔신경(L4, L5)
봉공근	대퇴신경(L2, L3)
이상근	S1, S2(전지)

움직임 해부학 운동 Moving AnatoME Exercise

고관절 외전(골반에 대한 대퇴골 운동):
필라테스 Side Leg Series(**외전**)

그림 13.11 참고

- 시작 자세: 왼쪽 옆으로 누운 자세를 취한다: 머리에서부터 발가락까지 어깨, 고관절, 무릎 및 발목이 일직선을 유지해야 한다. 여러분의 위쪽 손을 몸통 앞에 배치하여 바닥을 지지한다: 아래쪽

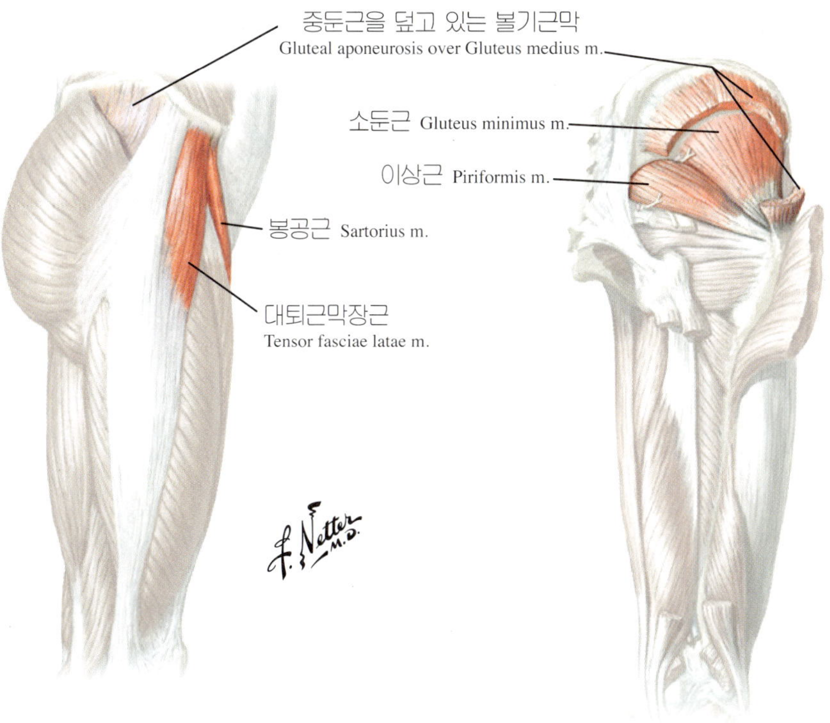

그림 13.10 고관절을 외전하는 근육

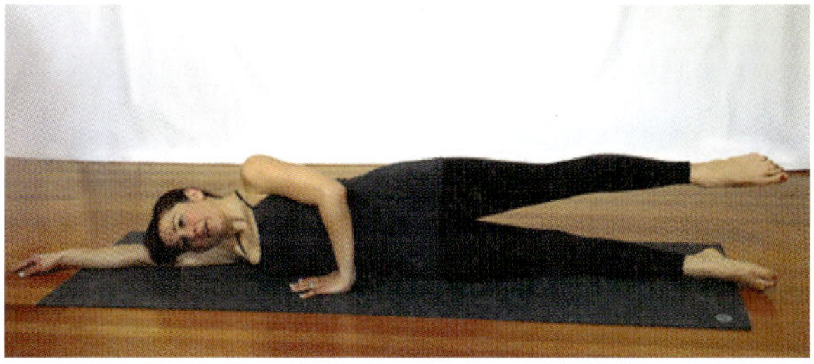

그림 13.11 고관절 외전(골반에 대한 대퇴골 운동):
필라테스 Side Leg Series (외전)

어깨를 굴곡한다. 여러분의 편안함에 따라 아래쪽 팔꿈치를 펴서 팔로 머리를 지탱하거나, 또는 팔꿈치를 굴곡하여 손으로 머리를 지탱할 수 있다. 몸통이 앞뒤로 흔들리는 것을 막기 위해 코어를 참여시킨다(2개의 유리창 사이에 누워 있다고 생각하자).

- 들이쉬면서, 위쪽 발을 저측굴곡하고, 위쪽 종아리가 고관절 높이보다 약간 높게 고관절을 외전한다.
- 내쉬면서 위쪽 발을 배측굴곡하고, 위쪽 고관절을 내전하여 시작 자세로 되돌아온다.
- 6–8회 반복하고, 반대쪽 다리로 실시한다.
- 끝 자세: 편안한 옆으로 누운 자세를 취한다.

고관절 외전(대퇴골에 대한 골반 운동):
요가 Triangle Pose(Trikonasana)

그림 13.12, 임상 초점 13.3 참고

- 시작 자세: 양 발을 고관절 너비만큼 벌리고 선 자세를 취한다. 이때 양 발은 자연스런 평행한 자세를 취한다. 체중을 양쪽 발 사이의 중간지점에 배치하고, 양 팔을 이완시켜 몸통 옆에 자연스럽게 배치한다.
- 양 팔을 90°까지 외전한다. 그리고 양쪽 발목이 손목 밑에 위치하도록 양 발을 크게 벌린다. 견갑골을 하강하고, 손목을 중립위로 유지하고 손가락을 신전한다.

임상 초점 13.3 대전자 점액낭염 Trochanteric Bursitis

점액낭은 두 면 사이의 마찰력을 감소시키는 작은 주머니로서 윤활액으로 채워져 있다. 예를 들어, 대전자 점액낭은 대전자 돌출부로부터 볼기 근육의 건들을 보호하는 쿠션 역할을 한다. 마찰이 많이 발생하는 부위에 점액낭이 존재하기 때문에, 그들은 쉽게 과로되고 염증이 발생하여 결국에는 점액낭염을 초래할 수 있다. 많은 사람들이 허벅지 측면을 고관절로 알고 있기 때문에, 점액낭염 환자는 의사에게 이야기할 때 고관절에 통증이 발생한다고 말한다. 비록 대전자 점액낭염이 고관절 통증의 원인으로 종종 여겨지지만, 실제로 대전자는 고관절의 부분에 해당되지 않는다. 그러므로 대전자 점액낭염이 고관절의 통증을 야기시키지 않는다. 대전자 점액낭염 환자는 고관절 통증 이외, 환측으로 누워 잠을 잘 수 없고, 조깅, 계단 보행 또는 양반 다리 앉기 자세를 취할 때 통증을 호소하며, 또한 점액낭을 악화시키는 활동을 할 때도 통증을 호소한다. 몇몇 볼기 근육이 고관절 외전근으로 작용하기 때문에, 이들 근육의 신상도 압박이나 자극을 완화하는 데 도움을 줄 수 있다. **필라테스** Side Leg Series와 같은 근력강화 운동은 대전자 부위를 안정화시키고, 근 불균형을 예방하는 데 도움을 줄 수 있다.

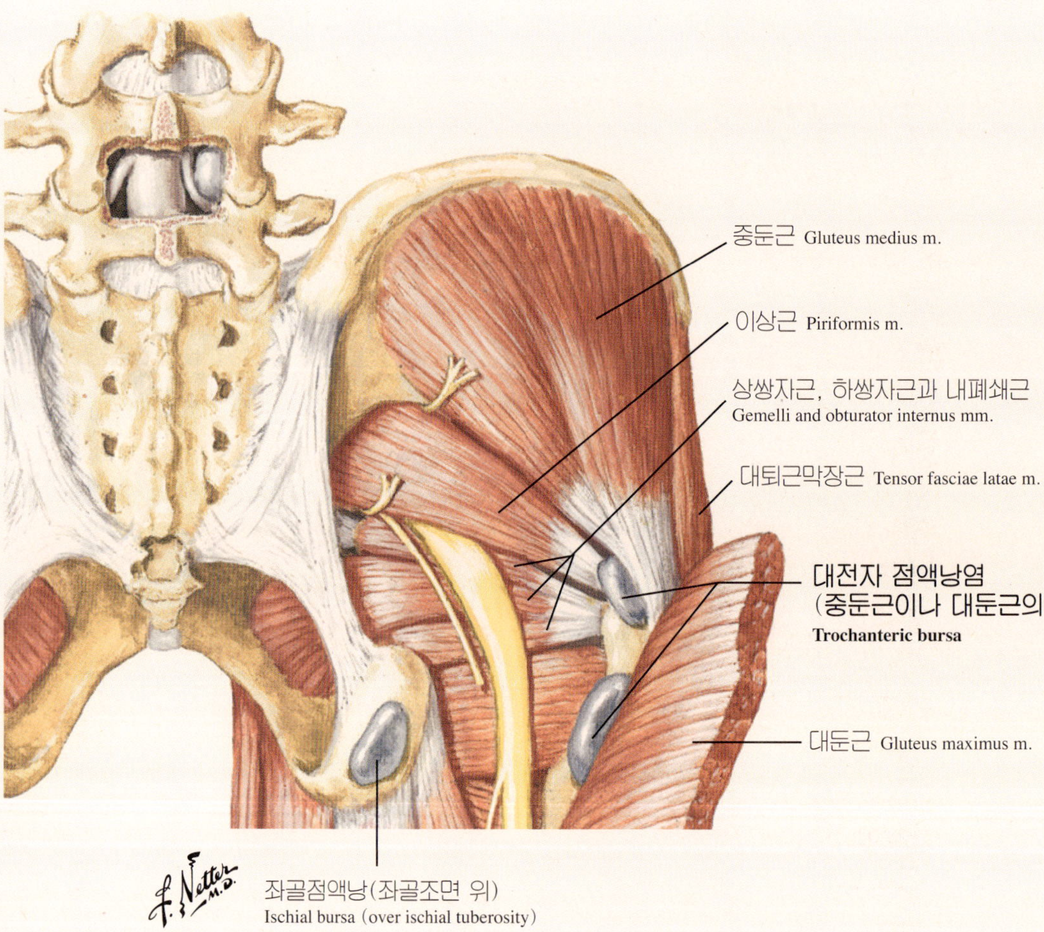

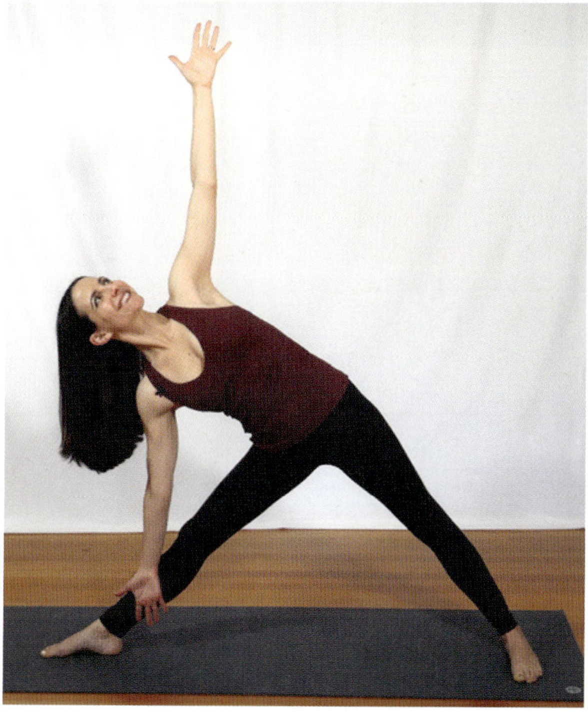

그림 13.12 고관절 외전(대퇴골에 대한 골반 운동): 요가 Triangle Pose (Trikonasana)

- 왼쪽 발을 약간 안쪽으로 회전하고(15–45°), 오른쪽 발을 90°되게 바깥쪽으로 회전한다. 왼쪽 발꿈치와 오른쪽 발꿈치를 정렬시킨다.
- 왼발을 바닥에 붙인 상태로 내쉬면서 몸통을 측방굴곡 하듯이 오른쪽 고관절을 외전한다. 몸통의 오른쪽 측면이 바닥과 평행을 이루도록 하고, 양쪽 어깨를 수직으로 배열한다(여러분의 척추가 회전하거나, 굴곡하거나 과신전하지 않아야 한다). 코어를 참여시켜 골반이 약간 후방경사되도록 요추를 약간 굴곡시킨다.
- 여러분의 오른손을 오른발의 바깥쪽 지면에 배치한다; 만약 이것이 불가능하면, 여러분의 발목이나 정강이에 배치한다. 그리고 왼팔을 천장 쪽으로 들어 올려 어깨와 일직선 되게 만든다. 만약 가능하다면, 시선이 왼손을 응시하도록 여러분의 머리를 왼손 쪽으로 돌린다.
- 5회의 호흡 동안 이 자세를 유지한다.
- 왼발을 지면에 붙이고 들이쉬면서 몸통이 중립위를 취하는 원래 자세로 되돌아온다.
- 반대쪽도 실시한다.
- 끝 자세: 최종의 중립 자세에서 내쉬면서 양 팔을 하강하면서 양 발을 고관절 너비로 되돌아온다.

내전 ADDUCTION

앉을 때, 양쪽 다리를 교차하는가? 이런 자세는 허벅지의 내전과 관련된다. 허벅지의 내측면이 정중선을 지나가거나 가까워지는 움직임이다. 고관절의 내전도 2가지 방법으로 일어날 수 있다:

앞의 예에서, 내전은 골반에 대한 대퇴골 운동으로 일어난다: 골반이 고정되어 있는 동안, 대퇴골두가 위쪽으로 활주할 때, 대퇴골간은 전두면을 따라 내측으로 움직인다. **필라테스 Side Leg Series(내전)**로 **움직임 해부학 운동**을 시도해 보자. 양쪽 허벅지를 붙이기 위해 중력을 이기고 아래쪽 허벅지를 내전할 때 허벅지 안쪽에 있는 근육을 느껴보자.

대퇴골을 고정한 채, 전두면을 따라 골반을 안쪽으로 회전할 때 대퇴골에 대한 골반의 내전이 일어난다. 이들 움직임을 분리하기 위해, 오른쪽 다리로 서서 왼쪽 골반을 바닥쪽으로 떨어뜨려 보자. 이때 오른쪽 허리의 길이가 감소되고 오른쪽 고관절이 내전으로 움직인다. **요가 Triangle Pose(Trikonasana)**로 **움직임 해부학 운동**을 시도해 보자. 이 자세에서 벗어나 몸통을 똑바로 세울 때 여러분의 앞쪽 고관절이 내전을 한다.

가동범위 Approximate Range of Motion

25°

근육과 신경지배 Muscles and Innervation

그림 13.13 참고

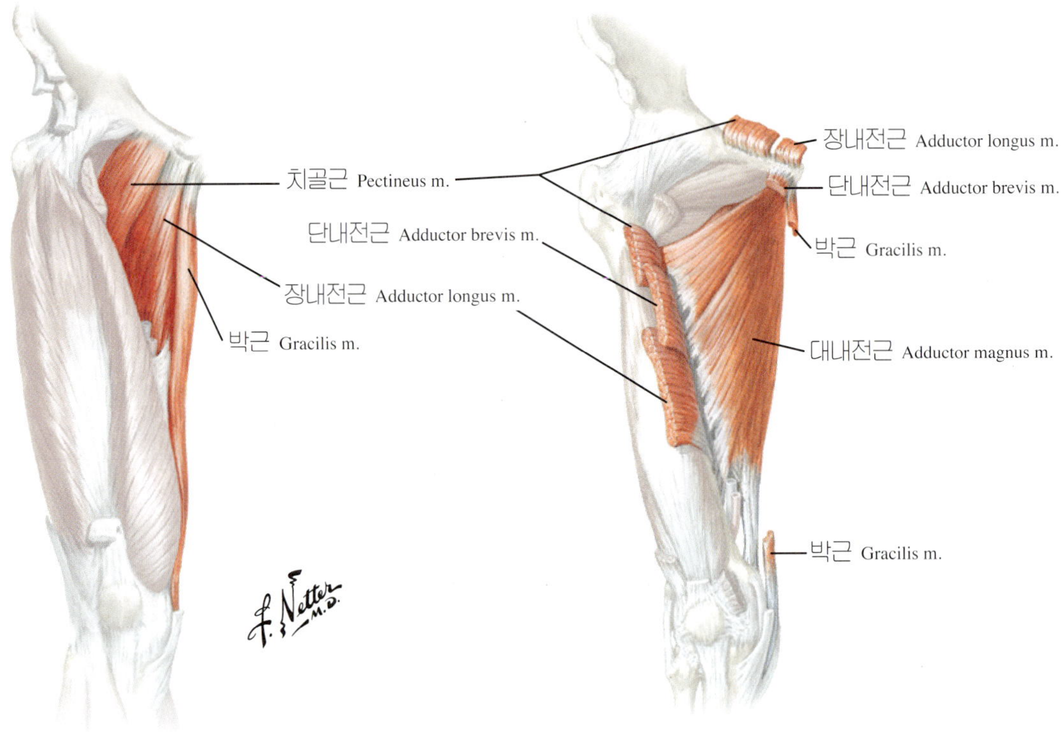

그림 13.13 고관절을 내전하는 근육(보이지 않는 근육: 대퇴방형근)

근육	신경
대내전근	전측 두: 폐쇄신경(L2-L4); 후측 두: 좌골신경(L4)
장내전근	폐쇄신경(L2-L4)
단내전근	폐쇄신경(L2-L4)
박근	폐쇄신경(L2, L3)
치골근	대퇴신경과 폐쇄신경(L2-L4)
대퇴이두근(장두)	좌골신경의 경골가지(L5-S2)
대퇴방형근	대퇴방형근으로 가는 신경(L5, S1)
대둔근(하부 섬유)	하둔신경(L5-S2)

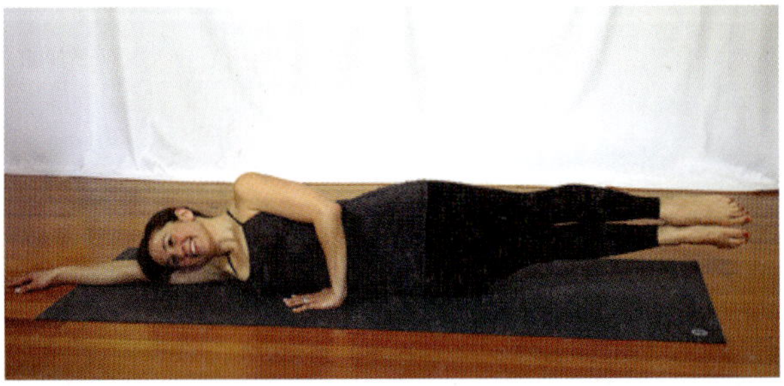

그림 13.14 고관절 외전(골반에 대한 대퇴골 운동): **필라테스 Side Leg Series (내전)**

움직임 해부학 운동 Moving AnatoME Exercise

고관절 외전(골반에 대한 대퇴골 운동): 필라테스 Side Leg Series(내전)

그림 13.14 참고

- 시작 자세: 왼쪽 옆으로 누운 자세를 취한다: 머리에서부터 발가락까지 어깨, 고관절, 무릎 및 발목이 일직선을 유지해야 한다. 여러분의 위쪽 손을 몸통 앞에 배치하여 바닥을 지지한다: 아래쪽 어깨를 굴곡한다. 여러분의 편안함에 따라 아래쪽 팔꿈치를 펴서 팔로 머리를 지탱하거나, 또는 팔꿈치를 굴곡하여 손으로 머리를 지탱할 수 있다. 몸통이 앞뒤로 흔들리는 것을 막기 위해 코어를 참여시킨다(2개의 유리창 사이에 누워 있다고 생각하자).
- 들이쉬면서, 위쪽 발을 저측굴곡하고, 위쪽 종아리가 고관절 높이보다 약간 높게 고관절을

외전한다.

- 내쉬면서 위쪽 고관절 쪽으로 아래쪽 고관절을 가져가기 위해 아래쪽 고관절을 내전한다. 계속 내쉬면서 양쪽 다리를 바닥으로 하강시킨다.
- 6-8회 반복하고, 반대쪽 다리도 실시한다.
- 끝 자세: 옆으로 편안한 누운 자세를 취한다.

고관절 내전(대퇴골에 대한 골반 운동):
요가 Triangle Pose(Trikonasana)

그림 13.12 참고; **고관절 외전(골반에 대한 대퇴골 운동)**의 운동 단계 참고

외회전 EXTERNAL ROTATION

양 발을 나란하게 하고 해부학적 자세를 취한다. 양쪽 발꿈치를 활주시켜 발가락이 바깥쪽 대각선으로 향하는 댄서의 첫 자세로 양 발을 배치한다. 첫 자세에 도달하기 위해, 여러분은 허벅지를 외회전시켜, 허벅지 전면이 정중선으로부터 멀어지게 회전한다.

고관절의 외회전은 2가지 방법으로 일어난다. 전형적인 외회전은 여러분이 첫 번째 자세를 취할 때 볼 수 있듯이, 골반에 대한 대퇴골 운동으로 외회전이 일어난다. 고정된 골반에 대해 대퇴골이 장축을 중심으로 가쪽으로 회전을 할 때, 이런 외회전이 일어난다. **필라테스 Clamshell**로 **움직임 해부학 운동**을 시도해 보자. 허벅지를 외회전하기 전에 앉은 자리를 안정화시킨다. 척추를 똑바로 유지할 수 있을 때까지만 허벅지를 외회전시킨다.

대퇴골에 대한 골반의 외회전일 경우, 대퇴골이 고정된 상태에서 골반이 내회전하는 것이다. 우리가 방향을 빠르게 바꾸기 위해 축회전을 할 때, 일반적으로 대퇴골에 대한 골반의 외회전 동작을 수행한다. 오른발을 지면에 고정하고 왼쪽으로 커팅하는 동작을 취할 때 이런 동작을 볼 수 있다: 고정된 오른쪽 대퇴골에 대해 골반을 왼쪽으로 회전할 때 오른쪽 고관절이 외회전하게 됨을 확인한다.

요가 Warrior II Pose로 **움직임 해부학 운동**을 시도해 보자. 골반에 대한 대퇴골 회전을 통해 앞쪽 고관절이 외회전된다. 부가적으로, 뒤쪽 고관절에서 일어나는 대퇴골에 대한 골반의 외회전은 작게 일어나지만, 양쪽 고관절을 정렬시키는데 필수적이다.

가동범위 Approximate Range of Motion

45°

근육과 신경지배 Muscles and Innervation

그림 13.15 참고

근육	신경
대둔근	하둔신경(L5-S2)
봉공근	대퇴신경(L2, L3)
이상근(임상 초점 13.4 참고)	S1, S2(전지)
상쌍자근	내폐쇄근으로 가는 신경(L5, S1)
하쌍자근	대퇴방형근으로 가는 신경(L5, S1)
내폐쇄근	내폐쇄근으로 가는 신경(L5, S1)
외폐쇄근	폐쇄신경(L3, L4)
대퇴방형근	대퇴방형근으로 가는 신경(L5, S1)
중둔근(후부 섬유)	상둔신경(L5, S1)
소둔근(후부 섬유)	상둔신경(L5, S1)
대퇴이두근(장두)	좌골신경의 경골가지(L5-S2)

움직임 해부학 운동 Moving AnatoME Exercise

고관절 외회전(골반에 대한 대퇴골 운동):
필라테스 Clamshell

그림 13.16 참고

- 시작 자세: 양쪽 무릎을 굴곡하고 왼쪽 옆으로 누운 자세를 취한다: 발꿈치를 어깨관절과 고관절에 일직선 되게 배치한다. 여러분의 위쪽 손을 몸통 앞에 배치하여 바닥을 지지한다: 아래쪽 어깨를 굴곡한다. 여러분의 편안함에 따라 아래쪽 팔꿈치를 펴서 팔로 머리를 지탱하거나, 또는 팔꿈치를 굴곡하여 손으로 머리를 지탱할 수 있다. 몸통이 앞뒤로 흔들리는 것을 막기 위해 코어를 참여시킨다.

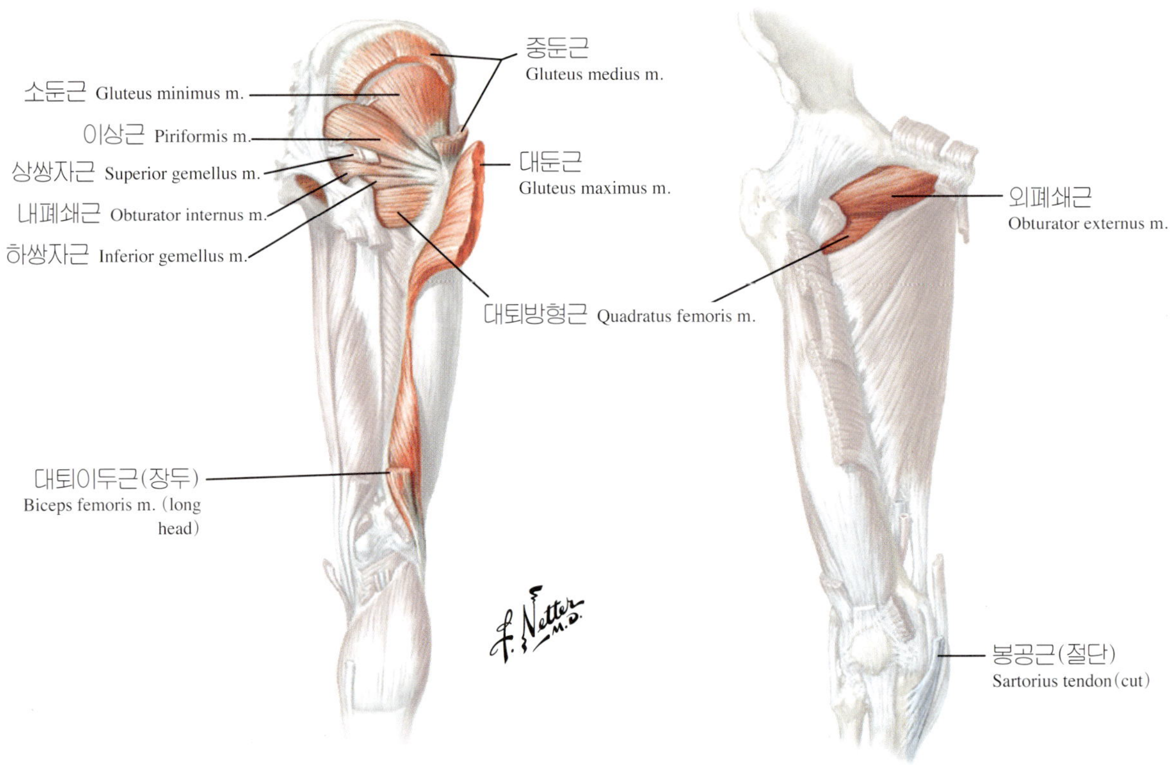

그림 13.15 고관절을 외회전시키는 근육

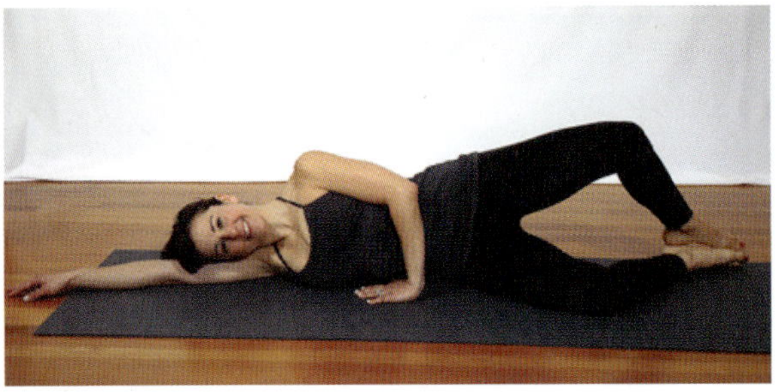

그림 13.16 고관절 외회전(골반에 대한 대퇴골 운동): **필라테스 Clamshell**

- 준비를 위해 들이쉰다.
- 내쉬면서 배꼽을 안쪽으로 당긴다. 무명조개처럼 위쪽 허벅지를 열리기 위해 위쪽 허벅지를 외회전한다. 양 발의 안쪽면을 붙인 채로 유지한다. 골반에 대한 대퇴골 외회전을 독립시키기 위해, 골반을 중립위로 유지할 수 있을 때까지만 위쪽 무릎을 천장 쪽으로 뻗는다.
- 들이쉬면서 위쪽 허벅지를 내회전시킨다. 위쪽 무릎을 시작 자세로 되돌린다. 중력에 저항하면서 허벅지를 천천히 내린다.
- 끝 자세: 옆으로 편안한 누운 자세를 취한다.

고관절 외회전(대퇴골에 대한 골반 운동):
요가 Warrior Ⅱ Pose(Virabhadrasana Ⅱ)

그림 13.17, 임상 초점 13.4

- 시작 자세: 양 발을 고관절 너비만큼 벌리고 선 자세를 취한다. 이때 양 발은 자연스런 평행한 자세를 취한다. 체중을 양쪽 발 사이의 중간지점에 배치하고, 양 팔을 이완시켜 몸통 옆에 자연스럽게 배치한다.
- 양 팔을 90°까지 외전한다. 그리고 양쪽 발목이 손목 밑에 위치하도록 양 발을 크게 벌린다. 견갑골을 하강하고, 손목을 중립위로 유지하고 손가락을 신전한다.
- 왼쪽 발을 약간 안쪽으로 회전하고(15–45°), 오른쪽 발을 90° 되게 바깥쪽으로 회전한다.

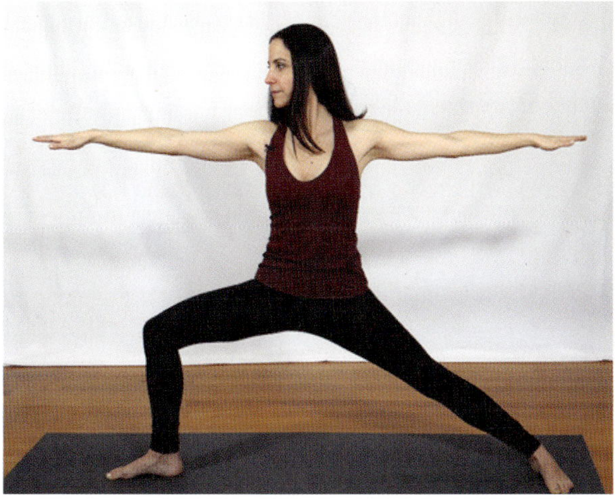

그림 13.17 고관절 외회전(대퇴골에 대한 골반 운동): 요가 Warrior Ⅱ Pose (Virabhadrasana Ⅱ)

왼쪽 발꿈치와 오른쪽 발꿈치를 정렬시킨다.

- 오른쪽 허벅지가 바닥과 평행되도록 오른쪽 무릎을 90°까지 굴곡한다. 발목을 무릎 밑에 배치하고 2번째 발가락과 정렬시킨다. 각 발의 4개 모서리를 지면에 고정하고, 족궁을 들어 올린다.
- 오른쪽 손끝을 보기 위해 머리를 회전시킨다. 여러분의 몸통을 똑바로 유지해야 하고, 전방으로 숙여서는 안 된다.
- 5회의 호흡을 하는 동안 이 자세를 유지한다.
- 오른쪽 무릎을 신전하여 반대쪽으로 몸통을 돌린 후, 왼쪽도 똑같이 실시한다.
- 끝 자세: 머리를 중립위로 회전하고, 양 팔을 이완한다. 양쪽 무릎을 곧게 펴서 고관절 너비로 양 발을 배치한다.

내회전 INTERNAL ROTATION

댄서의 첫 번째 자세(**외회전 단락** 참고)로부터, 양쪽 발가락을 정중선 쪽으로 활주시켜, 양쪽 발을 나란하게 배치한다. 이것을 하기 위해서는, 고관절을 내회전하여 허벅지 전면을 정중선 쪽으로 회전해야 한다. 내회전은 외회전과 매우 비슷하지만, 반대 방향으로 일어난다. 여러분은 발을 평행하게 배치함으로서 골반에 대한 대퇴

임상 초점 13.4 이상근 증후군 Piriformis Syndrome

이상근은 볼기 영역의 깊은 곳에 위치하는 작은 근육이며, 고관절을 외회전시킨다. 이상근 밑(또는 이상근을 통과하는)으로 허벅지와 종아리의 뒤쪽을 주행하는 좌골신경이 지나간다. 만약 이상근이 단축되거나, 근경련이 있거나 비대해져 있거나 또는 이상근에 염증이 있다면, 좌골신경이 압박되어 증상이 초래될 수 있다. 예를 들어, 환자는 허벅지 뒤쪽으로 방사하는 둔부 통증을 호소할 수 있다. 이상근을 과사용하는 달리기 선수도 이상근 증후군과 비슷한 증상을 경험하게 되고, 또 임신으로 인해 요추가 과도하게 전만된 환자도 이런 증상을 경험할 수 있다. 요가 Half Lord of the Fishes Pose와 같은 운동도 이상근을 적절하게 신장하여 이상근 증후군을 완화하는 데 도움울 줄 수 있다.

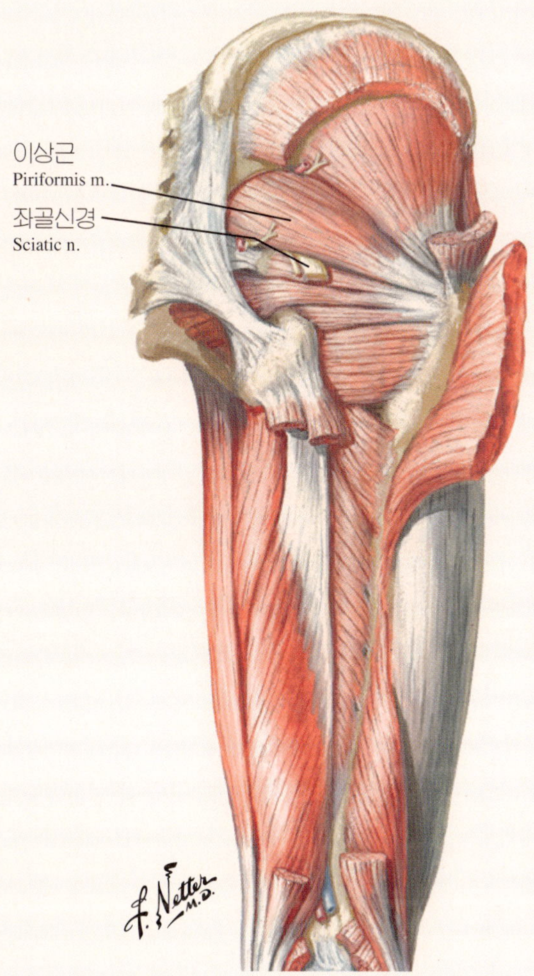

골 내회전을 수행한다. 이런 운동은 대퇴골이 장축을 중심으로 내회전할 때 일어난다. **필라테스 Clamshell**로 **움직임 해부학 운동**을 시도해 보자. 내회전근의 참여를 느끼기 위해 여러분의 허벅지를 천천히 하강해 본다.

대퇴골에 대한 골반의 내회전 운동은 보행할 때 나타난다. 입각기 동안, 고정된 대퇴골을 중심으로 골반이 외회전한다. 이런 내회전 운동은 매우 작게 일어나지만, 골반과 몸통의 움직임을 분리하기 위해 보행 때 정기적으로 일어난다. 이런 이유 때문에 보행을 할 때 어깨를 똑바른 사각형을 유지할 수 있는 것이다. **요가 Warrior I Pose**로 **움직임 해부학 운동**을 시도해 보자. 골반을 똑바른 사각형으로 유지할 때 앞쪽 고관절에서 일어나는 미세한 내회전을 확인해 본다.

가동범위 Approximate Range of Motion

35°

근육과 신경지배 Muscles and Innervation

그림 13.18 참고

근육	신경
중둔근(전부)	상둔신경(L5, S1)
소둔근(전부)	상둔신경(L5, S1)
대퇴근막장근	상둔신경(L4, L5)
치골근	대퇴신경과 폐쇄신경(L2-L4)
장내전근	폐쇄신경(L2-L4)
단내전근	폐쇄신경(L2-L4)
반건양근	좌골신경의 경골가지(L5-S2)
반막양근	좌골신경의 경골가지(L5-S2)

움직임 해부학 운동 Moving AnatoME Exercise

고관절 내회전(골반에 대한 대퇴골 운동): 필라테스 Clamshell

그림 13.19 참고. **고관절 외회전(골반에 대한 대퇴골 운동)**의 운동 단계 참고

고관절 내회전(대퇴골에 대한 골반 운동): 요가 Warrior Ⅰ Pose(Virabhadrasana Ⅰ)

그림 13.20 참고

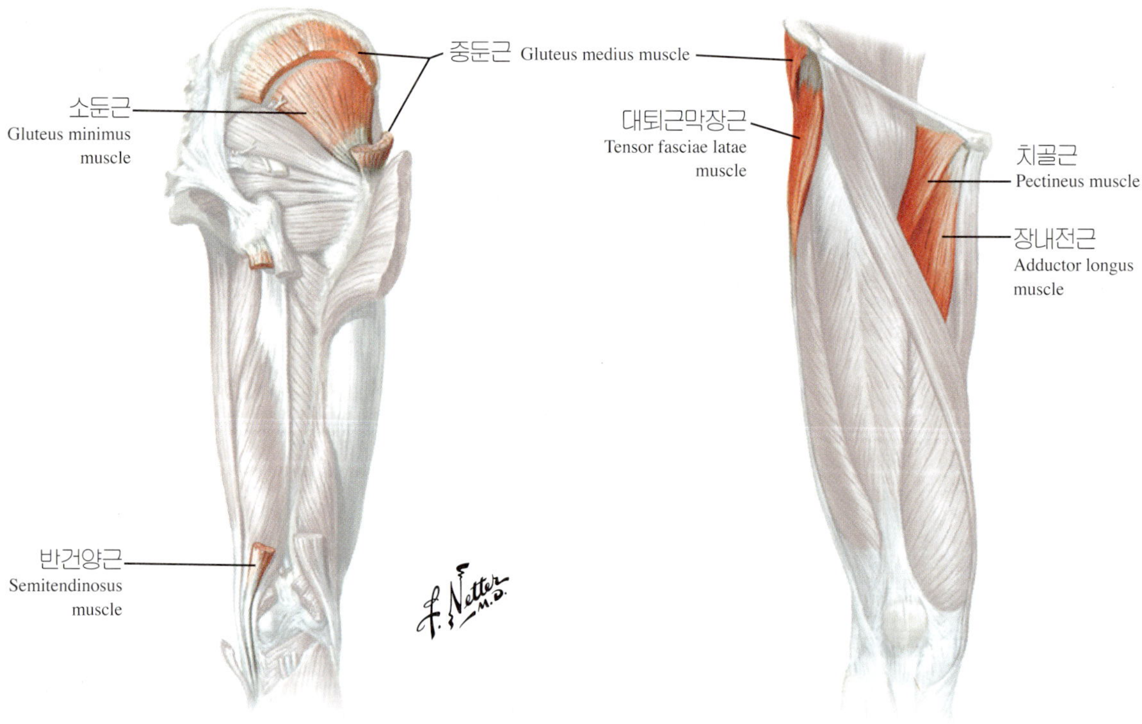

그림 13.18 고관절을 내회전하는 근육(보이지 않는 근육: 단내전근)

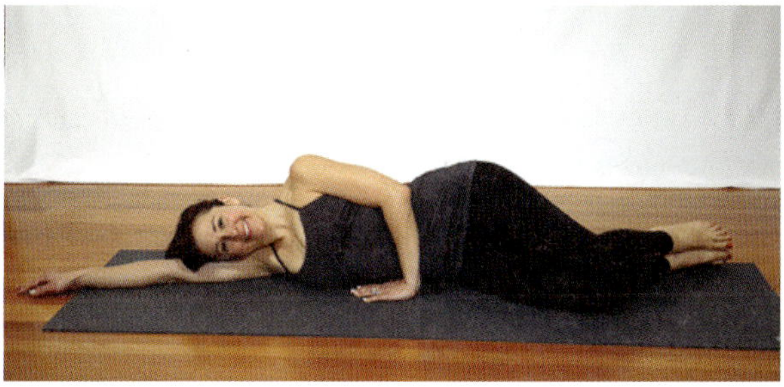

그림 13.19 고관절 내회전(골반에 대한 대퇴골 운동): **필라테스** Clamshell

- 시작 자세: 양 발을 고관절 너비만큼 벌리고 선 자세를 취한다. 이때 양 발은 자연스런 평행한 자세를 취한다. 체중을 양쪽 발 사이의 중간지점에 배치하고, 양 팔을 이완시켜 몸통 옆에 자연스럽게 배치한다.
- 들이쉬면서, 발목이 손목 밑에 위치하도록 여러분의 발을 3–4피트 정도 벌린다. 양쪽 팔을 180°까지 외전하고, 양쪽 손바닥이 마주보도록 어깨를 외회전한다. 어깨의 하강을 유지하면서, 손목을 중립위를 배치하고, 손가락을 신전한다.
- 왼쪽 발을 약간 안쪽으로 회전하고(45–60°), 오른쪽 발을 90°되게 바깥쪽으로 회전한다. 왼쪽 발꿈치와 오른쪽 발꿈치를 정렬시킨다.
- 내쉬면서 허벅지가 바닥과 평행하도록 여러분의 오른쪽 무릎을 굴곡한다. 발목을 무릎 밑에 배치하고 2번째 발가락과 정렬시킨다. 앞쪽 발의 4개 모서리를 지면에 고정하고, 족궁을 들어올린다. 여러분의 몸통을 오른쪽으로 회전한다. 가능하면 골반이 똑바른 사각형을 유지하기 위해 왼쪽 고관절을 내회전시킨다. 왼발의 외측면을 지면에 고정하고, 족궁을 들어올린다.
- 들이쉬면서 여러분의 척추를 신전한다. 머리를 중립위로 유지하거나 시선을 위쪽으로 들어올리기 위해 머리를 약간 신전시킨다.
- 5회의 호흡을 하는 동안 이 자세를 유지한다.
- 오른쪽 무릎을 신전하여 반대쪽으로 몸통을 돌린 후, 왼쪽도 똑같이 실시한다.

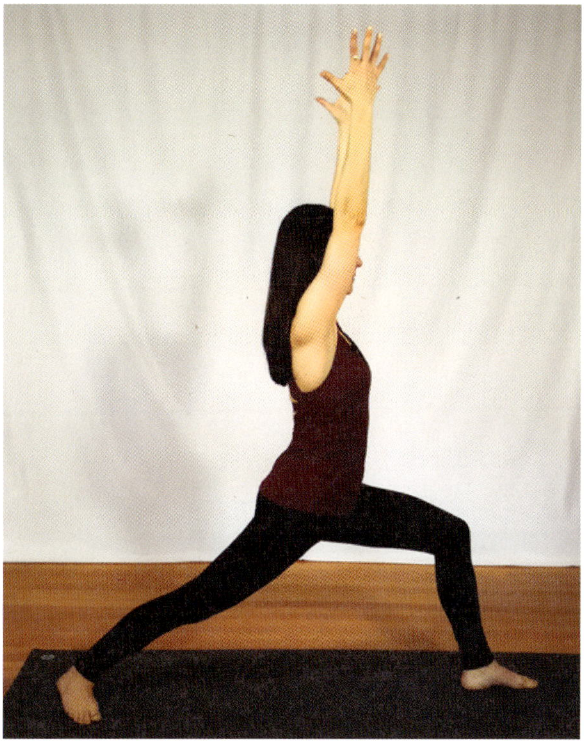

그림 13.20 고관절 내회전(대퇴골에 대한 골반 운동): **요가** Warrior Ⅰ Pose (Virabhadrasana Ⅰ)

- 끝 자세: 들이쉬면서 왼쪽 무릎을 쭉 뻗고 양 팔을 이완한다. 양 발을 고관절 너비로 배치한다.

상자 13.1 내회전에 대한 인사이드 스쿱
The Inside Scoop on Internal Rotation

내회전근을 강화하기 위해 체육관이나 피트니스 시설에 가지 않더라도, 우리는 운동 동안 적절한 정렬을 유지하기 위해 자주 내회전을 실시한다. 더 강하고 잘 발달되는 외회전근의 당김에 반대작용하기 위해 종종 내회전을 수행할 필요가 있다. 일반적으로 외회전근이 내회전근보다 강하다: 이런 근불균형 때문에 운동을 하는 동안 정렬을 회복하기 위해 내회전근을 강화할 필요가 있다. 예를 들어, **요가** Seated Forward Fold는 고관절의 내회전을 필요로 하지 않는다; 그러나 여러분의 근불균형 정도에 따라, 양쪽 허벅지를 평행하게 유지하기 위해 여러분은 내회전근을 수축시킬 필요가 있다.

14장

무릎 Knee

개요 OVERVIEW

- 무릎은 허벅지와 종아리를 연결하는 변형된 경첩관절이다.
- 무릎은 슬개대퇴관절(슬개골과 대퇴골 사이)과 경골대퇴관절(경골과 대퇴골 사이)로 구성된다.
- 무릎의 움직임은 굴곡, 신전 및 회전이 있다.
- 무릎 움직임은 2가지 방식으로 일어난다: 경골에 대한 대퇴골 운동과 대퇴골에 대한 경골 운동.
- 운동의 예:
  - 굴곡(**필라테스 Single Leg Kick, 요가 Chair Pose**)
  - 신전(**필라테스 Single Leg Kick, 요가 Chair Pose**)

구조와 기능 STRUCTURE AND FUNCTION

앉은 자세에서 양손을 각각의 무릎에 배치한다. 윤활관절인 슬관절은 3개의 뼈(슬개골, 대퇴골 및 경골)로 구성된 변형된 경첩관절이다(그림 14.1A). 이들 뼈는 함께 작용하여 2개의 관절을 형성한다: 슬개골은 슬개대퇴관절을 형성하기 위해 대퇴골 과간구(intercondylar groove)에 놓여 있고, 대퇴과는 경골대퇴관절을 형성하기 위해 경골과(tibial condyle)와 연결되어 있다. 비골도 경골 가까이에 위치하지만, 슬관절의 일부는 아니다. 비골은 대퇴이두근건과 외측측부인대 등과 같은, 무릎을 통과하는 구조물의 부착점으로 작용한다. 비골은 위치 덕분에, 경골의 정렬을 유지하는 데 도움을 준다. 비골과 경골의 연결은 표면적을 확장하고 생체역학적 힘을 전달하는 데 도움을 주는 골간막을 통해 계속 이루어진다; 골간막은 족관절의 일부를 형성하는 인대결합성 원위경비관절에서 종지한다.

무릎의 이중 관절 요소는 우리가 매일 서고, 조깅하고, 점핑하고, 계단 보행 등을 할 때 안정성과 가동성을 균형 있게 맞춘다. 안정성은 윤활관절에 주어지는 중요한 고려사항이다. 인체에서 가장 큰 관절인 무릎관절도 견디어야 하는 스트레스의 양에 비해 상대적으로 작은 관절이다(무릎관절에 가해지는 압박의 힘은 체중의 2–3배에 이른다). 최대의 안정성을 확보하기 위해, 무릎은 관절낭을 보강하는 외측/내측 측부인대, 전/후 십자인대, 반월판과 같은 연부조직의 도움을 받아야 한다. 내측 반월판(C 자형)과 외측 반월판(O 자형)은 섬유연골성 충격 흡수장치로서 관절을 안정화시킬 뿐만 아니라, 무릎에 가해지는 압박의 힘을 완충하고 감소시킨다. 이런 지지는 무릎에서 발목으로 체중을 전달하도록 경골대퇴관절(특히 경골)을 돕는다. 부가적으로 슬개대퇴관절은 활차 시스템으로 작용하여 하중을 줄여준다. 슬개골은 인체에서 가장 큰 종자골이고, 대퇴사두근건의 건초 안에 들어 있다. 슬개골은 대퇴사두근의 지렛팔을 증가시켜 적은 에너지로 하퇴를 쉽게 움직일 수 있다(그림 14.1B 참고).

가동성의 측면에서 볼 때, 무릎은 주로 굴곡과 신전을 일으킨다. 그러나 슬관절은 단순한 경첩관절이 아니다(단순한 경첩관절이라면, 굴곡과 신전만 일어날 것이다). 슬관절은 변형된 경첩관절로서, 활주와 회전을 허용한다; 슬관절이 굴곡될 때 미세한 움직임이 일어난다(그림 14.2 참고). 슬관절은 자신의 움직임 이외, 위쪽의 고관절 움직임과 아래쪽의 족관절 움직임에 영향을 받는다; 슬관절을 움직이는 몇몇 근육은 고관절과 족관

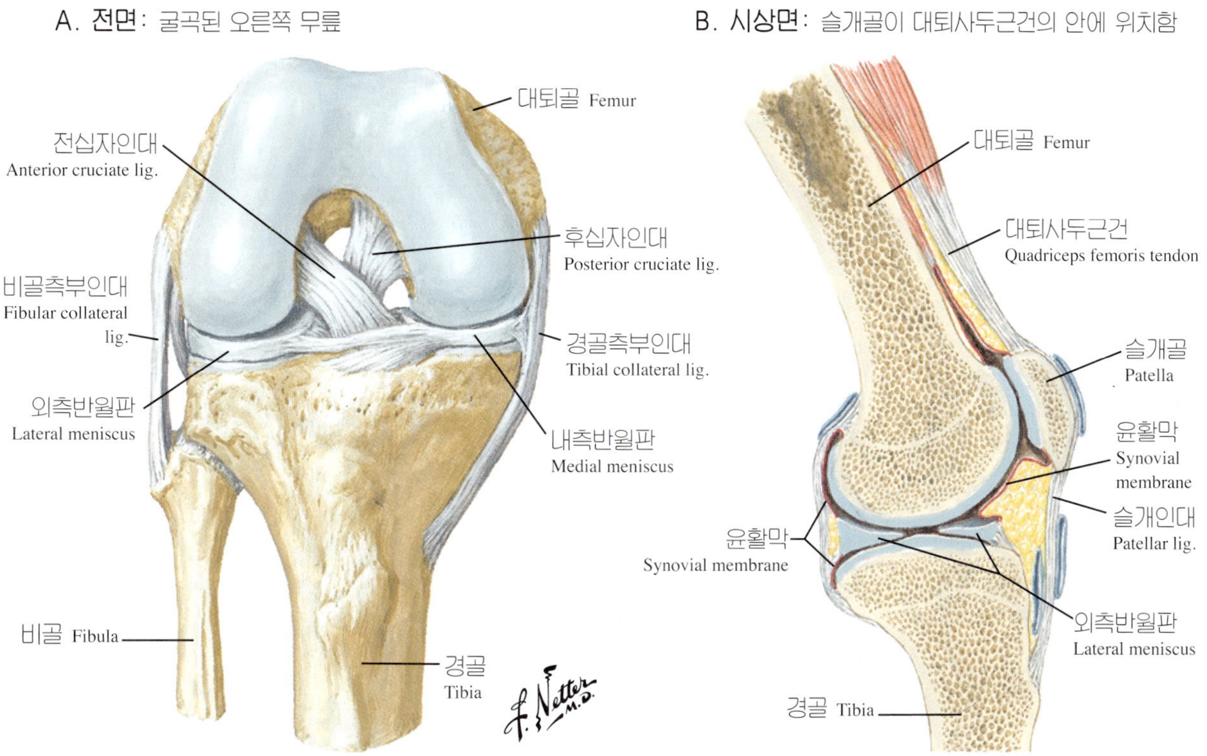

그림 14.1 슬관절

절을 지나간다(봉공근과 비복근, 각각). 한 관절의 부정 정렬이 다른 관절의 기능장애에 어떤 영향을 주는지는 생체역학적 사슬을 통해 쉽게 알 수 있다; 예로, 고관절 손상이나 발목 염좌는 무릎 통증을 초래할 수 있다.

움직임 MOVEMENT

양쪽 허벅지와 종아리의 근육은 슬관절 굴곡 상태 때 일어나는 약간의 내회전/외회전과 함께, 슬관절의 굴곡과 신전을 일으키는데 작용한다(그림 14.2). 굴곡과 신전은 3개의 협력 기전과 관련된다: 경골대퇴관절의 구르기와 활주, 슬개대퇴관절의 활주, 그리고 관절면에서의 자연스런 회전 등. 무릎 주변 구조물은 슬관절의 움직임을 제한한다. 예를 들어, 측부인대와 십자인대의 긴장은 신전의 범위를 제한하고, 대퇴사두근의 긴장과 종아리와 허벅지의 뒤쪽 연부조직이 굴곡의 가동범위를 결정하는 데 도움을 준다.

굴곡과 신전은 2가지 방식으로 일어날 수 있다:

- **경골에 대한 대퇴골 운동:** 이름이 의미하듯이, 이런 닫힌 사슬 기전은 상대적으로 경골의 고정에 대한 대퇴골의 움직임을 포함한다. 예를 들어, 이런 기전의 운동은 의자에 앉을 때처럼 고정된 경골 위에서 대퇴골이 굴곡할 때 일어난다.
- **대퇴골에 대한 경골 운동:** 열린 사슬 움직임은 공을 찰 때나 거리를 달릴 때처럼 고정된 대퇴골 위에서 경골이 움직이는 것과 관련된다.

굴곡 FLEXION

만약 우리가 일반적인 미국인이라면, 하루에 10시간 정도 앉은 자세를 취할 것이다. 이렇게 앉은 자세를 취하려면, 종아리 후면과 허벅지 후면이 서로 가까워져야 할 것이다. 무릎 굴곡은 2가지 방식으로 일어난다. 대퇴골에 대한 경골의 굴곡 시, 경골과는 경골대퇴관절에서

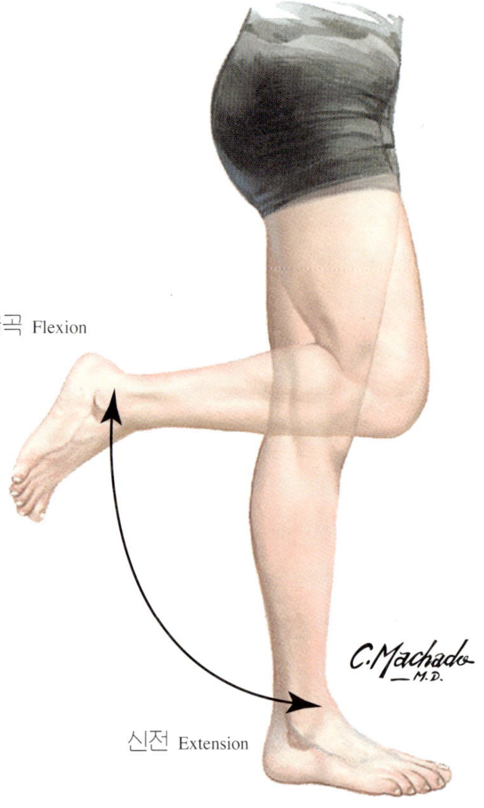

그림 14.2 슬관절의 움직임

고정된 대퇴과 위에서 뒤쪽으로 구르기와 활주를 하고, 이와 동시에 슬개골은 슬개대퇴관절에서 원위로 활주한다; 슬관절 굴곡은 시상면을 따라 하퇴를 후방으로 움직인다. **필라테스 Single Leg Kick**으로 **움직임 해부학 운동**을 시도해 보자. 양쪽 무릎을 굴곡할 때, 경골의 움직임을 분리시키기 위해 허벅지를 고정 상태로 유지해야 한다.

경골에 대한 대퇴골의 굴곡 시, 대퇴골과는 고정된 경골과 위에서 앞쪽으로 구르기와 활주를 하고, 슬개골은 원위로 활주한다. **요가 Chair Pose(Utkatasana)**로 **움직임 해부학 운동**을 시도해 보자. 이런 자세를 취할 때, 하퇴를 고정 상태로 유지한다. 양쪽 발끝치로 체중을 이동하고, 대퇴골만 움직여 의자에 앉아 있었던 것처럼 깊숙이 앉는다.

슬관절의 굴곡 시 2가지 종류의 회전이 동반된다. 첫 번째 유형의 회전은 신전된 무릎을 해제하는데 필요한 자동회전으로서 무릎을 능동 굴곡할 때 일어난다. 신전된 무릎의 굴곡은 슬와근에 의해 시작되고, 자동회전은 중등도의 대퇴골 외회전(경골에 대한 대퇴골의 굴곡 시)이나 경골 내회전(대퇴골에 대한 경골의 굴곡 시)을 초래할 수 있다. 두 번째 회전의 유형은 슬관절이 약간 굴곡되어 있을 때 경골과 대퇴골 사이에서 독립적으로 일어날 수 있다; 이것은 수평면에서 경골을 내회전과 외회전을 일으킨다. 우리는 축구 선수가 필드에서 커팅 동작을 할 때나 필라테스 스튜디오에서 회전판(rotator disc)을 이용한 운동을 할 때 이런 회전을 볼 수 있다. 슬관절의 내회전은 외회전보다 강한 편이다; 사실, 더 많은 근육이 외회전(예, 대퇴이두근)보다 내회전(예, 반막양근, 반건양근, 박근, 봉공근, 슬와근)을 담당한다.

가동범위 Approximate Range of Motion

140°

근육과 신경지배 Muscles and Innervation

그림 14.3 참고

근육	신경
슬괵근	
반막양근	좌골신경의 경골가지(L4-S2)
반건양근	좌골신경의 경골가지(L4-S2)
대퇴이두근 장두와 단두	장두: 좌골신경의 경골가지(L5-S3); 단두: 좌골신경의 비골가지(L5-S2)
봉공근	대퇴신경(L2, L3)
박근	폐쇄신경(L2, L3)
비복근	경골신경(S1, S2)
족척근	경골신경(S1, S2)
슬와근	경골신경(L4-S1)

움직임 해부학 운동 Moving AnatoME Exercise

무릎 굴곡(대퇴골에 대한 경골 운동):

필라테스 Single Leg Kick

그림 14.4 참고

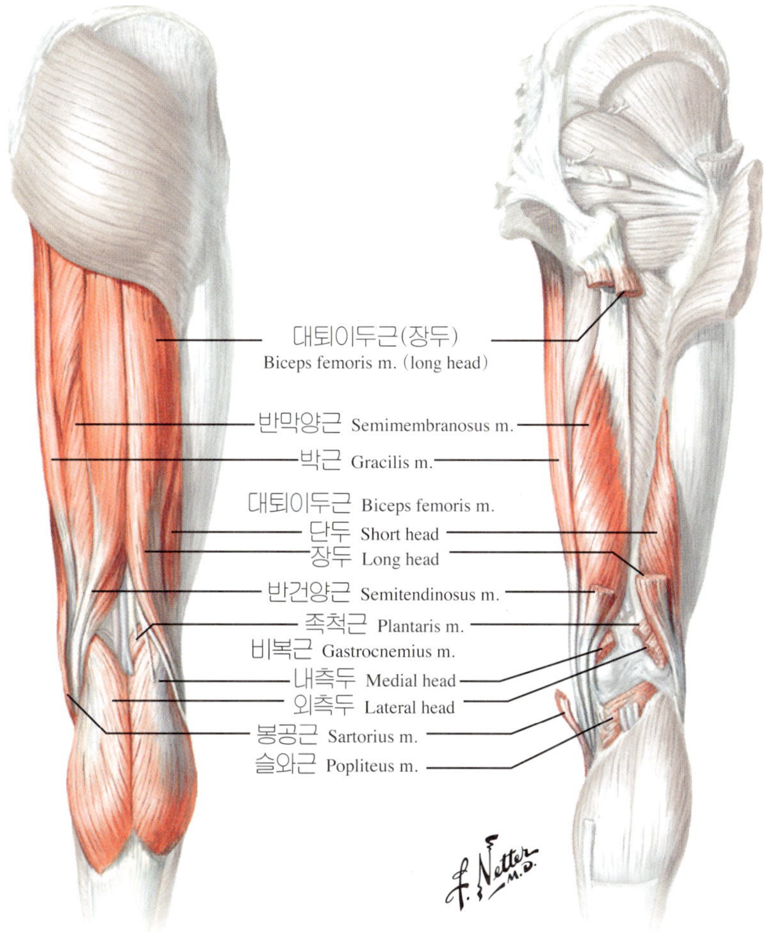

그림 14.3 슬관절을 굴곡하는 근육

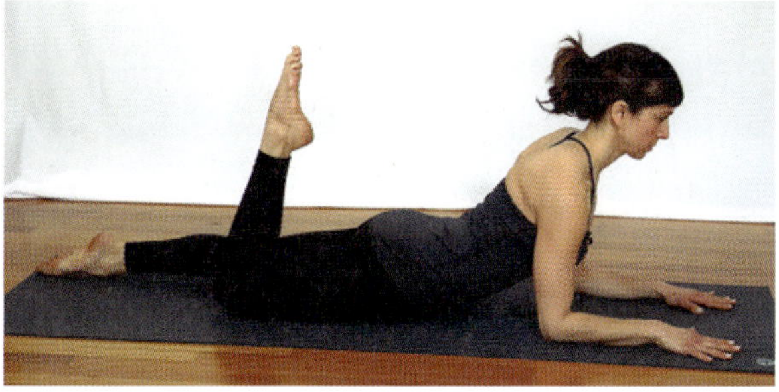

그림 14.4 무릎 굴곡(대퇴골에 대한 경골 운동): **필라테스 Single Leg Kick**

- 시작 자세: 엎드린 자세를 취한다. 이때, 경추가 중립위를 취하고 흉추와 요추를 신전한 상태로 엎드린 자세를 취한다. 그리고 몸통을 지지하기 위해 팔꿈치를 굴곡하여 어깨 바로 밑에 배치한다. 이때 손가락을 굴곡한 채 양쪽 전완을 평행하게 배치하고 서로 마주보게 한다. 코어를 참여시켜 아랫등을 보호한다. 그리고 상체를 안정화시키기 위해 전완과 손으로 바닥을 압박한다.
- 준비를 위해 들이쉰다.
- 내쉬면서 오른쪽 무릎을 굴곡한다. 이때 2번에 걸쳐 펄스한다. 첫 번째 펄스 동작 때는 발목을 저측굴곡하여 실시하고, 2번째 펄스 동작 시에는 발목을 배측굴곡하여 실시한다. 이런 동작을 조절하면서 수행하고, 몸통과 허벅지를 고정 상태로 유지한다.
- 들이쉬면서 오른쪽 무릎을 신전하고, 바닥으로 천천히 내려놓는다. 이때 허벅지와 몸통을

고정 상태로 유지한다.
- 왼쪽도 실시한다.
- 좌우측을 각각 6회 이상 반복한다.
- 끝 자세: 몸통을 바닥으로 하강시키고, 편안한 엎드린 자세를 취한다.

무릎 굴곡(경골에 대한 대퇴골 운동): 필라테스 Single Leg Kick

그림 14.5, 임상 초점 14.1 참고

- 시작 자세: 양 발을 모으고 선 자세를 취한다(또는 고관절 너비만큼 양 발을 벌리고 선 자세를 취한다). 체중을 양쪽 발 사이의 중간지점에 배치하고, 양 팔을 이완시켜 몸통 옆에 자연스럽게 배치한다.
- 내쉬면서 코어를 참여시키고, 고관절과 슬관절을 굴곡한다. 체중을 발꿈치 쪽으로 이동시킨다. 허벅지를 하강하여 의자에 앉는 것처럼 깊숙이 앉는다. 종아리를 고정한 상태로 유지하고, 척추를 중립위로 하면서 허벅지가 바닥과 평행하게 되도록 움직인다(외적 지지를 위해 벽에 기대어서 이런 포즈를 수행한다).
- 들이쉬면서 양 팔을 머리 위로 들어 올린다. 이때 양쪽 손바닥을 마주보게 한다. 이 자세가 불편하다면, 양 팔을 가슴 앞쪽으로 내려 기도하는 자세를 취한다.
- 가능하면 척추를 곧게 펴고, 머리와 목을 중립위로 유지한다. 더 깊게 앉기 위해 고관절과 슬관절을 굴곡할 때, 머리 정수리에서부터 좌골까지 몸통을 길게 늘인다. 양쪽 허벅지를 서로 평행하게 유지하고, 무릎이 발보다 앞쪽으로 나가서는 안되고, 2번째 발가락과 일직선을 유지한다.
- 5회 호흡 동안 이 자세를 유지한다.
- 끝 자세: 들이쉬면서 고관절과 슬관절을 신전한다; 내쉬면서 양 팔을 이완하고, 중립위의 서기 자세로 되돌아온다.

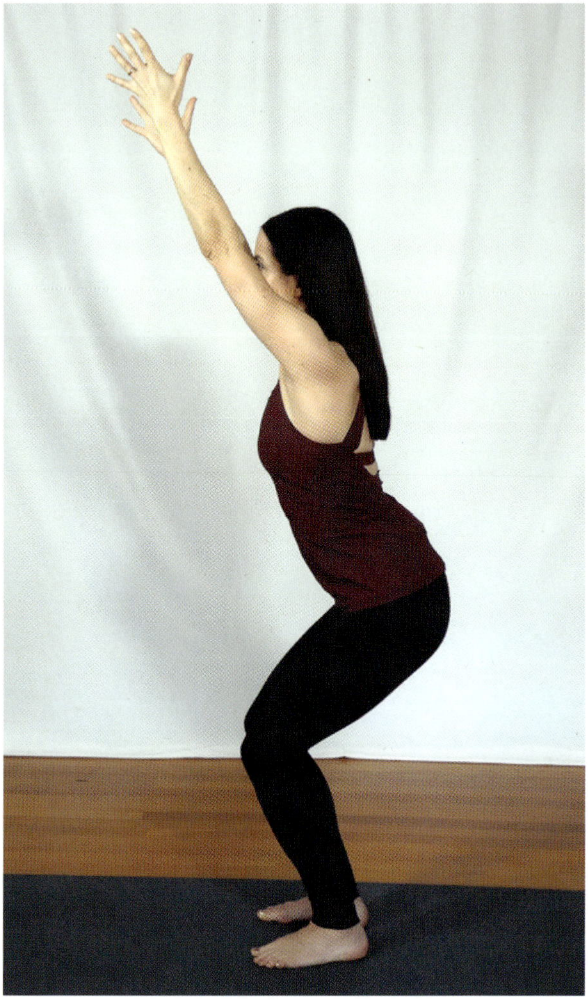

그림 14.5 무릎 굴곡(경골에 대한 대퇴골 운동): **요가** Chair Pose (Utkatasana)

신전 EXTENSION

책을 보기 위해 앉은 자세를 취하고 있다면, 선 자세를 취한다. 이런 동작은 슬관절(그리고 고관절)의 신전을 요구한다. 본래 슬관절의 신전이 안정된 자세이기 때문에, 여러분의 서기 자세가 안정한지를 확인해 본다. 보행을 할 때, 슬관절은 한쪽 다리로 체중을 이동시켜 선 자세를 취할만큼 충분히 안정할 수 있다. 슬관절의 신전은 종아리와 허벅지의 앞쪽면이 서로 가까워지는 동작이다. 신전의 관절운동형상학이 굴곡의 관절운동형상학과 비슷하지만, 움직임은 반대 방향으로 일어난다. 대퇴골에 대한 경골의 신전 시, 경골과는 고정된 대퇴과

임상 초점 14.1 무릎 골관절염 Osteoarthritis of the Knee

골관절염은 슬관절과 같이 관절면을 덮고 있는 초자연골의 진행성 침식을 가진 불가역적 질환이다. 퇴행성 관절 질환으로 불리는 골관절염은 장시간에 걸쳐 적용된 과도한 힘에 의해 이루어진다. 이런 이유 때문에, 슬관절과 같은 체중부하 관절은 손상되기 쉽다. 특히 그들의 움직임이 일상생활과 결합될 때 더욱 그러하다. 골관절염에 대해 알아보자: 움직임은 통증을 일으키지만, 재활뿐만 아니라 기능에 필수적이다. 골관절염을 치료하는 하나의 방법은 운동이다: 통증을 일으킬 수 있는 과도한 슬관절 굴곡 없이, 근력을 강화하고 슬관절을 안정화시키는 운동이 좋다. 예를 들어, **요가 Chair Pose**는 슬관절 굴곡근을 강화할 뿐만 아니라, 슬관절 주위 근육(또는 고관절과 족관절)의 균형을 좋게 만든다. 통증 없는 가동범위를 따라 굴곡의 정도를 수정한다. 예를 들어, 필요하다면, 등을 벽에 기대고 최소 굴곡으로 이런 포즈를 수행할 수도 있다.

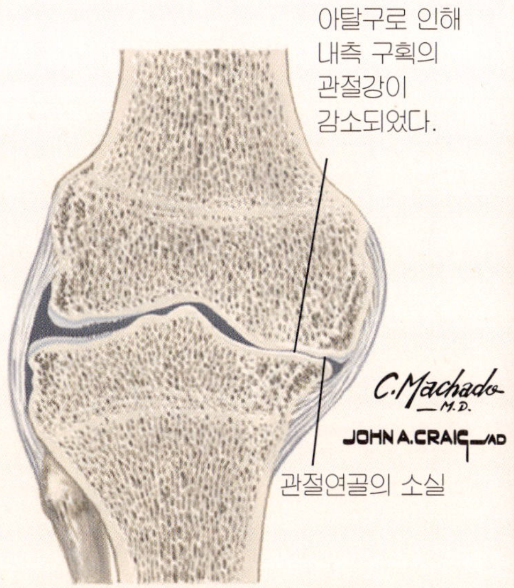

무릎 골관절염은 내반슬, 내측 아탈구, 관절연골 소실 및 골극 형성을 보인다.

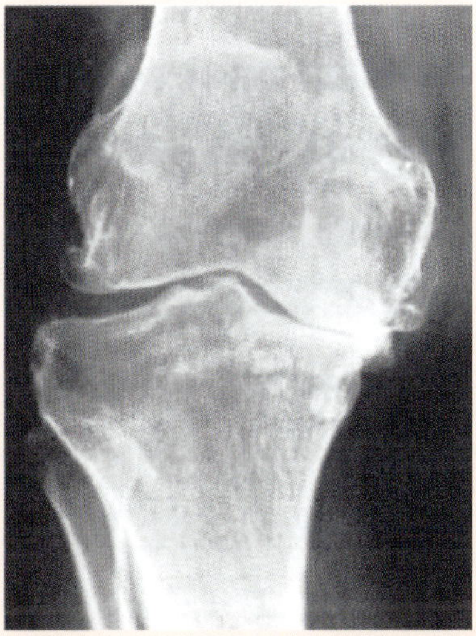

방사선 사진: 내반슬 기형과 내측 아탈구를 보인다.

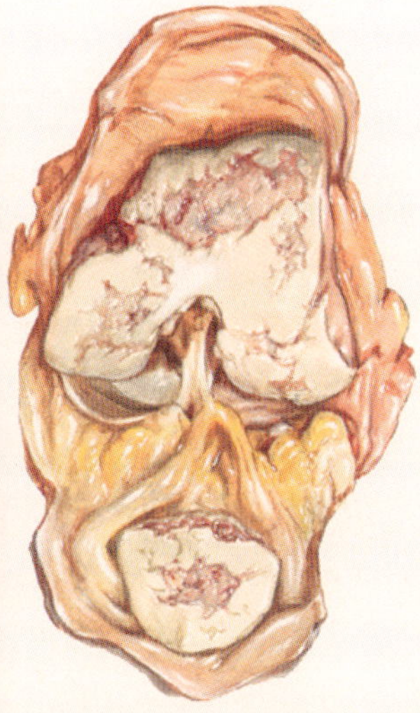

개방된 슬관절. 최소의 윤활막 변화와 심한 관절연골 침식이 보인다.

위에서 시상면을 따라 앞쪽으로 구르기와 활주를 하고, 이와 동시에 슬개골이 근위로 활주한다; **필라테스 Single Leg Kick**으로 **움직임 해부학 운동**을 시도해 보자. 무릎을 신전하는 동안 가능하면 허벅지를 고정 상태로 유지하면서 대퇴골에 대한 경골의 신전을 분리시킨다.

경골에 대한 대퇴골의 신전 시, 대퇴과는 경골과를 따라 앞쪽으로 구르기와 활주를 한다. **요가 Chair Pose (Utkatasana)**로 **움직임 해부학 운동**을 시도해 보자. 이 포즈를 취할 때, 하퇴를 고정 상태로 유지해야 한다. 체중을 발꿈치 쪽으로 이동시키고, 허벅지만 움직여 의자에 앉은 것처럼 깊숙이 앉은 자세를 취한다.

굴곡과 마찬가지로, 이런 2가지 종류의 완전 신전도 꼭 필요한 회전을 가진다. 이런 자동회전은 신전의 끝지점에서 일어나고, 대퇴골의 중등도 내회전(경골에 대한 대퇴골의 신전)과 외회전(대퇴골에 대한 경골의 신전)을 일으킨다. 이런 자동회전은 스크루-홈 기전으로 종종 불리고, 이것은 경골과 대퇴골 사이의 생체역학은 인대를 타이트하게 만들고, 슬관절을 신전된 자세로 잠근다. 경우에 따라, 슬와근은 슬관절의 신전을 해제하는 열쇠로 불린다. 왜냐하면 슬와근이 대퇴골을 외회전(경골에 대한 대퇴골의 신전을 시작하기 위해)하거나 경골을 내회전함(대퇴골에 대한 경골의 신전을 시작하기 위해)으로써 무릎을 완전 신전에서 해제시키는데 도움을 주기 때문이다(연습 14.1).

연습 14.1 바쁜 Bee의 무릎

선 자세에서, 여러분의 신체를 똑바로 유지하는데 필요한 일의 양을 제한하기 위해 스크루-홈 기전은 양쪽 무릎을 잠그는 데 도움을 준다. 예를 들어, 장시간 수술실에서 서서 일하거나 정기적으로 무릎을 과신전한다면, 통증이 발생할 수 있다. 통증을 예방하고 잠긴 무릎을 부드럽게 풀게 하기 위해, 작고 균형 잡힌 무릎 굴곡을 수행한다.

가동범위 Approximate Range of Motion

5° 과신전

근육과 신경지배 Muscles and Innervation

그림 14.6 참고

근육	신경
대퇴사두근 그룹	
대퇴직근	대퇴신경(L2-L4)
외측광근	대퇴신경(L2-L4)
중간광근	대퇴신경(L2-L4)
내측광근	대퇴신경(L2-L4)

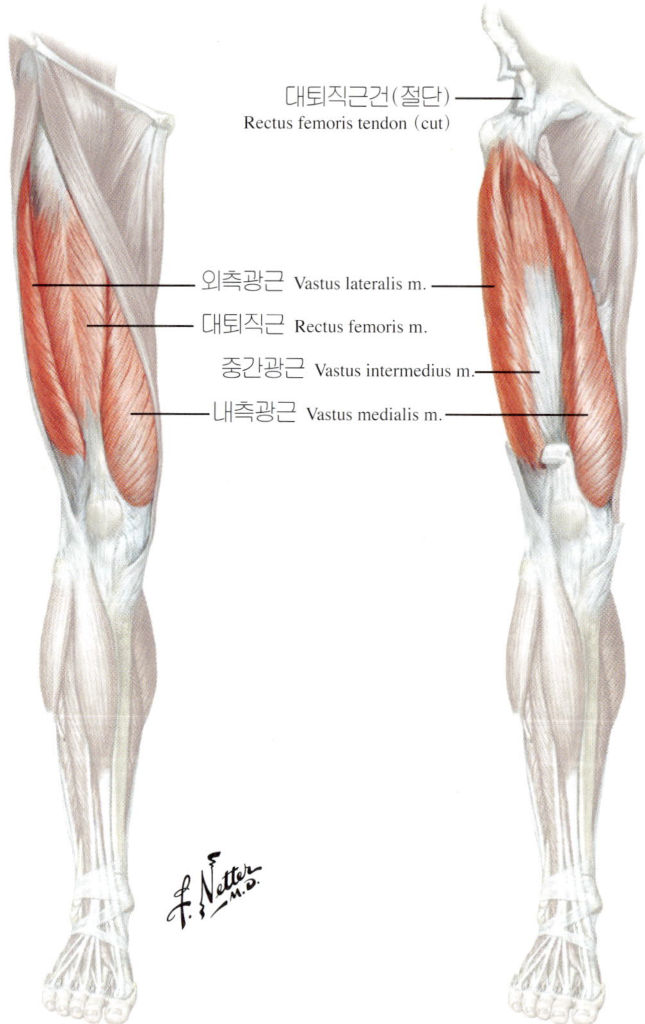

그림 14.6 무릎을 신전하는 근육

움직임 해부학 운동 Moving AnatoME Exercise

무릎 신전(대퇴골에 대한 경골 운동):
필라테스 Single Leg Kick

그림 14.7 참고; **무릎 굴곡(대퇴골에 대한 경골 운동)의 운동** 단계 참고

무릎 신전(경골에 대한 대퇴골 운동):
필라테스 Single Leg Kick

그림 14.5, 임상 초점 14.2 참고; **무릎 굴곡(경골에 대한 대퇴골 운동)**의 운동 단계 참고

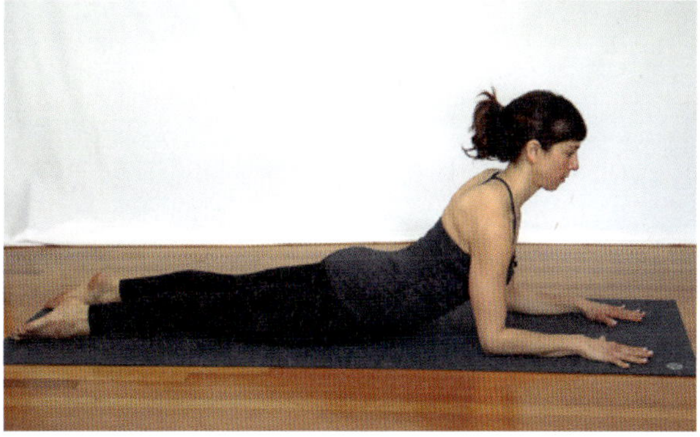

그림 14.7 무릎 신전(대퇴골에 대한 경골 운동): **필라테스 Single Leg Kick**

임상 초점 14.2 전십자인대 열상 Anterior Cruciate Ligament Tear

큰 힘과 정기적 사용은 슬관절의 남용을 일으킨다. 우리는 무릎에 충격을 주는 달리기, 신장 및 점프 등의 활동을 한다. 부종과 불안정과 같은 다른 증상과 함께, 무릎 손상 시 들리는 염발음도 전십자인대 열상의 전형적인 징후이다. 전십자인대 열상은 부분 손상이나 완전 손상으로 발생할 수 있고, 관절 구조물과 관련된 손상(예, 반달판이나 측부인대 손상)에 의해 동반될 수 있다. 비틀림이나 과신전과 같은 특정 움직임도 ACL 손상의 요인이 될 수 있고, 또 해부학적 요소(과간절흔의 크기와 근 불균형), 여성(동일 운동을 할 때 남성보다 여성이 ACL 손상을 더 많이 당함) 및 운동선수가 플레이하는 지면(인조 지면 또는 천연 지면) 등도 손상의 요인이 될 수 있다. ACL 손상 후, 휴식과 염증 조절 이후 가동범위와 근 균형의 회복과 코어와 고관절의 근력 강화에 초점을 맞춘 재활 과정이 이루어져야 한다. 환자가 정기적인 활동으로 복귀할 준비가 되었다면, 필라테스 Single Leg Kick과 요가 Chair Pose와 같은 운동이 지속적인 무릎 건강을 지지할 뿐만 아니라, 근력 강화와 고유수용성도 향상시킨다.

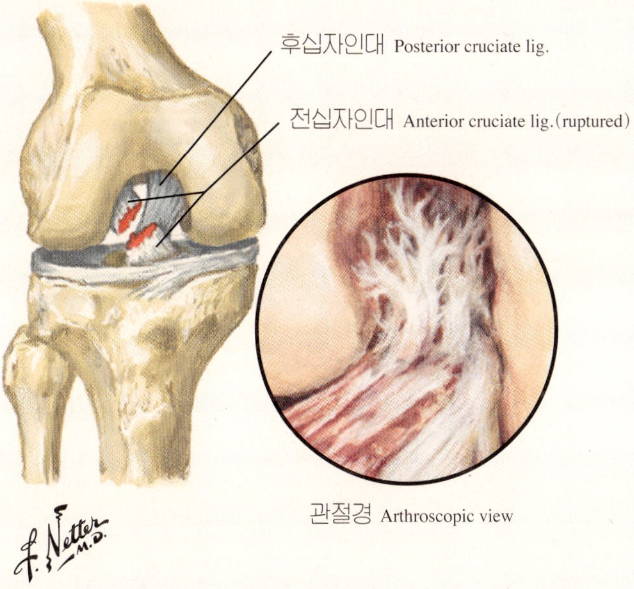

상자 14.1 Q각에 대한 Q & A

양 발을 나란하게 배치하고 선 자세를 취한 후, 허벅지 근육을 수축하여 슬개골을 들어올린다. 슬개골이 일직선으로 올라가는가? 그렇지 않고 가쪽으로 올라간다면, 여러분의 Q각이 증가할 수 있다. Q각은 무릎에 대한 대퇴사두근의 누적된 힘을 나타낸다. Q각은 2개의 선에 의해 결정된다: ASIS에서 슬개골 중심으로 이어지는 선과 슬개골 중심에서 경골조면으로 이어지는 선. 의사와 물리치료사는 대퇴사두근이 어떻게 작용하는지 그리고 슬개골이 효율적으로 트래킹하는지에 대한 정보를 얻기 위해 Q각을 사용한다. 예를 들어, Q각이 증가하면, 대퇴사두근이 수축할 때 슬개골이 가쪽으로 당기게 될 것이다. 특히 내측광근이 가쪽으로 당기는 힘(외측광근)에 반대 작용할 것이다. 내측광근의 사선섬유(VMO)가 약하거나 제대로 수축하지 않으면, 불균등한 근수축과 잘못된 슬개골 트래킹이 초래될 수 있다. 그러므로 VMO의 적설한 근력강화는 무릎 건강에 주된 열쇠이고, 손상의 예방과 손상 이후의 재활에도 영향을 줄 것이다.

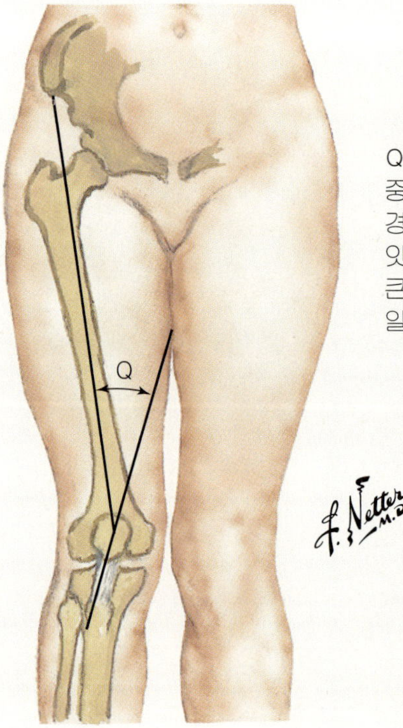

Q각은 ASIS에서 슬개골 중심을 잇는 선과 경골조면에서 슬개골 중심을 잇는 선의 교차로 형성된다. 큰 Q각은 슬개골 아탈구를 일으킬 수 있다.

15장

발목 Ankle

개요 OVERVIEW

- 발목(족관절)은 종아리(하퇴)와 발을 연결하는 경첩관절이다.
- 발목의 관절은 경골, 비골 및 거골 사이에서 형성된다(거퇴관절).
- 움직임은 배측굴곡과 저측굴곡이다.
- 운동의 예:
  - 배측굴곡(**요가 Sitting Forward Fold**)
  - 저측굴곡(**필라테스 Scissors**)

구조와 기능 STRUCTURE AND FUNCTION

해변을 맨발로 걷거나 바위산을 기어오르는 것은 여러분을 똑바로 유지하기 위해 미세한 발 배치를 필요로 한다. 족관절이 이런 활동에 중요한 역할을 담당한다(그림 15.1). 발목이 종아리와 발 사이의 운동 연결로 작용할 때, 걷기, 쭈그려 앉기, 또는 등반을 할 때 하지가 지면과 상호작용을 한다. 우리가 걸어 다닐 때 상당한 하중(체중)을 발목이 지탱하기 때문에, 발목의 구조적 특징은 상당한 안정성을 제공한다.

족관절은 발목과 구조적으로나 기능적으로 관련된 경골대퇴관절보다 원위에 있는 관절이다. 무릎 바로 밑에 위치한 근위 경비관절은 윤활관절로서 신체의 힘을 원위 관절(족관절)로 전달한다. 그리고 족관절의 움직임은 약간의 경비관절 움직임을 초래할 수 있다.

구조적으로 경비관절은 골간막과 함께, 경골과 비골에 의해 이루어진다. 가장 먼 원위 끝단에서, 경골과 비골은 발목의 뼈로 촉진된다. 원위 비골은 외과(lateral malleolus)를 형성하고, 원위 경골은 내과를 형성한다. 원위 비골과 경골은 강한 인대에 의해 연결되고, 거골체와 만나는 브래킷 모양의 소켓을 형성한다. 거골은 발목과 발의 구조에 있어 중요한 뼈이다. 왜냐하면, 거골이 족관절의 일부를 형성할 뿐만 아니라 거골하관절과 횡족근관절의 일부(16장. 발 참고)를 형성하기 때문이다. 거골, 경골 및 비골은 함께 작용하여 거퇴관절 또는 족관절을 형성한다.

족관절은 얇은 관절낭에 의해 둘러싸인 경첩관절이고, 관절낭은 광범위한 내측 또는 외측의 측부인대에 의해 보강된다(그림 15.1 참고). 인대의 강도 때문에(외과의 도움과 함께), 삼각인대는 외반을 제한하고, 이로 인해 염좌가 잘 일어나지 않는다. 반대로, 외측 측부인대(전후거비인대와 종비인대)는 내반을 제한한다(그림 15.1 참고). 그러나 이들 인대는 삼각인대보다 강하지 않다(그리고 내과는 외과만큼 차단 효과가 크지 않다). 그래서 과도한 내반을 예방하기 어려워, 내반 염좌가 더 많이 발생한다(임상 초점 15.1).

비록 외반과 내반이 발목 염좌에 중요한 역할을 하는 것으로 잘 알려져 있지만, 그들 움직임이 족관절의 주요 움직임이 아니다: 오히려 외반과 내반은 발의 관절(예, 족근간관절)에서 우세하게 일어난다(16장, 발 참고). 발목의 실제 움직임은 배측굴곡과 저측굴곡이다(그림 15.2 참고). 여러분의 발로 바닥을 톡톡 두드리고, 발을 위로 올릴 때 배측굴곡을 관찰하고, 발을 내릴 때 저측굴곡을 관찰해 본다. 이들 발목 움직임은 발의 움직임을 도울 뿐만 아니라, 보행 때 발의 적절한 위치를 가능하게 한다.

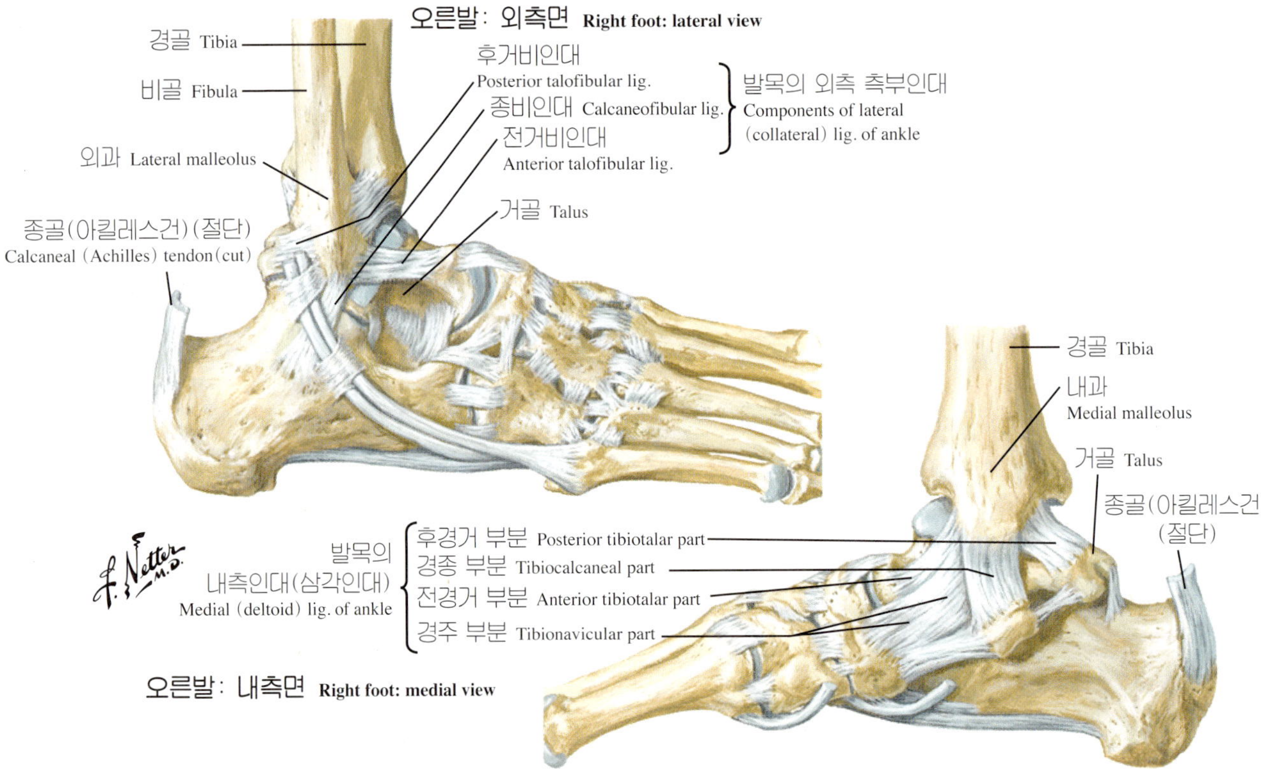

그림 15.1 발목관절

움직임 MOVEMENT

발목은 경첩관절이다. 발목의 주요 움직임인 배측굴곡과 저측굴곡은 강아지와 산책하는 것에서부터 자동차 가동장치를 밟는 것과 **요가 Tree Pose**까지 모든 것에 필수적이다(그림 15.2). 족관절이 단축관절이기 때문에, 배측굴곡과 저측굴곡이 발목의 진짜 움직임이고, 이들 움직임은 내외축을 중심으로 시상면에서만 일어난다. 발목이 발 복합체와 함께 작용할 때처럼, 발목과 관련된 기타 움직임(예, 외반, 내반, 외전, 내전, 회내와 회외)은 16장인 발의 단락에서 설명될 것이다. 발목과 발 복합체는 함께 운동 연결로 작용하여 하지가 지면과 상호작용하도록 만든다.

배측굴곡 DORSIFLEXION

발을 앞으로 내딛기 위해 발꿈치가 지면에 닿을 때마다, 우리는 발의 배측굴곡(발등이 종아리 전면에 가까워지는 움직임)에 의존한다. 열린 사슬 상태(예, 보행의 유각기 때)의 배측굴곡은 거골의 위쪽관절면이 경골-비골의 복합 관절면을 따라 뒤쪽으로 구르기와 활주할 때 일어난다. 그러나 배측굴곡의 많은 부분은 보행의 입각기때처럼 닫힌 사슬에서 일어난다. 이런 닫힌 사슬에서 일어나는 배측굴곡은 거골 위에서 경골-비골 관절면이 앞쪽으로 구르기와 활주를 할 때 일어난다. 타이트해진 인대(예, 종비인대)는 뒤쪽 활주를 제한하여 결국에는 배측굴곡을 제한한다. 거골의 앞쪽 부분이 뒤쪽 부분보다 더 넓기 때문에, 족관절은 선천적으로 타이트한 관절이다. 배측굴곡은 발목과 발을 안정화시키는 자세로서 양발 서기와 이동에 중요한 역할을 한다. 발 전체의 배측굴곡은 많은 발 관절(횡족근관절과 족근중족관절)

임상 초점 15.1 발목 염좌 Ankle Sprains

우리가 인도를 따라 걷다가, 고르지 못한 지면 위에서 발이 갑자기 미끄러질 수 있다. 이때 발목이 비틀리고, 내반되고, 체중이 가해지면, 발목에 손상을 입을 수 있다. 발목을 다쳤을 때, 1개 이상의 인대가 손상된다. 발의 내반이 거골하관절에서 주로 일어나지만, 발목이 더 약한 부위여서 더 많은 손상이 족관절에서 일어난다. 내반(저측굴곡과 함께)은 선천적으로 불안정한 자세에서 이로 인해 염좌가 흔하게 발생한다. 전형적인 내반 염좌는 전거비인대와 함께 족관절의 가쪽인대 손상을 주로 일으킨다(가쪽 인대가 가장 약한 탄성을 가지고 있다). 그러나 반복성 염좌는 여러 이유 때문에 발생할 수 있는데, 그 중의 하나가 고유수용성 감각 문제이고, 다른 하나는 과거의 손상 이후에 치료가 부적절하게 이루어졌기 때문이다. 급성이든 만성 손상이든 조기의 가동성이 고정보다 우선적이다; 완전한 발목의 안정은 몇 개월이 걸릴 수 있다. 발목 움직임을 쉽게 하는 하나의 방법은 **Seated Foot Strengthening Exercise**이다. 이것은 발목과 발의 움직임을 소개할 뿐만 아니라, 과도한 내반을 막을 수 있는 비골근을 강화시킬 수 있다.

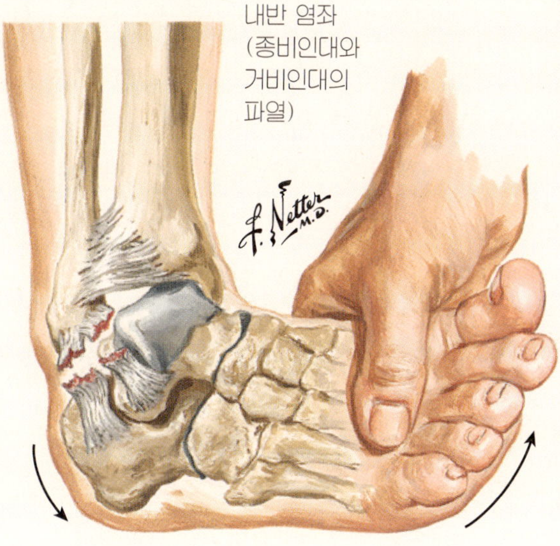

의 움직임과 결합하여 일어난다(16장. 발 참고). **요가 Sitting Forward Fold(Paschimottanasana)**로 **움직임 해부학 운동**을 시도해 보자. 이 포즈를 취한 후, 허벅지 근육의 그립핑(gripping) 없이 발을 조금 더 배측굴곡

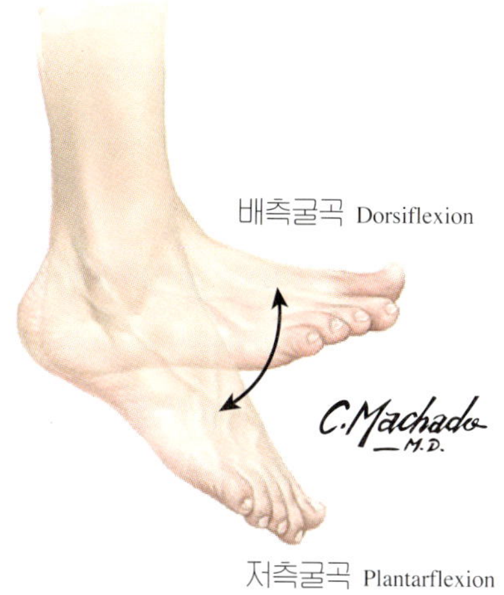

그림 15.2 발목 움직임

할 수 있는지를 확인해 본다.

가동범위 Approximate Range of Motion

20°; 보행에 필요한 배측굴곡은 약 10°이다.

근육과 신경지배 Muscles and Innervation

그림 15.3 참고

근육	신경
전경골근	3 비골근심비골신경(L4, L5)
장지신근	심비골신경(L5, S1)
장무지신근	심비골신경(L5, S1)
3 비골근과 건	심비골신경(L5, S1)

움직임 해부학 운동 Moving AnatoME Exercise

발목 배측굴곡: 요가 Sitting Forward Fold (Paschimottanasana)

그림 15.4 참고

- 시작 자세: 바닥에 앉은 자세에서 양쪽 다리를 모은 채 앞쪽으로 뻗고 발목을 배측굴곡한다. 똑바른 몸통 자세를 유지하는 데 도움이 된다면, 골반 밑에 쿠션을 사용할 수도 있다. 양 팔을 몸통 옆에 배치하고, 손바닥으로 바닥을 압박한다.

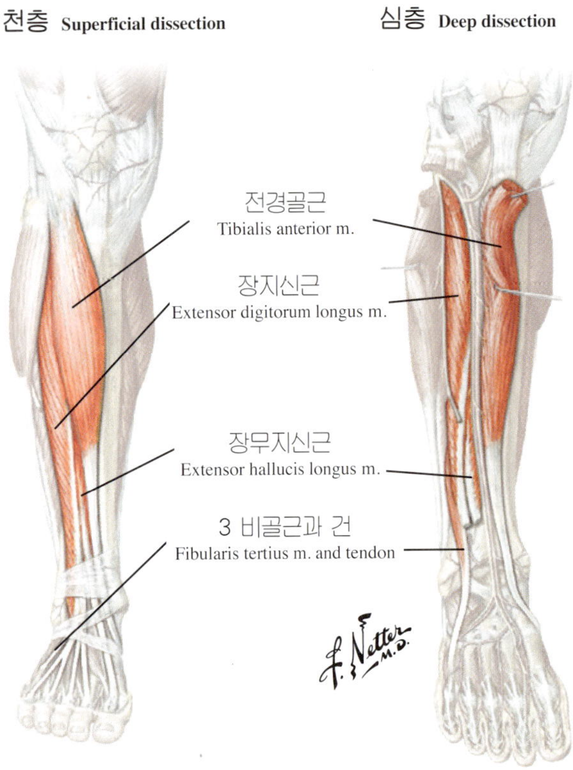

그림 15.3 발목을 배측굴곡하는 근육

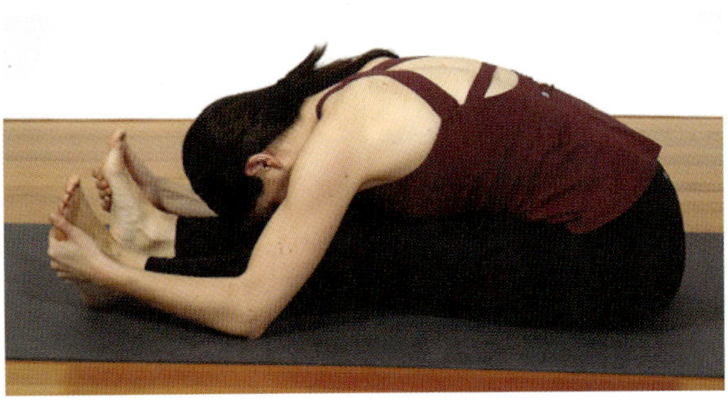

그림 15.4 발목 배측굴곡: **요가** Sitting Forward Fold (Paschimottanasana)

- 가능하면 척추를 중립위로 유지하고, 고관절을 전방으로 굴곡한다. 즉, 여러분의 가슴을 정강이 쪽으로 가져간다.
- 여러분이 앞쪽으로 몸을 굽힐 때, 손으로 발의 측면을 잡는다; 만약 이것이 불가능하면, 손을 정강이나 다리 옆의 바닥에 배치한다. 이때 발목의 배측굴곡과 발가락의 신전을 유지하면서, 발꿈치를 통해 다리를 쭉 뻗는다.
- 신장의 끝범위에서 머리와 척추를 앞쪽으로 부드럽게 굴곡한다. 이완되는 느낌을 느껴야 한다.
- 5회의 호흡 동안 이 자세를 유지하고, 내쉴 때마다 더 깊게 굴곡한다.
- 끝 자세: 들이쉬면서, 척추를 중립위로 신전하여 똑바른 시작 자세로 되돌아온다.

저측굴곡 PLANTARFLEXION

"자동차 가속장치를 밟을 때마다" 발목은 저측굴곡된다. 저측굴곡은 배측굴곡의 역작용으로 발바닥이 종아리 후면과 가까워지는 동작이다. 열린 사슬의 저측굴곡은 거골 활차가 경골-비골 관절면을 따라 앞쪽으로 구르기와 활주를 할 때 일어나고, 족관절 주변의 측부인대들은 대부분 느슨해진다. 이런 인대의 느슨함 때문에 체중부하를 할 때 저측굴곡이 배측굴곡보다 더 불안정한 발목 자세를 만든다. 그럼에도 불구하고, 저측굴곡은 이족 보행에서 중요한 역할을 한다; 예를 들어, 오른발의 발꿈치가 지면에 닿은 후, 저측굴곡에 의해 발 전체가 지면 쪽으로 하강하고, 그 다음 짧은 입각 상태를 거친 후 다시 발꿈치들기로 인해 저측굴곡이 일어난다. 배측굴곡과 마찬가지로, 발의 많은 관절(횡족근관절과 족근중족관절)이 중요한 역할을 할 때(16장. 발 참고), 발 전체가 저측굴곡을 한다. **필라테스 Scissors**로 **움직임 해부학 운동**을 시도해 보자. 천천히 저측굴곡을 시도하고, 저측굴곡만 단독으로 할 수 있는지를 확인해 본다(회내와 회외를 하지 않고)(연습 15.1).

가동범위 Approximate Range of Motion

60°

연습 15.1 하이힐 구두로 인해 여러분의 몸은 비싼 비용을 지불하게 된다

하이힐 신발은 비싼 편이고, 하이힐을 신으면 여러분의 신체도 비싼 비용을 치러야 할 것이다. 여러분의 체중이 저측굴곡된 발목 위로 이동함으로서, 하이힐 구두는 여러분의 족관절을 불안정한 자세로 만들 것이다. 이런 자세는 족관절의 관절낭을 느슨하게 만들 뿐만 아니라, 대부분의 측부인대와 근육도 느슨하게 만들 것이다. 이런 변화는 여러분의 자세를 이동시켜, 발에서 머리까지 관절, 인대 및 근육에 대한 연차적인 효과를 일으킬 것이다. 만약 여러분이 하이힐을 신어야 한다면, 여러분의 몸에 휴식을 주기 위해 정기적으로 하이힐을 벗는 것이 좋다. 여러분은 압박을 줄이고 발목을 움직이기 위해 완전 가동범위로 발목 서클 운동을 수행할 수 있다.

근육과 신경지배 Muscles and Innervation

그림 15.5, 그림 14.3 참고

근육	신경
비복근	경골신경(S1, S2)
가자미근	경골신경(S1, S2)
족척근	경골신경(S1, S2)
후경골근	경골신경(L4, L5)
장지굴근	경골신경(S2, S3)
장무지굴근	경골신경(S2, S3)
장비골근	천비골신경(L5-S2)
단비골근	천비골신경(L5-S2)

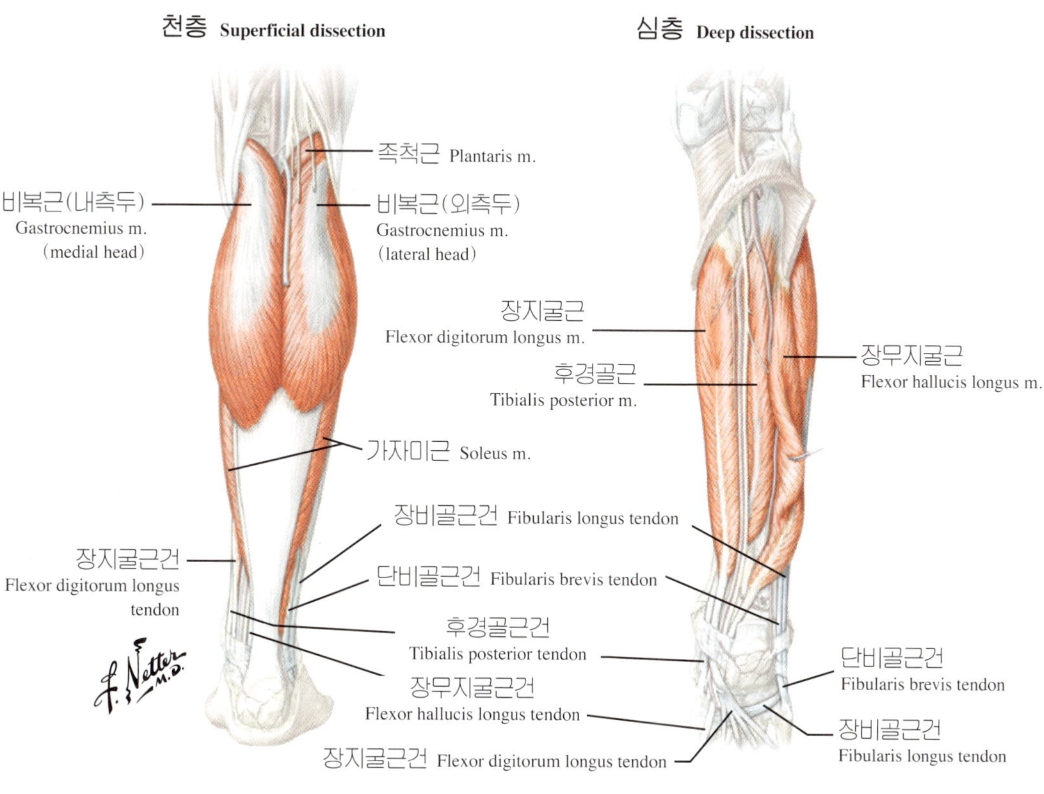

그림 15.5 발목을 저측굴곡하는 근육

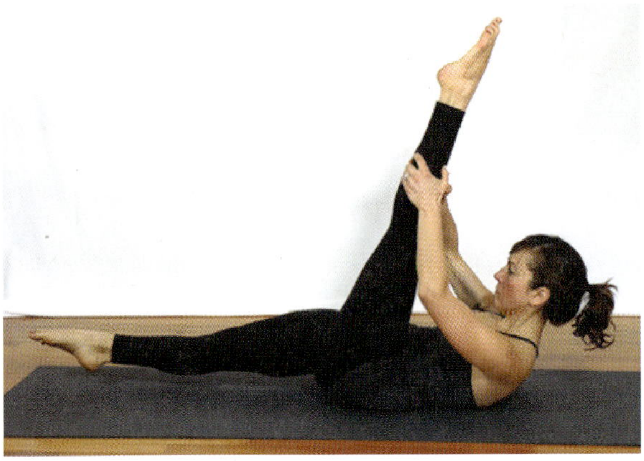

그림 15.6 발목 저측굴곡: **필라테스 Scissors**

움직임 해부학 운동 Moving AnatoME Exercise

발목 저측굴곡: 필라테스 Scissors

그림 15.6 참고

- 시작 자세: 골반을 후방경사하고 누운 자세를 취한다. 다리를 쭉 뻗고 고관절을 90°까지 굴곡한다(이때 발목, 발 및 발가락은 저측굴곡 자세를 취한다). 양 팔을 몸통 옆에 배치하고 손바닥을 바닥에 붙인다.
- 준비를 하기 위해 들이쉰다.
- 내쉬면서 턱을 당긴 후 머리, 목 및 흉추가 바닥으로부터 떨어지도록 부드럽게 굴곡하면서 턱을 가슴에 붙인다. 그리고 양 다리로 가위질을 할 수 있도록 양손을 뻗어 오른쪽 다리를 잡는다(오른쪽 허벅지를 몸통으로 가져가기 위해 오른쪽 고관절을 굴곡하고, 왼쪽 허벅지가 바닥 위에 놓이도록 왼쪽 고관절을 신전한다).
- 가위질을 하기 위해 들이쉰다. 다리를 바꾼다. 즉, 오른쪽 허벅지가 바닥 위에 놓이도록 오른쪽 고관절을 신전하고, 왼쪽 허벅지를 몸통으로 가져가기 위해 왼쪽 고관절을 굴곡한다.
- 여러분이 왼쪽 다리를 잡을 때 내쉰다.
- 다리로 가위질을 하는 동안, 하지가 신장되는 느낌을 얻도록 양쪽 발목은 저측굴곡을 유지해야 한다. 몸통의 안정성을 유지하고 척추와 골반의 회전을 방지하기 위해 코어를 참여시켜야 한다.
- 양쪽 다리를 각각 6–8회 반복 실시한다.
- 끝 자세: 천천히 양 팔과 다리 및 몸통을 바닥으로 내려놓는다.

16장

발 Foot

개요 OVERVIEW

- 발은 하퇴의 먼쪽에 위치하는 영역이다. 이것은 28개의 뼈로 구성되어 있고, 후족부(거골과 종골), 중족부(나머지 족근골) 및 전족부(중족골, 지절골 및 종자골)로 나누어진다.
- 관절은 거골, 종골 및 족근골 사이의 족근간관절, 족근골과 중족골 사이의 족근중족관절, 중족골과 지절골 사이의 중족지절관절, 그리고 지절골 사이의 지절간관절 등이 있다.
- 운동은 다음과 같다:
  - 발: 배측굴곡, 저측굴곡, 외전, 내전, 외반, 내반, 회내 및 회외
  - 발가락: 굴곡, 신전, 외전 및 내전
- 운동의 예:
  - 배측굴곡(**요가 Sitting Forward Fold**)
  - 저측굴곡(**필라테스 Scissors**)
  - 외전(**Seated Foot Strengthening**)
  - 내전(**Seated Foot Strengthening**)
  - 외반(**요가 Half Lord of the Fishes Pose**)
  - 내반(**필라테스 Seal**)

구조와 기능 STRUCTURE AND FUNCTION

비록 우리가 발에 신경을 많이 쓰지 않지만, 뼈의 1/4이 하지에 있다. 발의 뼈와 인대들이 나머지 신체를 위한 잘 설계된 기초를 형성하고 있다. 사실, 일부 연구자들은 이들 뼈가 결합조직과 함께 이상적인 서기 자세를 지지할 만큼 충분히 강한 구조물을 형성한다는 사실을 알아냈다. 한편, 건강한 발에 대한 수동 서기는 발 근육의 작용을 필요로 하지 않는다. 우리의 양발 서기가 이상적인 서기 자세이든 그렇지 않던 간에 호모사피언스의 특징이다. 발을 이용해 한 장소에서 다른 장소로 이동하는 동안, 우리는 손을 사용하여 주변 환경과 상호작용을 한다.

그러므로 양쪽 발은 자세와 이동을 지지한다. 진화로 야기된 발의 이중 기능성은 영장류의 더 많은 근육 구조물을 오늘날 우리가 인체에서 알 수 있는 인대-뼈 구조물로 변화시켰다. 발목과 발에는 28개의 뼈가 있다(단무지굴곡근에 들어 있는 2개의 종자골을 포함). 인체에는 발보다 더 많은 뼈와 관절이 존재하는 부위(손)도 있고, 더 많은 움직임이 일어날 수 있지만, 우리는 발의 다양한 움직임을 통해 여러 종류의 지면(바윗돌 또는 모래)을 안전하게 보행할 수 있다. 발바닥은 수천 개의 신경종말을 가지고 있어 가장 민감한 신체 부위 중의 하나이다. 우리는 이런 발바닥의 민감성을 통해 뜨거운 모래에서 벗어나는 것과, 낙상을 예방하고, 또 어디에, 어떻게 발을 내딛는지(고유수용성)를 결정할 수 있다.

발에는 발과 발가락의 움직임을 담당하는 4개의 주요 관절이 있다: 족근간관절(IT), 족근중족관절(TMT), 중족지절관절(MTP)과 지절간관절(IP). 비록 이런 분류가 손과 비슷하지만, 하나의 큰 차이점이 있다: 엄지손가락과 달리, 엄지발가락은 나머지 발가락과 같은 선상에 위치하고, 횡중족인대를 통해 구조적으로 그들과 연결되어 있다. 이런 배열은 발의 안정성, 추진력 및 체중부하에 도움을 주지만, 대립작용을 방해하고 또 엄지손가락에 비해 엄지발가락의 움직임을 제한한다(그림 16.1).

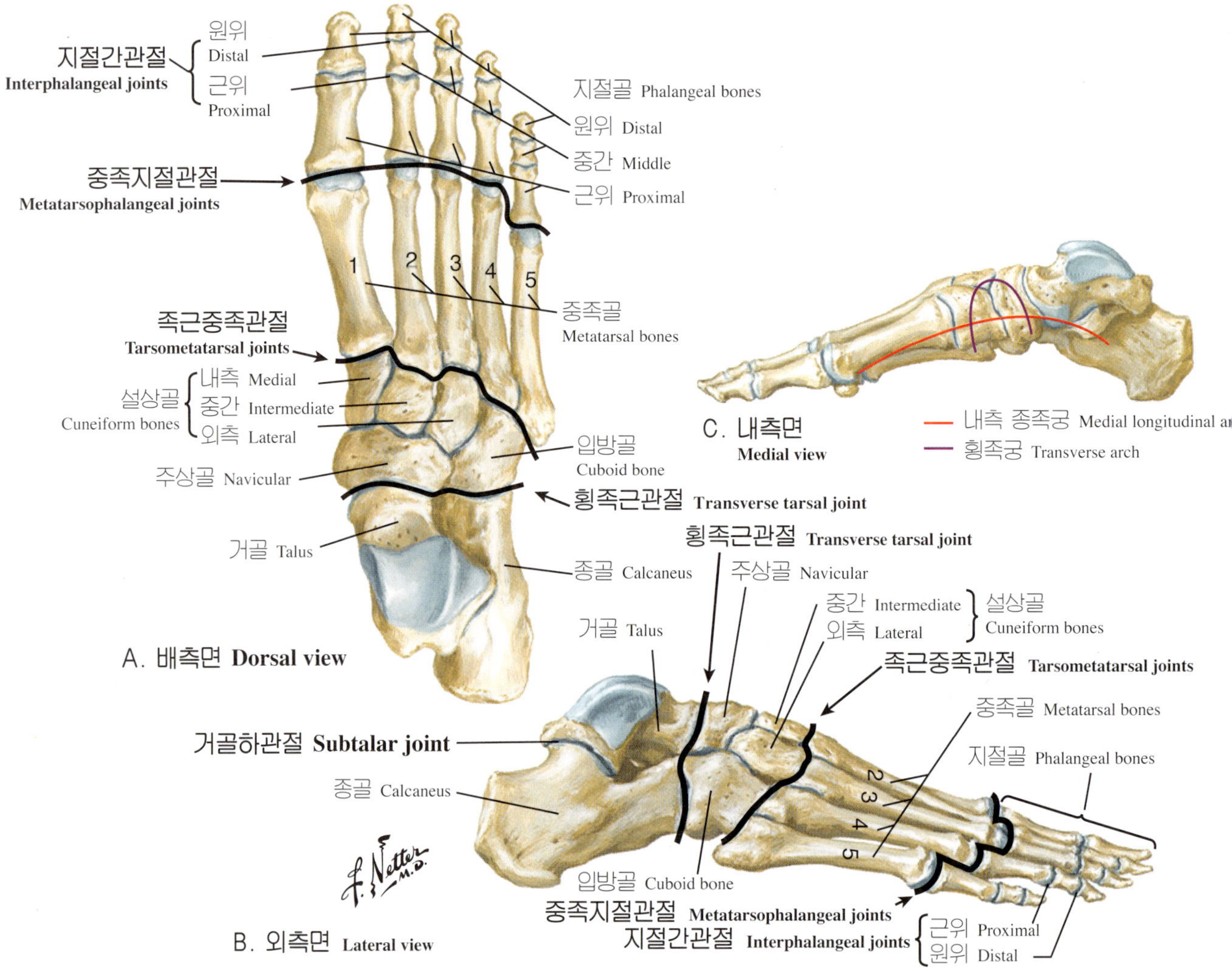

그림 16.1 발의 관절

족근간관절 Intertarsal Joints

족근골은 근위열과 원위열로 구성되며, 거골, 종골, 주상골, 설상골(내측, 중간 및 외측) 및 입방골로 구성되어 있다. 7개의 족근골이 족근간관절(IT)을 형성하고, 족근간관절은 다시 거골하관절과 횡족근관절로 나누어진다. 거골하관절은 종골과 거골사이의 관절로 후족부를 형성한다. 거골과 종골이 서로에 대해 활주와 회전을 할 때, 외반, 내반, 외전 및 내전이 일어난다; 일반적으로 이들 움직임은 쌍으로 일어난다: 즉, 외반과 외전이 함께 일어나고, 또 내반과 내전이 함께 일어난다. 종골은 거골에 대해 배측굴곡과 저측굴곡을 할 수 있지만, 이들 움직임은 발목관절의 움직임에 비해 매우 작은 편이다. 일반적으로 족근간관절의 움직임은 고정된 거골에 대한 종골의 움직임이지만, 역으로도 일어날 수 있다(예, 보행의 입각기 때는 종골이 고정된다). 전반적으로, 우리는 거골하관절의 가동성을 통해 하퇴(종아리)의 자세와 관계없이 발의 위치를 새롭게 취할 수 있다; 예를 들어, 만약 보행을 하다가 돌을 밟으면, 하퇴가 지면과 수직을 이루는 동안 우리의 발은 지면에 적응하기 위해 외반될 수 있다.

횡족근관절은 거주관절(거골과 주상골 사이)과 종입관절(종골과 입방골 사이)로 구성된다. 이런 복잡한 관절 구조는 중족부에 위치하고, 내측 종족궁, 특정 인대 및 관절낭에 의해 안정화된다. 우리는 횡족근관절의 가동성을 통해 배측굴곡, 저측굴곡, 외전, 내전, 내반 및 외반을 할 수 있다. 이들 움직임은 복합적으로 일어난다. 예를 들어, 외전은 배측굴곡과 함께 일어나고, 내전은 저측굴곡과 함께 일어난다. 비록 횡족근관절이 자신만의 움직임을 가지고 있다하더라도, 거골하관절이 없다면, 자신의 기능을 할 수 없을 것이다. 거골하관절과 횡족근관절이 함께 작용하여 발의 회외와 회내를 일으킨다; 이들 움직임은 횡족궁을 형성하여 발의 안정성에 기여하는 원위 족근간관절(예, 설주관절과 입주관절)에 의해 도움을 받는다.

족근중족관절 Tarsometatarsal Joints

손의 중수골과 마찬가지로, 우리는 5개의 중족골을 가지고 있다. 중족골은 족근골보다 먼쪽에 위치하고, 5개의 관절을 형성한다: 1번 중족골과 내측설상골, 2번 중족골과 중간설상골, 3번 중족골과 외측설상골, 4번 중족골과 입방골, 그리고 5번 중족골과 입방골. 이들(TMT)은 함께 작용하여 배측굴곡과 저측굴곡을 일으키고, 또 복합작용으로서 외반과 내반을 일으킨다. TMT 중 가장 큰 가동성은 외측 관절이다: TMT의 가동성은 중족간관절(4개의 중족골기저들이 형성하는)의 움직임에 의해 증가될 수 있다.

중족지절관절 Metatarsophalangeal Joints

5개의 중족골은 근위지절골과 관절을 이룬다. 비록 이들 관절이 작지만, 각 윤활관절은 관절연골, 인대, 섬유성 관절낭을 가지고 있다. 전족부의 이들 중족지절관절(MTP)은 굴곡, 신전, 외전, 내전 등을 통해 발가락과 발의 움직임을 협응한다. 발가락의 외전과 내전을 관찰하기 위해 발가락을 펼쳐보자(연습 16.1).

지절간관절 Interphalangeal Joints

우리는 5개의 발가락을 가지고 있다. 엄지발가락(엄지손가락처럼 중간지절골이 없다)을 제외하고, 나머지 발가락들은 근위지절골, 중간지절골 및 원위지절골을 가지고 있다. 서로 이웃한 지절골들은 지절간관절(IP)을 형성한다. 이들 관절은 발가락의 굴곡과 신전을 허용한다. 우리의 발가락은 적은 가동범위의 신전(굴곡보다)을 가지고 있다. 즉, 발가락의 신전은 발가락 굴곡근과 인대(발바닥에 존재하는)에 의해 제한된다. 지절간관절은 근위지절간관절(PIP)과 원위지절간관절(DIP)로 나누어진다.

> **연습 16.1 엄지발가락의 건막류**
> **Big Toe Bunions**
>
> 비록 건막류(무지외반증)가 엄지발가락 내측면의 표층에 빨간 혹처럼 나타날지라도, 문제는 매우 깊다. 건막류는 1번째 중족골두의 내측 편위와 엄지발가락의 외측 편위와 관련된다. 건막류가 유전적 문제, 관절구조의 문제, 잘못된 신발의 문제, 회내발(평발) 문제로 인한 것이든 간에, 보행이나 서기 자세 때 통증이 발생할 수 있다. 건막류 통증을 관리하는 방법으로 혹이 압박되지 않고 발가락을 자유롭게 움직일 수 있는 앞볼이 큰 신발을 신는 것이다. 엄지를 잘 정렬하기 위해 몇 초간 엄지를 부드럽게 잡고 있는 방법도 좋다. 이런 방법에 의해 건막류가 사라지지 않지만, 가동성과 편안함을 촉진시킬 수 있다.

요약 Summary

발의 각 관절들은 발의 다양한 움직임에 기여한다(그림 16.2). 많은 경우, 특정 관절의 움직임(예, 횡족근관절과 거골하관절)을 분리할 수 없거나 서로의 움직임(예, 횡족근관절의 외전과 배측굴곡)을 분리할 수 없다. 발의 복잡성과 미묘한 움직임 수준을 제공하기 위해 여기에서 관절과 움직임을 자세히 설명할 것이다. 그러나 어깨관절과 마찬가지로, 자세한 내용을 배울 때 큰 그림을 마음 속에 유지하는 것이 중요하다.

움직임 MOVEMENT

우리는 발의 내재 관절(IT, TMT, MTP, IP 관절)을 통해 다양한 움직임(예, 달리기, 스킵핑, 보행)을 할 수 있고, 다양한 지면(경사면, 울퉁불퉁한 지면, 미끄러운

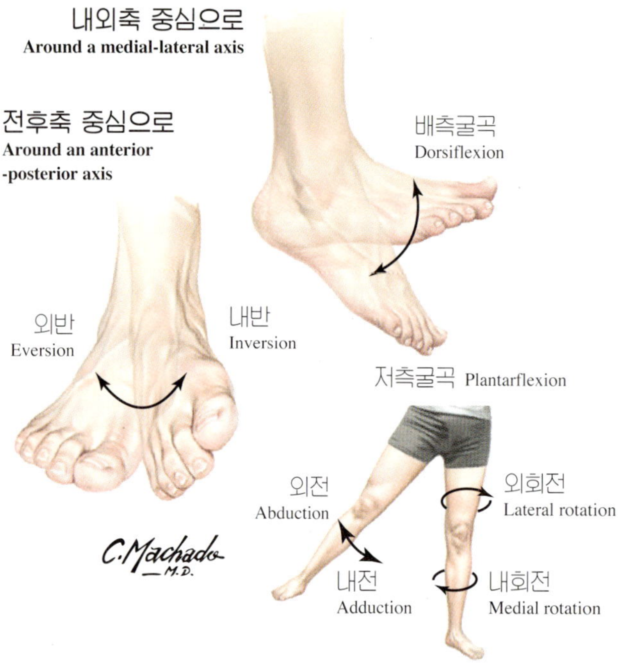

그림 16.2 발의 움직임

지면) 위를 걸을 수 있다(그림 16.2). 발목을 배측굴곡이나 저측굴곡으로 움직여 발을 움직여 본다; 구조적 목적을 위해 발목과 발의 움직임을 분리한다(15장. 발 참고). 발목과 발은 복합체로서 함께 작용하고, 발의 3차원 움직임을 허용한다. 발의 외재근과 내재근도 발에서만 일어나는 외반과 내반뿐만 아니라, 배측굴곡, 저측굴곡, 외전, 내전을 일으킨다. 발은 회내와 회외를 할 수 있다; 이들 움직임은 복합 움직임이다(어깨관절의 회선이나 엄지의 대립처럼). 회내는 외반, 외전 및 배측굴곡이 결합되어 일어나고, 회외는 내반, 내전 및 저측굴곡이 결합되어 일어난다(상자 16.1).

배측굴곡 DORSIFLEXION

신발끈을 맬 때, 우리는 발꿈치를 바닥에 그대로 대고 발등을 들어올린다. 배측굴곡은 발등을 종아리의 전면쪽으로 가져가는 움직임이다. 배측굴곡하는 발의 능력 대부분은 족관절에서 일어난다: 더 많은 정보를 얻고 싶으면, 15장, 발목 단락을 참고한다. 배측굴곡을 일으키는 나머지 능력은 발의 내재 관절인 횡족근관절과 거골하관절에서 주로 일어난다. TMT도 배측굴곡에 도움을 준다.

상자 16.1 체중에 대하여

발은 신체 중 가장 먼쪽에 위치하여 살사춤을 추거나 스키핑할 때 여러분의 체중을 전달한다. 발의 이런 능력은 내측 종족궁의 지지와 충격흡수 능력 때문에 이루어진다. 내측 종족궁은 3개 족궁(다른 족궁은 외측 종족궁과 횡족궁이다) 중의 하나로서, 종골, 거골, 주상골, 설상골 및 중족골 1–3 등으로 구성되고, 족저근막에 의해 지지된다(임상 조점 16.1 참고). 선 자세를 취할 때, 이들 족궁은 주위 결합조직과 함께, 근육의 능동 참여 없이도 여러분의 자세를 유지할 수 있을 만큼 강해야 한다. 족궁이 없다면, 달리기를 할 때 여러분의 발에서 일어나는 힘들은 체중부하하는 뼈의 능력보다 더 클 것이다. 족궁이 사라지면 스트레스가 완화되고, 그 힘이 발 전체에 균등하게 배분되어 하지의 생체역학적 사슬을 더욱 강하게 만들 수 있다. 1번째 족근중족관절은 유연성을 제공하여 발이 약간 배측굴곡되어 체중을 지탱할 때 족궁에 도움을 준다(연습 16.2 참고).

연습 16.2 서기 자세

"편평족" 또는 "족궁 하강"으로 알려진 평발은 만성적으로 내측 종족궁이 내려간 상태를 의미한다. 평발을 가진 사람은 종종 선천적으로 내측 종족궁의 지지가 부족한 경우가 많고, 심지어 선 자세를 취할 때도 근육의 에너지 소비가 심한 편이다. 여러분이 평발을 갖던 또는 갖지 않던 간에 다음과 같은 운동으로 건강한 족궁을 유지하고, 효율적인 에너지 소비를 유지한다: 발바닥을 바닥에 대고, 발가락을 완전히 굴곡하지 않고, 발 볼(ball)과 발꿈치를 서로 가깝게 가져가는 시도를 한다. 운동의 결과는 족궁이 위로 올라가야 한다. 한 번에 한 발씩 또는 두 발씩 연습해 본다. 이때 발의 중립위와 발가락의 신전을 유지하는데 초점을 맞추어야 한다. 만약 이런 운동이 도움이 된다면, 서기 자세에서 이런 운동을 시도하기 전에, 의자에 앉아서 맨발로 이러한 운동을 먼저 실습해 본다.

임상 초점 16.1 족저근막염 Plantar Fasciitis

발바닥에 있는 족저근막은 두꺼운 결합조직으로 충격을 흡수하는 장치로 작용하고, 또 내측 종족궁을 위한 장력과 탄성도 일부 제공한다. 족저근막이 약하거나 과신장되면, 내측 종족궁이나 체중을 제대로 지지할 수 없게 된다(이것은 발의 내재근과 외재근에 의한 보상 작용을 요구한다); 타이트한 아킬레스건과 같은, 근 불균형도 족저근막에 부정적인 효과를 줄 수 있다. 족저근막의 약화는 다음과 같은 결과로 일어날 수 있다: 비만과 임신과 같은 과도한 체중/장력이 내측 종족궁에 가해졌을 때, 반복적인 스트레스가 가해졌을 때(예, 달리기), 잘못된 신발을 신었을 때, 그리고 평발과 같은 해부학적 변형이 있을 때. 과도한 요구가 족저근막에 가해졌을 때 염증과 손상이 일어날 수 있고, 족저근막염이 초래될 수 있다. 족저근막염의 증상은 발꿈치 안쪽의 통증이고, 이 통증은 아침에 심하고 활동으로 더욱 악화되며, 촉진 시 압통이 발생한다. 많은 사람들은 증상이 있을 때까지 족저근막을 알지 못한다. 족저근막염을 예방하거나 재활하는 방법으로 족저근막의 신장을 추천한다. 보편적인 신장 방법은 의자에 앉은 후 손상 발을 반대쪽 허벅지 위에 올려놓게 신장하는 것이다. 전족부(MTP 관절의 바로 원위부)를 잡고, 족궁이 신장되는 느낌이 날 때까지 발가락을 도수로 신전한다. 적어도 10초간 신장을 유지하고, 발을 이완한다. 이렇게 3회 정도 신장을 실시한다. 여러분이 적절한 부위를 신장하고 있는지를 알기 위해, 신장하는 동안 반대 손으로 족저근막의 긴장 부위를 촉진한다.

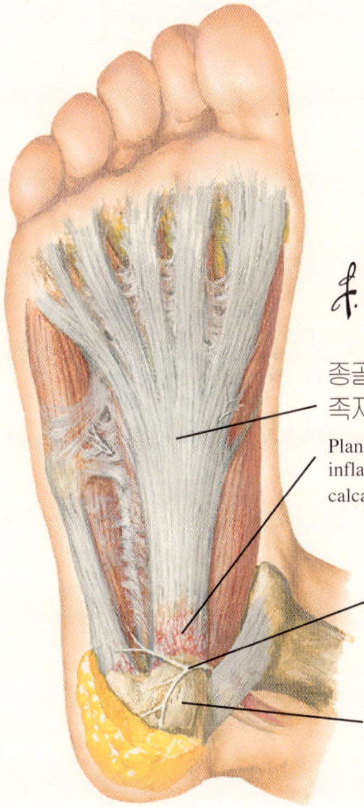

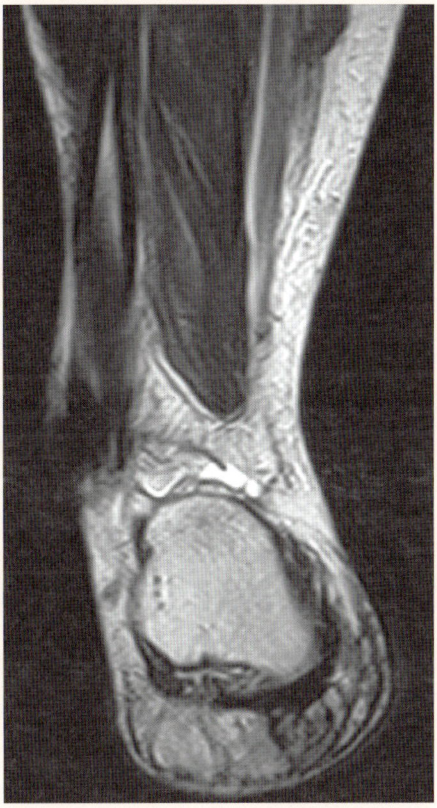

MRI에 나타나는 족저근막염

발을 배측굴곡할 때 발가락을 신전하는 경우가 많다. 발을 지면으로부터 들어올릴 때나 또는 발가락 서기 자세를 취할 때도 발가락이 신전된다. 특히 이런 신전은 엄지발가락에서 일어나고, 보행 입각기의 발 밀기(push-off) 단계에도 필수적이다. 이때의 발가락 신전은 내외축을 중심으로 시상면을 따라 MTP 관절에서 주로 일어난다. 비록 발가락 신전이 발가락 굴곡근과 발바닥 인대에 의해 제한될지라도, 발가락 신전은 단축인 IP 관절에서도 일어난다. **요가 Sitting Forward Fold (Paschimottanasana)**로 **움직임 해부학 운동**을 시도해 보고, 발보다 발가락을 얼마나 더 신전할 수 있는지를 확인해 본다.

가동범위 Approximate Range of Motion

TMT: 최소

MTP: 가쪽 4개 발가락, 65°; 엄지, 85°

PIP와 DIP: 30°

근육과 신경지배 Muscles and Innervation

그림 16.3 참고(충양근을 위해서는 그림 16.4 참고). 발을 배측굴곡하는 근육을 위해 15장 참고

근육	신경
장지신근	심비골신경(L5, S1)
장무지신근	심비골신경(L5, S1)
단지신근	심비골신경(L5, S1)
충양근(IP 관절에서)	외측 3개 근육: 외측족저신경(S2, S3) 내측 1개 근육: 내측족저신경(S2, S3)

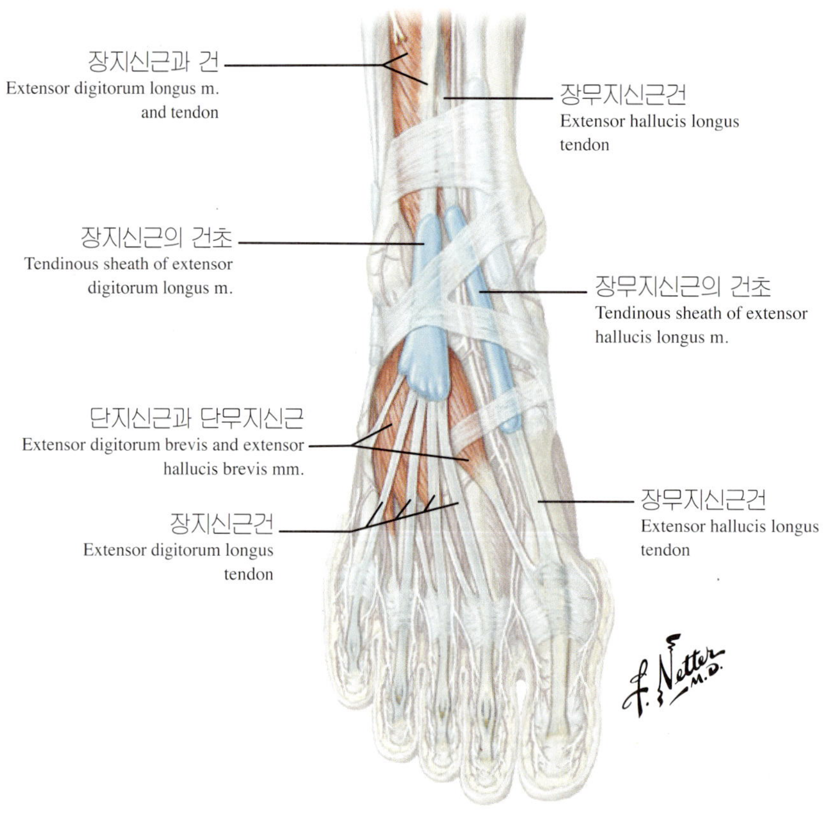

그림 16.3 발을 배측굴곡하고 발가락을 신전하는 근육

움직임 해부학 운동 Moving AnatoME Exercise
발 배측굴곡: 요가 Sitting Forward Fold (Paschimottanasana)

그림 15.4 참고

저측굴곡 PLANTARFLEXION

발레리나가 발을 저측굴곡시켜 종아리와 발이 일직선 되는 우아한 발의 자세를 취한다. 저측굴곡은 발바닥이 하퇴의 후면에 가까워지는 동작이다. 저측굴곡시키는 대부분의 발 능력은 족관절에서 일어난다: 더 많은 정보를 얻고 싶으면, 15장, 발 단락을 참고하기 바란다. 부가적인 저측굴곡은 횡족근관절과 거골하관절에서 일어난다. TMT 관절도 저측굴곡을 돕는다.

발을 저측굴곡할 때 발가락을 동시 굴곡한다. 신전과 마찬가지로, 발가락 굴곡은 내외축을 중심으로 시상면을 따라 MTP 관절에서 일어날 뿐만 아니라, 단축인 IP 관절에서도 일어난다. 밧줄 위를 걸을 때, 발가락 굴곡은 몸의 균형을 잡는 데 도움을 준다. 필라테스 Scissors로 **움직임 해부학** 운동을 시도해 보고, 발가락이 발의 굴곡과 얼마나 일직선을 계속 유지하는지를 확인해 본다(예를 들어, 요가 Cobra Pose에서 목의 신전은 나머지 척추와 자연스럽게 연속된다).

가동범위 Approximate Range of Motion
TMT: 최소

MTP: 30°

PIP와 DIP: 70°

근육과 신경지배 Muscles and Innervation
그림 16.4 참고(무지내전근을 위해서는 그림 16.7 참고). 발을 저측굴곡하는 근육을 위해 15장 참고

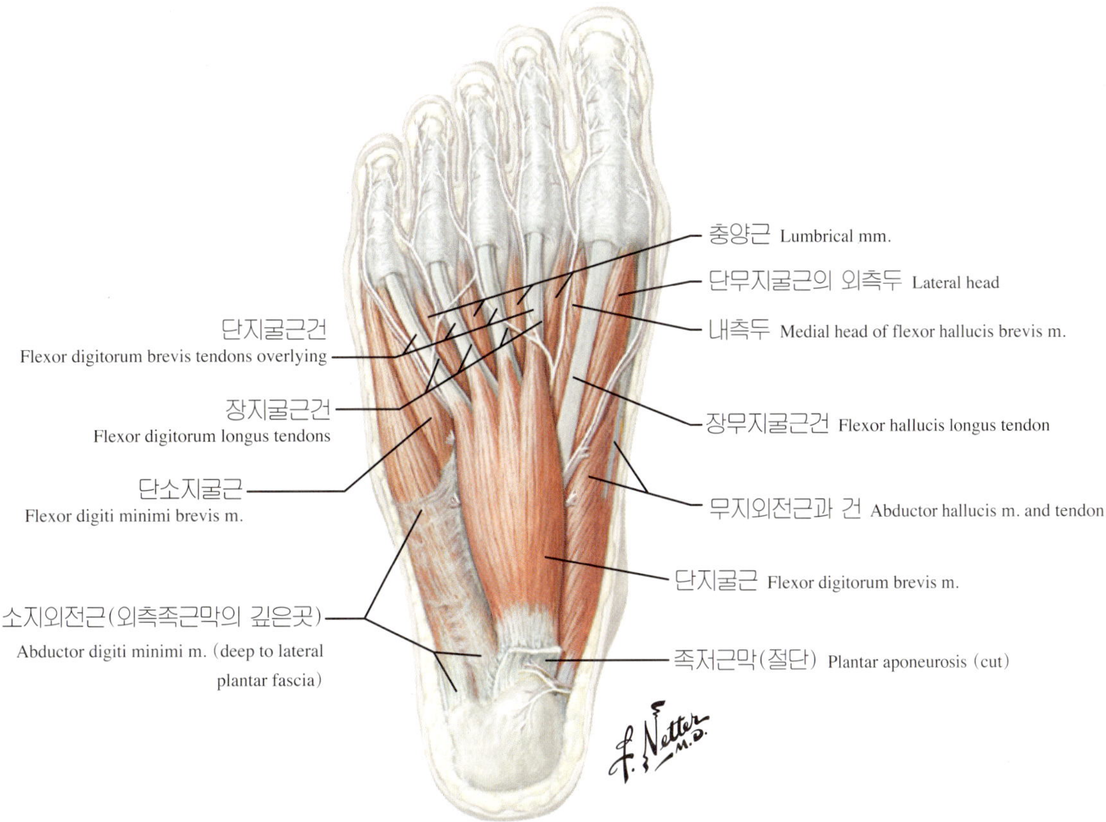

그림 16.4 발을 저측굴곡하고 발가락을 굴곡하는 근육

근육	신경
장지굴근	경골신경(S2, S3)
장무지굴근	경골신경(S2, S3)
단지굴근	내측족저신경(S2, S3)
단무지굴근	내측족저신경(S2, S3)
소지굴근	외측족저신경의 천층가지
소지외전근	외측족저신경(S2, S3)
무지외전근	내측족저신경(S2, S3)
무지내전근	외측족저신경의 심층가지(S2, S3)
충양근(MTP 관절)	외측 3개 근육: 외측족저신경 (S2, S3) 내측 1개 근육: 내측족저신경 (S2, S3)

움직임 해부학 운동 Moving AnatoME Exercise
발 저측굴곡: 필라테스 Scissors
그림 15.6 참고

외전 ABDUCTION

1920년대의 찰스턴 춤은 앞뒤로 스텝을 할 때 발을 안쪽과 가쪽으로 돌리는 춤으로서 플래퍼(flapper)에게 유명했다. 정중선에서 멀어지는 발의 바깥쪽 회전은 외전이다(이것은 고관절의 외회전 덕분에 크게 일어나는 것처럼 보인다). 외전은 거골하관절에서 일어나고, 횡족근관절에 의해 도움을 받는다: 우리는 외전을 통해 보행 시 지면의 형태에 맞게 발을 적응시킬 수 있고, 외전은 일반적으로 외반과 결합하여 일어난다.

발가락도 외전을 할 수 있다. 예를 들어, 요가 매트 위에서 우리가 발가락을 펼칠 때, 발가락이 외전하는 것이다. 발가락 외전은 MTP 관절의 수직축을 중심으로 수평면에서 일어난다. 발의 외전근을 분리하고 강화시키기 위해 **Seated Foot Strengthening**으로 **움직임 해부**

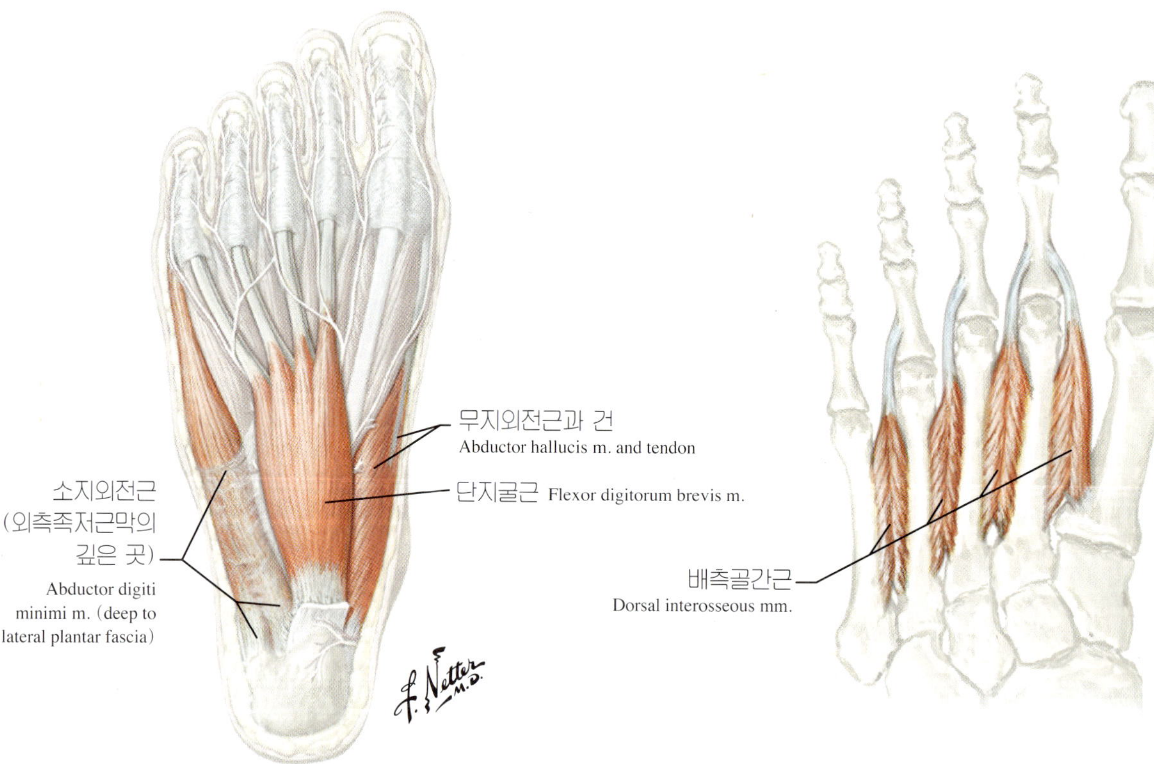

그림 16.5 발과 발가락을 외전하는 근육

학 운동을 시도해 보자. 발의 외전은 매우 미묘한 움직임이다; 발의 외전을 수행한 후, 발가락의 외전을 분리하여 연습해 본다. 저항을 위해, 저항 밴드, 베개피, 얇은 타월을 사용한다.

가동범위 Approximate Range of Motion

MTP: 단독으로 측정하기 어렵다.

IT: 거골하관절에서 15°

근육과 신경지배 Muscles and Innervation

그림 16.5 참고. 발을 외전하는 근육을 위해 15장 참고

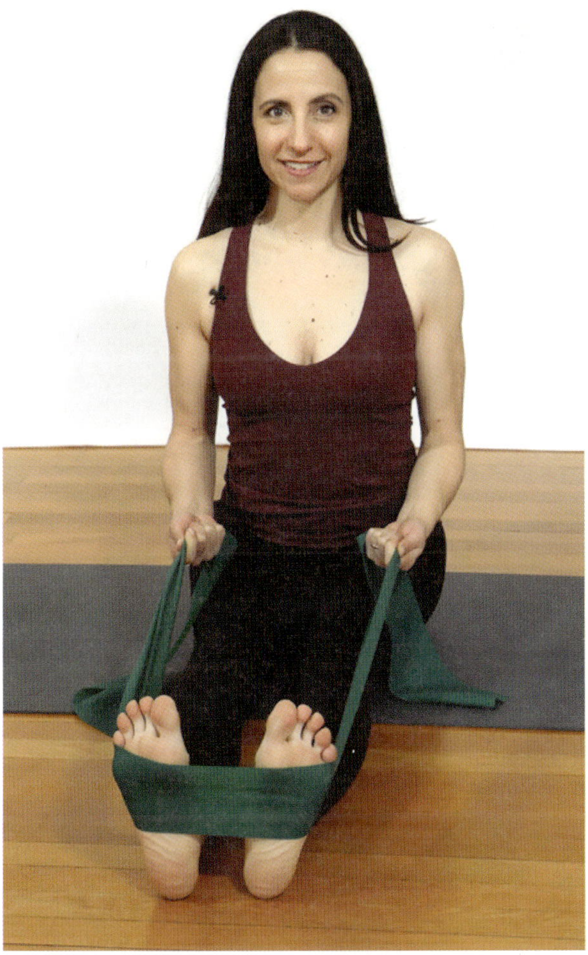

그림 16.6 발 외전: Seated Foot Strengthening

근육	신경
무지외전근	내측족저신경(S2, S3)
소지외전근	외측족저신경(S2, S3)
단지굴근	내측족저신경(S2, S3)
배측골간근	외측족저신경(S2, S3)

움직임 해부학 운동 Moving AnatoME Exercise

발 외전: Seated Foot Strengthening

그림 16.6 참고

- 시작 자세: 저항 밴드(또는 타월)를 가지고 바닥에 앉는다. 양 발을 앞으로 쭉 뻗고, 양 발을 배측굴곡한다. 만약 똑바른 몸통을 유지하는 데 도움이 필요하다면, 골반 밑에 쿠션을 사용할 수도 있다. 양 팔을 몸통 옆에 놓고, 손바닥으로 바닥을 압박한다.
- 양쪽 허벅지를 나란하게 유지하고, 발목을 배측굴곡한다. 그리고 발꿈치를 쭉 뻗으면서 발가락을 신전한다.
- 저항 밴드의 양쪽 끝을 잡고, 발 볼 주위를 감는다. 그런 다음 몸통을 똑바로 세운다.
- 배측굴곡을 유지하고, 발가락의 각도가 가쪽으로 돌아가도록 발을 천천히 외전한다. 발 관절의 움직임을 분리한다(고관절을 외회전한다). 움직임의 각도는 매우 작다.
- 발을 중립위로 다시 되돌린다. 이런 동작을 4번 이상 반복한다. 여러분의 체중을 좌골 위에 균등하게 배치하고, 몸통을 똑바로 신전한다.
- 여러분의 발을 4번 내전한다. 내전의 가동범위도 작다.
- 이런 움직임 이외, 여러분은 발을 움직일 때마다 발가락을 외전과 내전할 수 있다.
- 끝 자세: 저항 밴드를 내려놓고 여러분의 발을 이완하고, 길게 앉은 자세를 한다.

내전 ADDUCTION

외전을 설명할 때, 1920년대의 찰스톤 춤을 언급했다. 플래퍼가 발을 안쪽으로 회전할 때, 내전이 일어난다. 발을 정중선 쪽으로 움직이는 발의 안쪽 회전은 내전을 포함한다(이것은 고관절의 외회전 덕분에 크게 일어나는 것처럼 보인다). 외전과 같이, 내전도 거골하관절에서 주로 일어나고, 고정된 거골을 중심으로 종골이 회전할 때 일어난다; 그리고 횡족근관절에 의해 도움을 받는다. 내전은 일반적으로 내반과 결합하여 일어난다.

우리가 뾰족한 구두 안으로 발가락을 집어 넣을 때처럼, 발가락이 내전을 할 수 있다. 내전은 MTP 관절의 수직축을 중심으로 수평면에서 일어난다. 발의 내전근을 분리하고 강화시키기 위해 **Seated Foot Strengthening**으로 **움직임 해부학 운동**을 시도해 보자.

발의 내전은 매우 미묘한 움직임이다; 발의 내전을 수행한 후, 발가락의 내전을 분리하여 연습해 본다. 저항을 위해, 저항 밴드, 베개피, 얇은 타월을 사용한다.

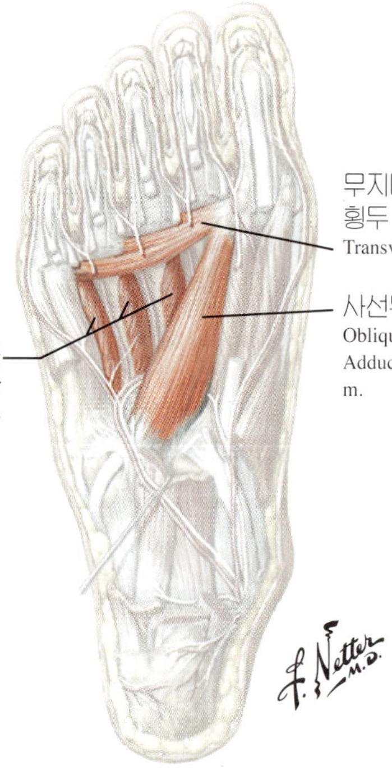

그림 16.7 발과 발가락을 내전하는 근육

가동범위 Approximate Range of Motion

MTP: 단독으로 측정하기 어렵고 제한되어 있다.

IT: 거골하관절에서 30°

근육과 신경지배 Muscles and Innervation

그림 16.7 참고(후경골근을 위해 그림 16.10 참고)

근육	신경
무지내전근	외측족저신경의 심층가지(S2, S3)
저측골간근	외측족저신경(S2, S3)
후경골근	심비골신경(L4, L5)

움직임 해부학 운동 Moving AnatoME Exercise

발 내전: Seated Foot Strengthening

그림 16.8 참고; 발 **외전**의 운동단계 참고

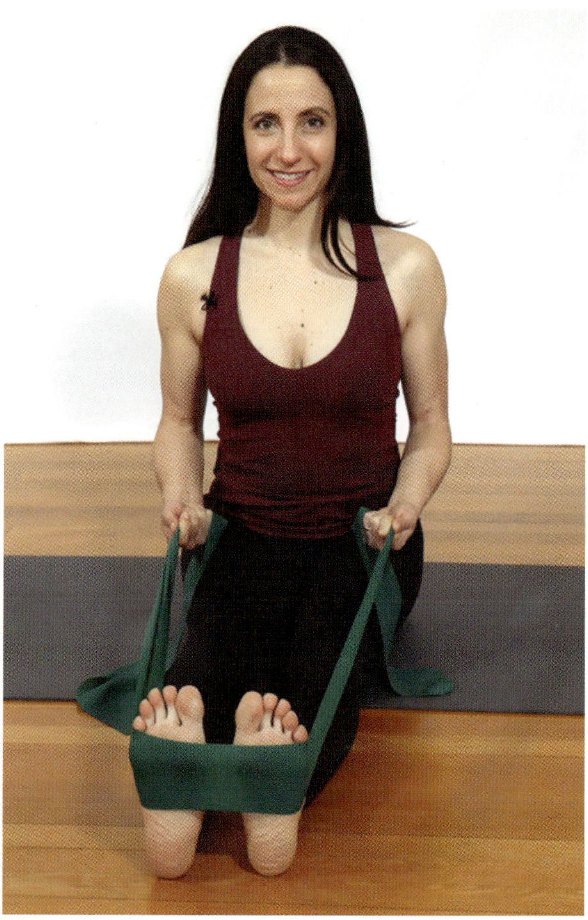

그림 16.8 발 내전: Seated Foot Strengthening

외반 EVERSION

의자에 앉아서 발바닥이 바깥으로 향하도록 왼쪽 발을 돌린다. 이런 운동이 외반이고, 발바닥이 정중선으로부터 멀어진다. 외반은 비교적인 작은 움직임이고, 의도적으로 분리되지 않는다. 그럼에도 불구하고, 우리는 하루 내내 발을 외반하고 있고, 고르지 못한 지면에 발이 적응하도록 돕는다. 가쪽 발바닥(발바닥의 안쪽 부위가 지면에 닿는다)으로 돌을 밟을 때처럼, 종골이 고정된 거골 아래에서 내회전할 때 거골하관절에서 외반이 일어난다. 외반은 고정된 종골 위에서 거골이 외회전할 때도 일어난다(예, 축구경기를 하다가 방향을 바꾸는 커팅 동작을 할 때). 횡족근관절과 TMT 관절도 거골하관절의 외반을 돕는다. **요가 Half Lord of the Fishes Pose (Ardha Matsyendrasana)**로 **움직임 해부학 운동**을 시도해 보자. 발바닥 전체를 지면에 배치하기 위해, 발이 어떻게 외반하는지를 확인해 본다.

가동범위 Approximate Range of Motion

12°

근육과 신경지배 Muscles and Innervation

그림 16.9 참고

근육	신경
장비골근	천비골신경(L5-S2)
단비골근	천비골신경(L5-S2)
3 비골근	천비골신경(L5, S1)
장지신근	심비골신경(L5, S1)

움직임 해부학 운동 Moving AnatoME Exercise

발 외반: 요가 Half Lord of the Fishes Pose(Ardha Matsyendrasana)

그림 16.10 참고

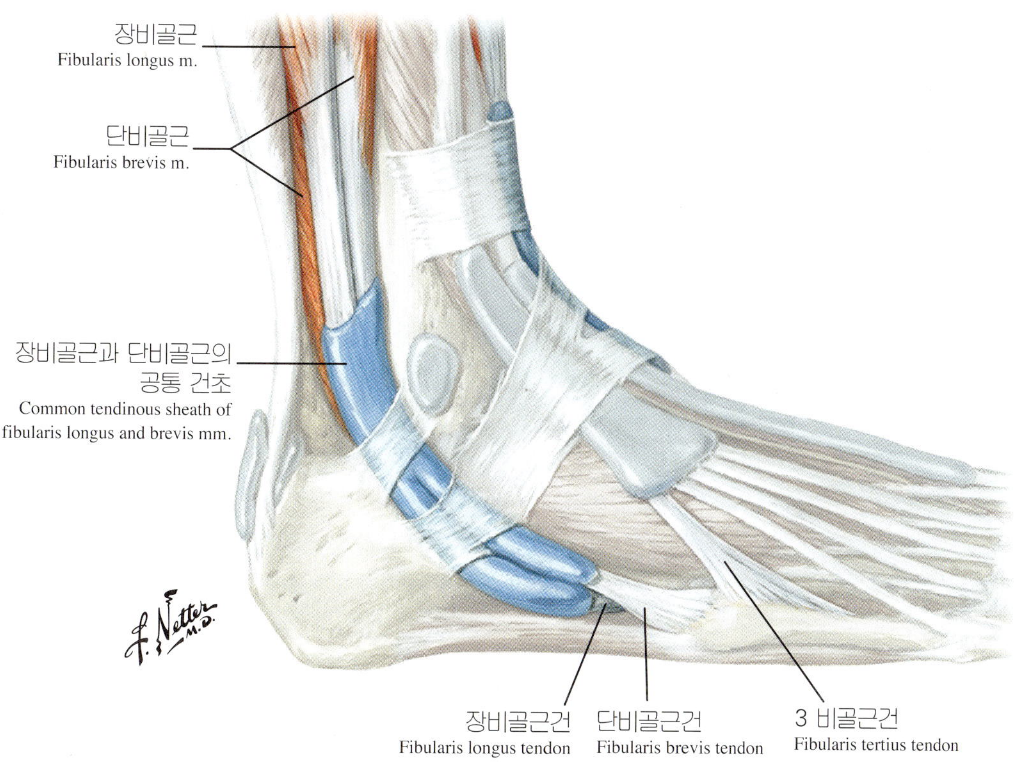

그림 16.9 발을 외반하는 근육

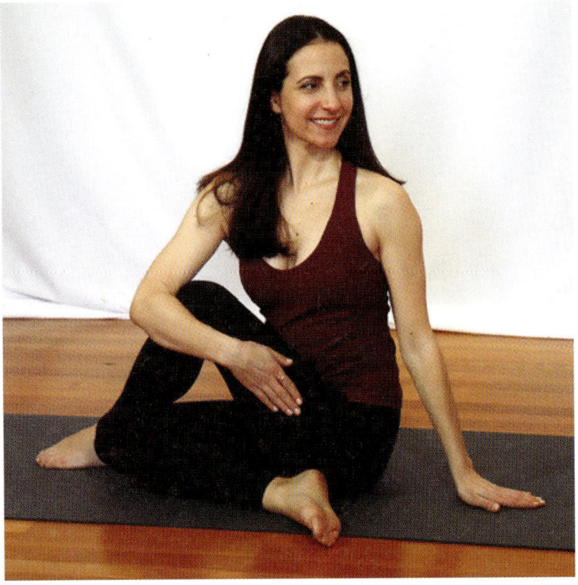

그림 16.10 발 외반: 요가 Half Lord of the Fishes Pose (Ardha Matsyendrasana)

- 시작 자세: 양 발을 앞으로 쭉 뻗고, 양 발을 배측굴곡한다. 똑바른 몸통을 유지하는 데 도움이 필요하다면, 골반 밑에 쿠션을 사용할 수도 있다. 양 팔을 몸통 옆에 놓고, 손바닥으로 바닥을 압박한다.
- 코어를 참여시키고, 양쪽 무릎을 굴곡한다. 그리고 왼쪽 발을 오른쪽 하퇴 밑으로 활주시켜 오른쪽 좌골 밖으로 내어 놓는다. 그런 다음 오른쪽 다리를 왼쪽 다리 위로 교차시켜, 왼쪽 무릎 바깥쪽으로 오른쪽 발을 내어 놓는다. 오른쪽 발바닥을 바닥 위에 붙이기 위해 오른발을 외반한다. 오른쪽 무릎을 천장 쪽으로 세운다. 체중을 양쪽 좌골 위에 고르게 분배한다.
- 들이쉬면서 왼쪽 팔을 180°까지 외전한다. 그리고 여러분은 척추를 신전하고 오른손을 여러분 뒤에 배치한다. 척추를 곧고 길게 하는 데 도움을 주기 위해 오른쪽 손가락끝으로 바닥을 압박한다. 내쉬면서 몸통을 오른쪽 허벅지 쪽으로 회전하고, 왼쪽 팔로 오른쪽 무릎을 감싼다. 척추의 신전과 회전을 유지하고, 몸통 전면과 오른쪽 허벅지가 가능하면 서로 가까워지도록 만든다.
- 머리를 오른쪽으로 회전하고, 대각선으로 응시하여 뒤쪽 벽을 바라본다.
- 발바닥을 바닥에 접촉하기 위해 오른쪽 발의 외반을 유지한다. 그리고 가슴을 넓게 벌린다. 들이쉬면서 몸통을 곧게 신전한다. 내쉬면서 오른쪽으로 몸통을 약간 더 회전한다.
- 5회의 호흡 동안 이 자세를 유지한다.
- 반대쪽으로도 실시한다.
- 끝 자세: 내쉬면서, 몸통을 다시 앞쪽으로 회전한다. 양 팔을 이완시켜 몸통 옆에 배치한다. 편안한 양반다리 자세로 다리를 가져간다.

대부분의 요가와 필라테스 운동은 의도적으로 외반하지 않는데, 그 이유는 (1) 발목의 안쪽면에 있는 튼튼한 삼각인대가 과도한 움직임을 예방하고, 또 (2) 외반이 안정된 자세가 아니기 때문이다.

내반 INVERSION

일반적으로 발의 내반이 불안정한 자세이기 때문에, 우리는 외반과 반대되는 동작으로서 운동을 할 때 종종 내반을 수행한다. 예를 들어, **요가 Warrior II Pose (Virabhadrasana II)** 동안 뒤쪽 발의 가쪽면이 지면으로부터 떨어지는 경향이 있다면, 내반이 여러분의 발을 균형잡힌 자세로 만들어 줄 것이다. 내반은 발바닥을 정중선 쪽으로 가져가는 것이다. 내반은 외반과 반대되는 움직임이고, 주로 거골하관절에서 일어난다; 내반이 횡족근관절과 TMT 관절에 의해 도움을 받는다. 안쪽 발바닥(발바닥의 가쪽 부위가 지면에 닿는다)으로 돌을 밟을 때처럼, 종골이 고정된 거골 아래에서 외회전할 때 거골하관절에서 내반이 일어난다. 양쪽 발바닥이 서로 마주보도록 발을 내반할 때 **필라테스 Seal**로 **움직임 해부학 운동**을 시도해 보자. 외반과 마찬가지로, 내반도 안정한 자세가 아니다; 사실, 내반이 외반보다 더 큰 가동범위를 가지고 있고, 또 가쪽인대가 발목의 가쪽면을 고정시키지 못하기 때문에, 또 삼각인대가 발의 안쪽면을 고정시키기 때문에, 내반이 외반보다 더 손상당하기 쉽다(임상 초점 15.1 발목 염좌 참고).

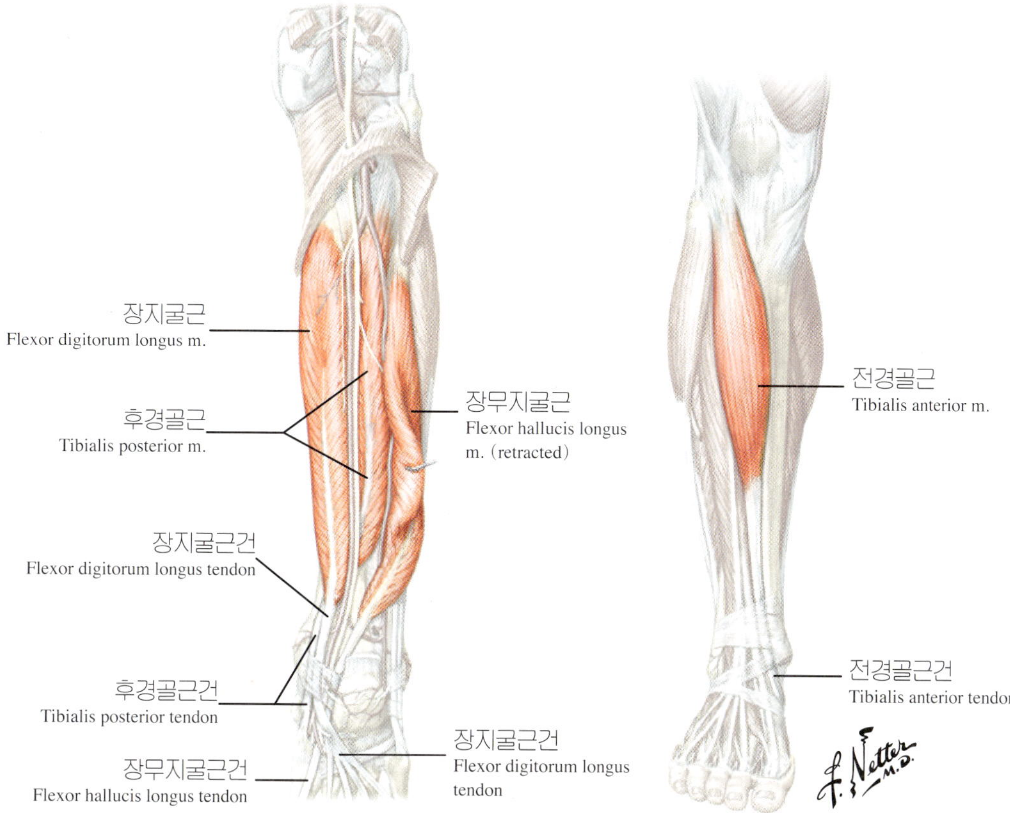

그림 16.11 발을 내반하는 근육

가동범위 Approximate Range of Motion

25°

근육과 신경지배 Muscles and Innervation

그림 16.11 참고

근육	신경
전경골근	심비골신경(L4, L5)
후경골근	경골신경(L4, L5)
장지굴근	경골신경(S2, S3)
장무지굴근	경골신경(S2, S3)

움직임 해부학 운동 Moving AnatoME Exercise

발 내반: 필라테스 Seal

그림 16.12 참고

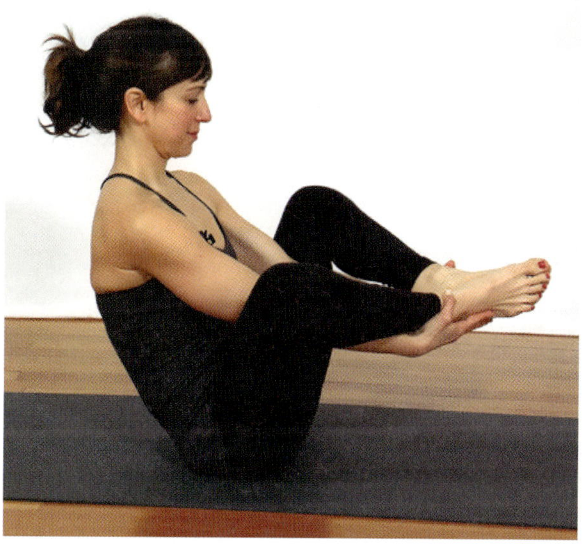

그림 16.12 발 내반: **필라테스** Seal

- 시작 자세: 양쪽 발바닥이 서로 접촉되도록 고관절의 외회전, 무릎의 굴곡, 또 발의 내반이 일어나는 "버터플라이" 자세로 앉는다. 코어를 참여시켜 척추가 C 만곡이 되도록 굴곡한다. 코어를 참여시키고, 양쪽 발바닥을 붙인 상태로 양 발을 바닥으로부터 들어올린다. 다리에 의해 형성된 다이아몬드 안으로 양손을 집어 넣은 후 발목과 발의 가쪽면을 잡는다.
- 준비를 하기 위해 들이쉰다.
- 척추를 움직이지 않고, 내쉬면서 고관절을 내전과 외전하면서 발 박수를 3번 친다.
- 들이쉬면서 코어를 참여시킨 후, 몸통을 뒤쪽으로 눕혀 구르기를 할 때 척추를 C 자로 유지한다. 이때 상위 흉추로 균형을 잡을 때까지 요추와 흉추로 구르기를 한다(경추에 압박이 가해져서는 안 된다).
- 이런 자세로 균형을 잡고, 내쉬면서 고관절을 내전과 외전하면서 발 박수를 3번 친다.
- 들이쉬면서, 시작자세로 되돌아온다.
- 6–8회 반복한다.
- 끝 자세: 양 발을 바닥에 내려놓고, 버터플라이 자세로 앉는다.

17장

Moving AnatoME의 실습 적용

Practical Applications of Moving AnatoME

건강한 학생으로서, 여러분의 일은 인체를 알고, 인체의 구조와 기능, 좋은 건강의 필수조건, 그리고 나쁜 건강을 초래할 수 있는 문제점 등을 배우는 것이다. 이것은 다른 사람의 건강을 위해 여러분이 일할 때 사용할 수 있는 중요한 지식일 뿐만 아니라, 여러분 스스로에게도 적용할 수 있는 중요한 지식이다.

이런 지식은 많은 소스로부터 얻어질 수 있다. 여러분이 강좌 듣기, 책 읽기, 또는 환자와의 만남을 통해 얻을 수 있다. 부가적으로, 여러분의 몸은 귀중한 학습 도구이다; 운동을 경험함으로서, 여러분은 운동 강좌를 통해 더 많은 지식을 얻을 수 있다; 예를 들어, **필라테스 Swimming**의 수행을 통해 여러분의 몸에 있는 고관절 신전근의 위치를 기억할 수 있게 될 것이다; 또한 운동의 수행은 근골격계 시험 때 도움을 줄 수 있는 "커닝 페이퍼"를 여러분께 제공할 것이다.

책과 몸의 융합으로부터 파생되는 무형의 이점이 존재한다. 하나의 이점은 신체 자각이 증가하는 것이다; 여러분 자신의 패턴과 습관에 대한 인지는 건강을 유지하고 손상을 예방하는데 매우 중요하다. 다른 이점은 건강에 대한 개인적 책무와 건강에 꼭 필요한 것에 대한 관련 지식이다; 예를 들어, 달력에 조깅에 대한 계획을 기입하는 것이다. "해야 할 것"에 대한 지식과 "실제로 행하는 것" 사이에는 큰 차이점이 있다(예, "채소가 여러분의 건강에 좋은 것임을 알고 있는 것"과 "채소를 여러분의 식단에 포함하는 것"의 차이). 여러분은 본 책의 "연습" 상자를 통해 보다 효율적인 건강 전문가가 될 수 있을 것이다. 사실, 어떤 연구들에 따르면, 여러분 자신의 건강 양생법을 유지하는 것이 환자에게 생활양식 변경에 대한 조언을 제공하는데 효율적으로 도움이 된다는 것이다.

많은 연구들이 건강한 신체와 건강한 정신을 연결시키는 시도를 해 왔다. 어떤 연구들은 신체가 웰빙으로 가는 지름길임을 증명해 왔다. 여러분의 연구에서 중요한 것은 이런 지름길 이후의 상황이다; 여러분께 스트레스 카드를 제공하는 것이다. 여러분이 계속해서 검사를 받거나, 여러 시간 동안 연구와 일을 하거나, 그리고 잠을 자지 않고 앉은 채로 하룻밤을 지샌다면, 여러분의 학술적 취지가 큰 피해를 볼 것이다. 만약 여러분이 자신의 건강을 우선시 하지 않으면, 나쁜 건강 습관이 분노(화)나 요통과 같은 상태를 초래할 수 있다. 그러나 여러분은 자가-관리 실습을 설정함으로서 다루어 왔던 스트레스 카드를 수정해서는 안 된다. 검사를 위해 어떻게 연구해야 할 것인지를 위한 간소화된 팁이 있는 것처럼, 어떻게 자가-관리를 하는지에 대한 신뢰할 수 있는 제안이 있다(18장에 몇 가지 기준이 제시되어 있다).

여러분의 의무는 환자의 건강에 대한 책임감을 갖는 것처럼, 여러분 자신의 건강에 대한 책임감을 갖는 것이다. 여러분 자신의 신체뿐만 아니라, 그 신체를 관리하는 것을 배울 때, 여러분의 삶의 질이 향상되는 것은 물론, 커다란 잠재력을 가질 것이다. "내 행동을 따르지 말고, 내 충고를 따르라"는 말은 히포크라테스 선서 어디에도 없다. 그래서 작은 것에서부터 시작하고, 건강을 실천함으로써 시작하자. 그런 다음 여러분의 새로운 패턴으로 확장해 나가자. 시간이 경과하면, 인체에 대한 지식과 여러분의 몸에 대한 지식이 함께 성장해 나아갈 것이다.

18장

건강을 위한 기초: 자세와 마음챙김

Foundations for Health: Posture and Mindfulness

건강을 위한 기초는 많다. 그들 중 2가지 기초 – 자세와 마음챙김 – 가 여러분의 과정에서 효율적이고 편리할 것이다.

자세 POSTURE

여러분은 살아있는 해부학이다. 이 책에서 여러분이 배웠던 모든 근육과 뼈가 여러분 안에 존재한다. 매일 매 순간 신경들은 흥분하고, 근육은 수축하고, 관절은 활주하고, 그리고 뼈가 움직여 여러분이 주변 세계와 상호작용하도록 만든다. 여러분의 몸이 여러분으로 하여금 개인적인 영향을 만들도록 하는 것처럼, 여러분의 몸도 여러분의 모든 활동으로부터 다양한 영향을 받는다. 그래서 해부학과 환자의 건강관리에서 해부학의 역할에 대해 배울 때, 여러분은 자신의 해부학과 자가관리를 확인하기 위해 무엇을 할 수 있는가?

여러분의 몸을 관리할 때, 최우선으로 고려할 사항은 적절한 자세를 갖는 것이다. 건강한 자세는 여러분의 적절한 신체 정렬을 촉진하고, 또 라운딩 동안의 장시간 서기 자세, 노트 작성, 그리고 임상 장비의 운반 등과 같은 일상의 반복 스트레스로부터 여러분을 지탱시킬 것이다.

정확히, 자세란 무엇을 의미하는가? 1947년 미국정형외과협회는 자세 분과 위원회를 설립했고, 자세를 "신체 분절의 상대적 정렬"로 정의했다. 선구적인 물리치료사인 Florence Peterson Kendall은 "Muscle Testing and Function"에서 자세를 "지정된 시점 때 일어나는 모든 신체 관절의 위치"로 정의했다. 사실, 이들 정의가 자세의 정의로 꼭 매우 적합하다. 객관적 관점으로부터, 우리는 한 관절과 다른 관절과의 관계를 쉽게 관찰할 수 있고, 자세를 여러 종류로 분류할 수 있다: (1) 정적 자세(예, 해부학적 자세), (2) 동적 자세(예, 달릴 때의 자세), (3) 한 위치에서의 진화(예, 요가 자세), 그리고 (4) 한 위치에서 다른 위치로의 전환(앉기 자세에서 서기 자세로의 전환). 자세는 주관적으로 평가되기 쉽지 않다. 자세에 대한 생각은 신체 자각으로 나타날 수 있다: 내 어깨가 구부정한가? 내 골반이 경사져 있는가? 또는 내가 오른쪽으로 기울어져 있는가?

자세는 위치뿐만 아니라, 활동, 연령, 성별, 유전, 문화, 근육 상태 등에 의해 변화될 수 있다. 또한 사람의 자세는 특정 시점에서 독특하고 친숙하게 나타날 수도 있다: 2개의 자세가 동시에 존재할 수 없다.

적절한 자세 Proper Posture

적절한 자세는 최소한의 에너지 비용과, 스트레스와 스트레인 없이 효율적인 신체 정렬을 촉진한다(임상 초점 18.1). 이것은 신체적 노력 없이도 선 자세(앉은 자세 또는 달리기)를 취할 수 있음을 의미한다. 자세 습관에 대한 자각을 얻고, 자세를 어떻게 교정할 수 있는지를 배우기 위해 다음의 운동을 실습해 보자(상자 18.1).

움직임 해부학 Moving AnatoME

서기 자세: 요가 Mountain Pose(Tadasana)

그림 18.1 참고

이상적인 서기 자세는 해부학적 자세와 비슷하다(발과 손의 배치를 제외하고). 해부학적 자세는 양 발이 나란하게 배치되고, 발가락이 정면을 바라보는 자세이다: 대다수 사람의 경우, 해부학적 자세는 이상적인 서기 자세(양 발과

임상 초점 18.1 나쁜 자세

좋은 자세가 아닐 때 무슨 일이 일어나는가? 근골격계 편위가 생리적 비효율성을 초래한다. 잘못된 정렬은 뼈, 관절, 인대 및 근육에 과도한 스트레스를 제공한다. 이런 스트레스는 부적절한 정렬 부위에 영향을 줄 뿐만 아니라, 신체 분절이 서로 연결되어 있기 때문에 다른 신체 부위에도 부정적인 영향을 줄 수 있다. 부적절한 자세로 인한 스트레스와 스트레인은 근육, 인대 및 관련 조직의 잘못된 사용으로부터 초래된다. 근육이 장기간 동안 부적절하게 활성화되면, 어떤 근육은 길어져 약해지고, 반대쪽 근육은 짧아져 타이트해진다. 예를 들어, 과도한 흉추 후만증을 생각해 보자. 후만증의 경우, 전방의 흉곽 부속 근육이 타이트해지고, 후방의 신전근이 길어져 약해진다(잠재적으로 호흡 장기에도 나쁜 영향을 준다); 이런 부담감은 목 신전근에 의해서도 발생한다. 경추 신전근은 사람이 수평으로 눈을 응시하도록 경추를 과신전시킨다. 그 이외, 요추도 흉추의 굴곡에 반응하여 과도한 전만을 일으킨다; 결과적으로, 골반이 전방경사되고, 이것은 고관절 굴곡근을 단축시키는 동시에 신전근을 신장시킨다. 고관절의 건염처럼 구부정한 자세가 끝날 때까지 스트레인의 생체역학적 사슬은 지속된다.

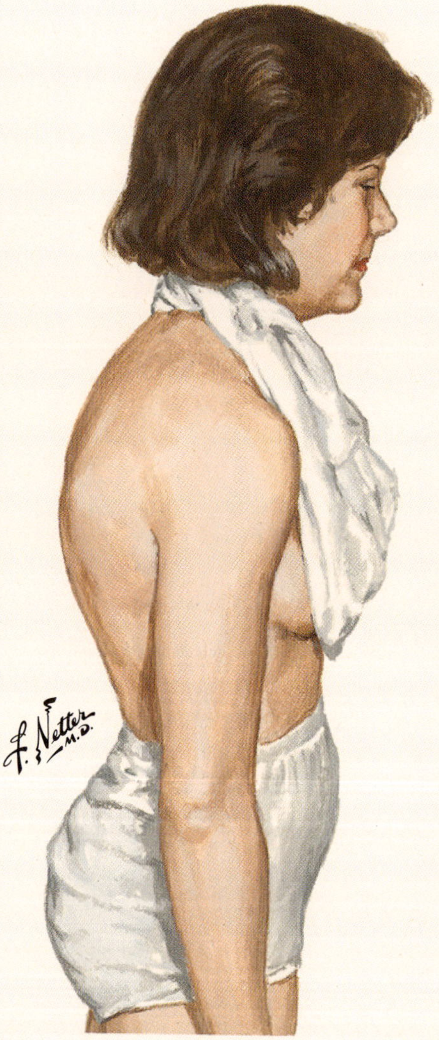

보상성 요추 전만증을 가진 과도한 흉추 후만증

상자 18.1 중력선 The Line of Gravity

이상적인 자세는 중력선을 통해 잘 이해될 수 있다. 선 자세일 때 중력은 시상면과 전두면이 교차하는 신체 정중선을 따라 내려간다. 신체는 이런 중력선을 중심으로 균형 상태를 유지한다. 임상에서는 중력선을 표현하기 위해 연추선을 사용한다. 환자를 전방, 후방 및 측방에서 봤을 때, 연추선은 이상적인 서기 정렬을 평가하고, 또 그것으로부터 편위된 자세를 평가하는 기준을 제공한다. 이상적인 서기 정렬일 때, 환자의 뼈표식점과 해부학적 기준점(예, 외과)은 연추선의 기준점에 해당한다. 이들 기준점이 연추선으로부터 벗어날 때 잘못된 자세가 일어나고, 신체를 마모시키는 위험이 증가한다.

발가락이 약간 가쪽으로 향하는) 보다 더 많은 에너지 비용을 요구한다. 해부학적 자세는 손바닥도 정면을 바라봐야 한다: 이상적인 서기 자세를 취할 때 대다수 사람의 팔은 이완되고 손바닥이 몸쪽으로 향하게 된다. **요가 Mountain Pose(Tadasana)**로 이상적인 서기 자세를 연습해 보자. 이 자세는 해부학적 자세와 비슷하고, 요가 포즈와 시퀀스의 기본 자세이다. 이것은 여러분에게 신체 자각(어떻게 서 있는지, 앉아 있는지, 굽힘을 하는지, 들기를 하는지, 그리고 어떻게 움직이는지 등)을 제공한다.

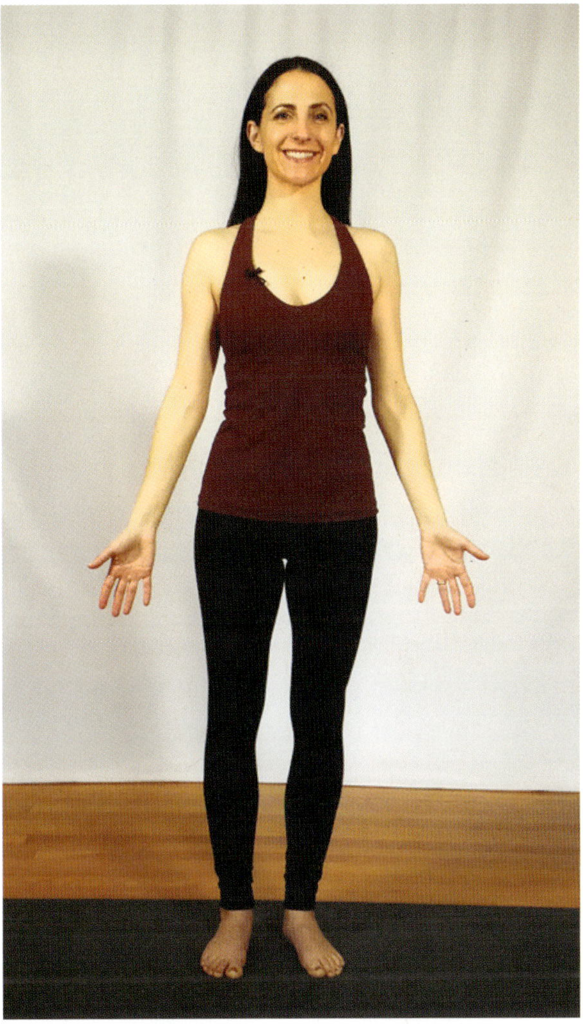

그림 18.1 요가 Mountain Pose(Tadasana)

- 시작 자세: 양쪽 발을 고관절 너비만큼 벌리고 양 발을 자연스럽게 배치한다. 체중을 양쪽 발 사이의 중간지점에 배치하고, 양 팔을 이완시켜 몸통 옆에 자연스럽게 배치한다.
- 바닥 위에 발가락을 펼쳐 견고한 기반을 형성한다. 양쪽 족궁을 참여시키고, 하퇴와 허벅지를 통해 족궁의 참여가 위로 올라가는 느낌을 가져 본다. 그리고 허벅지를 내회전으로 등척성 수축을 한다.
- 좌골에서부터 머리 정수리까지 온 몸통을 길게 늘인다.
- 근력의 중심을 유지하기 위해 코어를 참여시킨다.
- 어깨와 가슴을 부드럽게 벌린다; 견갑골이 등에 고정되는지를 느껴본다. 전완을 몸통 옆에 배치하고, 손바닥을 정면으로 향하게 하고, 손가락을 쫙 벌린다.
- 경추가 흉추에 자연스럽게 연속되도록 목과 몸통을 일자로 정렬시킨다. 머리는 중립위를 유지하고, 턱은 바닥과 평행을 이룬다. 목과 어깨의 긴장을 이완한다.
- 여러분의 앞쪽에 있는 한 지점을 찾은 후 부드럽게 응시한다. 다섯을 세는 동안 호흡을 한다.
- 끝 자세: 내쉬면서 원래의 서기 자세로 돌아온다.

앉은 자세: 컴퓨터 데스크 스테이션

그림 18.2 참고

컴퓨터 앞에 앉아 일하는 것은 현대인의 흔한 일상생활이다. 적절하게 신장하는 방법을 배우고, 만성 스트레스와 스트레인의 위험을 감소시킨다.

- 컴퓨터 모니터로부터 18–24인치 간격을 띄우고 의자를 배치한다.
- 자연스럽게 양 발을 나란히 배치한 상태에서 발바닥을 바닥이나 발판 위에 올려놓는다.
- 양쪽 무릎을 발목 바로 위나 약간 뒤에 위치시킨다. 양쪽 무릎을 90°이상 굴곡하지 않는다.
- 양쪽 허벅지를 나란하게 유지하고, 고관절이 90°이상 굴곡되지 않도록 위치시킨다(이런 자세를 달성하기 위해 의자의 좌석을 높이거나 낮출 수 있다). 이것은 양 다리의 교차를 피하기 위한 가장 좋은 방법이다. 만약 여러분이 양쪽 다리를 교차한다면, 불균형을 방지하기 위해 양쪽 다리를 한 번씩 교대로 교차한다.
- 똑바로 앉고 양쪽 좌골에 체중을 균등하게 분배한다.
- 몸통이 앞쪽이나 뒤쪽으로 기울어지지 않도록 몸통을 똑바로 유지한다. 골반을 중립위로 유지하고 요추의 전만을 그대로 유지한다.
- 경추를 중립위로 유지한다. 모니터가 눈높이나 약간 낮은 높이가 되도록 배치하고, 턱을 지면과 나란하게 배치한다(이런 자세를 달성하기 위해 컴퓨터 모니터의 높이를 약간 올릴 수도 있다). 여러분의 눈 위치가 목과 머리의 위치에 어떤 영향을 주는지를 알아야 한다.
- 여러분의 어깨가 고관절과 수직되도록 배치한다. 가슴을 펴고, 어깨를 이완시킨다. 어깨와 귀 사이의 공간을 그대로 유지한다.
- 전완이 바닥과 평행할 수 있도록 팔꿈치를 90°로 굴곡한다. 여러분의 손목을 팔꿈치와 같은 면상에 배치한다. 이때 손목은 굴곡이나 신전되지 않아야 한다.
- 근수축을 이용해 자세를 유지한다.

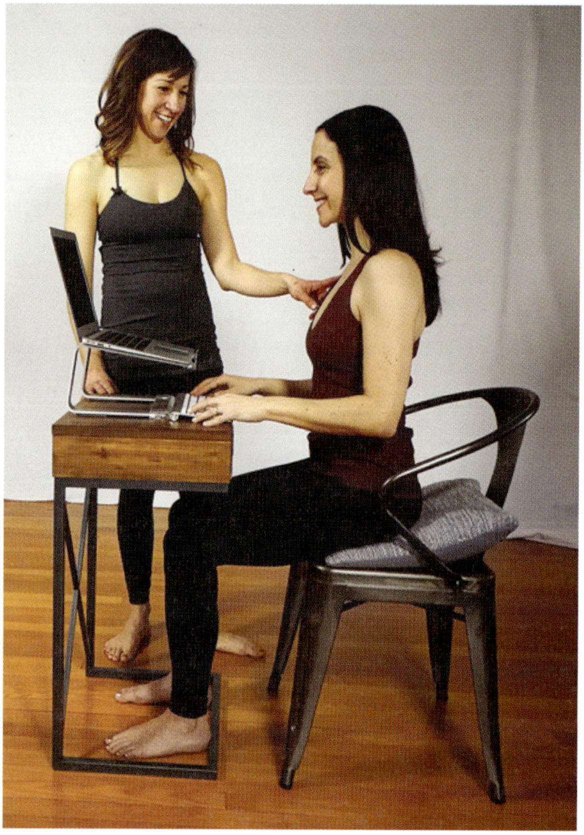

그림 18.2 컴퓨터 데스크 스테이션에 앉은 자세

필요하다면 적절한 자세를 취하기 위해 인간공학적 지지대를 이용한다(예, 앉은 자세를 위한 요추 패드나, 타이핑을 위한 손목 패드). 자세가 적절한지에 관계없이 신체가 장시간 동안 한 자세로 유지되지 않음을 명심해야 한다. 서기 자세나 보행 동안 30–60분마다 휴식을 취한다. 이와 같이, 모니터 작업을 할 때는 20분마다 20초간 눈 휴식을 취하고, 20피트 떨어진 물체를 응시하도록 한다(20–20–20 법칙). 또한 여러분은 앉은 자세에서 신체의 위치를 이동시킬 수 있고, 공간에서 여러분의 신체가 어디에 있는지를 자각하고, 또 어떤 위치가 여러분께 가장 편안한 지를 자각한다.

동적 자세: 굽힘과 들기

그림 18.3 참고

이상적인 굽힘과 들기 자세를 연습함으로서 신체의 스트레스를 최소화하고 여러분의 들기 파워를 최대화한다(예, 환자를 침대차 위로 들어 올릴 때).

- 여러분의 제한을 침해하지 않고, 여러분이 안전하게 핸들링할 수 있는 것만 들어 올린다.
- 들기 전에, 발바닥을 바닥 위에 넓게 붙이고, 물체와 가깝게 위치한다. 몸통을 똑바로 유지하고 무릎을 부드럽게 굽힌다. 여러분의 등을 보호하기 위해 코어를 참여시킨다. 가능하면, 허리 높이로 물체를 들고 운반한다. 허리 높이로 물체를 가져가기 위해서는 척추를 중립위로 유지하면서 무릎과 고관절을 굴곡한다.
- 고관절을 신전하고 일어설 때는 하지와 둔부의 근육을 이용해 하중을 들어 올린다. 굴곡된 무릎을 유지하면서, 고관절 너비만큼 서기 자세를 다시 취한다(보행을 위해).
- 견갑골을 등에 고정하고, 어깨의 하강을 유지한다.
- 물체를 몸 가까이에서 잡는다. 최대의 지렛대와 최소의 손상을 위해 팔꿈치를 굴곡하지만, 손목은 중립위로 유지되어야 한다.
- 물체를 내려놓기 위해, 굴곡된 무릎 자세를 취하고 다시 다리를 넓게 벌린다. 이때 척추는 중립위이고,

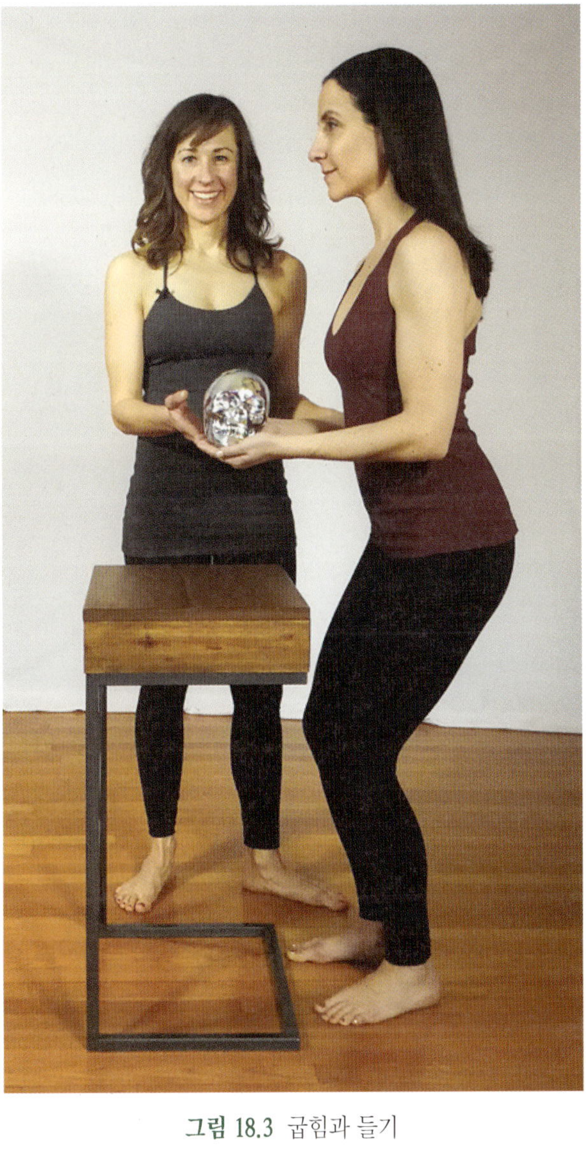

그림 18.3 굽힘과 들기

상자 18.2 자세와 골반

적절한 자세의 주요 요소는 골반의 위치이다. 그 이유는 골반이 하지, 몸통 및 상지의 정렬에 영향을 주기 때문이다. Florence Kendall에 의한 정의처럼, 좌우 ASIS가 같은 수평선상에 위치하고, ASIS와 치골결합이 같은 수직선상에 있을 때, 골반이 해부학적으로 중립위에 있다고 말할 수 있다. 비록 골반의 중립위에 대해 논란이 있지만, 대다수의 전문가들은 다음과 같은 길항작용하는 근육에 동의한다: 적절한 자세를 이루기 위해 서로 길항하는 근육들이 골반에 작용한다는 것이다. 이들 길항근은 몸통과 허벅지의 앞쪽과 뒤쪽에 부착한다: 즉, 골반의 위쪽과 아래쪽에 각각 부착한다. 예를 들어, 복벽 근육(예, 복직근)은 골반을 후방으로 경사시키기 위해 척추를 굴곡하고, 이로 인해 고관절이 신전된다. 등 근육(예, 척주기립근)은 척추를 신전하여 골반을 전방으로 경사시키고, 고관절이 굴곡된다. 이와 같이, 고관절 굴곡근(예, 대퇴직근)도 골반의 앞쪽 부분을 당겨 골반을 전방경사시킨다(고관절이 굴곡된다). 고관절 신전근(예, 반건양근, 대둔근)은 골반을 후방경사시키고, 고관절을 신전한다. 일상 동안의 잘못된 자세나 좋지 못한 컨디셔닝으로 인한 이들 길항근 사이의 불균형 때문에, 골반을 중립위로 만들기가 쉽지 않다. 적절한 자세의 일환으로 골반을 중립위로 만드는 노력을 할 때, 이들 근육의 균형을 꼭 유지해야 한다.

견고한 서기 자세를 취한다. 물체를 내려놓을 때 무릎과 고관절을 더욱 굴곡시킨다. 이때 척추를 굴곡해서는 안 된다.

- 천천히 서기 자세로 되돌아온다.

등을 보호하기 위해 여러분의 코어를 참여시킨다(6장. 목과 등 참고). 어떤 희생을 치르더라도 척주를 굴곡해서는 안된다. 굽힘은 주로 무릎과 고관절에서 일어나야 하고, 척추는 중립위를 유지해야 한다. 하중을 들거나 운반할 때, 여러분의 몸통을 비틀거나 회전해서도 안 된다. 만약 회전할 필요가 있다면, 여러분이 가고자 하는 방향으로 조금씩 다리를 움직인다(상자 18.2).

모든 것을 합쳐: 요가와 필라테스 흐름(flow)

그림 18.4 참고

중력이 여러분을 아래쪽으로 당길 때, 여러분은 어떻게 서거나 앉을 수 있는가? 인대는 적절한 자세를 유지하기 위해 지지를 제공해야 하는데, 그 이유는 인대성 에너지가 근육 에너지보다 덜 비싼 편이어서 생리학적으로 더 효율적이기 때문이다. 그러나 현실에서는 이상적인 환경이 존재하지 않고 환자의 개성이 존재한다; 심지어 사람이 수동 서기를 할 때도 똑바른 자세를 유지하기 위해 근육이 활성화된다. 이들 근육이 중력에 길항하는 작용을 하기 때문에, 항중력근으로 알려져 있다(그림 18.1 참고). 자세를 강화하기 위해, 연구 도구와 휴식으로 작용하는 **요가와 필라테스 흐름**을 이용해 이들 근육을 강화하고 신장해 보자.

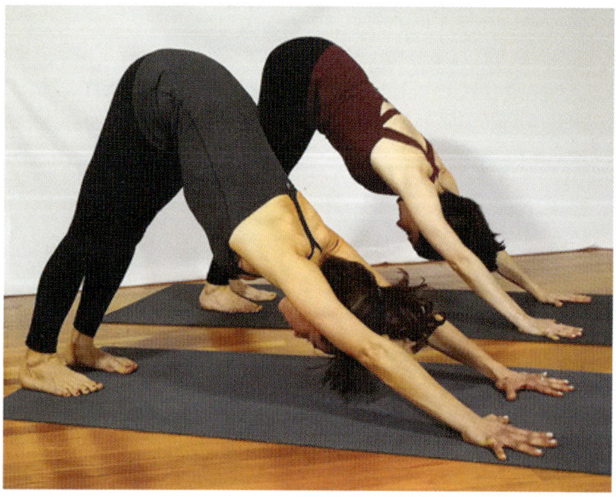

그림 18.4 요가와 필라테스 흐름

- 시작 자세: 바닥에 누운 자세를 취한다: 양 다리를 길게 뻗고 양 팔을 몸통에 배치한다.
- **필라테스 Pelvic Tilts**
- **필라테스 Roll-Up**
- **요가 Cat-Cow Pose(Marjaryasana-Bitilasana)**
- **필라테스 Leg Pull Prep**
- **요가 Downward-Facing Dog Pose(Adho Mukha Svanasana)**
- **요가 Plank Pose(Phalakasana)**
- **요가 Cobra Pose(Bhujangasana)**
- **필라테스 Swimming**
- 끝 자세: 양쪽 무릎과 고관절을 굴곡하고 엉덩이를 발꿈치 위에 배치하고 앉은 자세를 취한다. 그 다음, 몸통과 양 팔을 앞쪽으로 쭉 뻗는다. 심호흡을 몇 번 한 후, 편안한 양반다리 앉기 자세로 되돌아온다.

여러분 자신의 흐름에 맞게끔 이런 포즈의 시퀀스를 이용한다. 자유롭게 포즈를 반복하거나, 몇몇 포즈를 생략하고 다른 포즈를 이용할 수도 있다.

마음챙김 MINDFULNESS

환자 관리 시 신체적 요구 이외, 정서적 대가도 존재한다. 여러분이 관리하는 환자의 수에서부터 모든 행정적 책임까지, 여러분의 스트레스를 증가되어, 마음이 산만해지고 황폐화될 수 있다.

마음챙김(mindfulness)이 여러분의 이런 감정을 관리하는 데 도움을 줄 수 있다. 마음챙김은 여러분이 현재에 참여하도록 돕고, 여러분이 환경의 자극(생각, 정서, 소리 및 시각적 정보 등)을 조율하고 핸들링할 수 있도록 돕는다. 이런 방법을 통해, 가까이 있는 문제에 적절하고 효율적인 반응을 하도록 여러분의 자각과 행동을

연습 18.1 현명한 조언

주의집중을 잘 하는 방법은 많다. 여러분께 맞는 것이 무엇인지를 찾기 위해 몇 가지 방법을 시도해 보자(여러분께 맞는 것이 시간이 경과함에 따라 변할 수 있음을 인지하자). 집중하기를 잘 할 수 있는 몇 가지 방법으로는 눈을 감고 심호흡을 5회 하는 것, 블록 주위를 빠르게 걷는 것, 맨발로 풀밭(잔디)위에 서 있는 것, 하루를 시작하거나 마무리 할 때 의식의 흐름을 느끼기 등이다. 중요한 것은 무엇이든 2분 동안 실천하는 것이고, 처음에는 하나의 기법으로 작게 시작하지만, 자연스럽게 성장하도록 실천한다.

현재(미래나 과거)에 맞춘다.

마음챙김을 이해하는 가장 좋은 방법은 경험을 통하는 것이다. 그 이유는 마음의 문제가 매우 주관적이기 때문이다. 마음챙김은 사람의 자연스런 태도이고, 특별한 기법을 통해 육성될 수 있다(연습 18.1). 예를 들어, 호흡에 집중하는 방법이 유용한 기법이다. 스트레스 상황을 만났을 때, 바로 반응하지 말고 몇 번의 심호흡을 갖는 것이 좋다. 원치 않은 조언 보다는 현명한 조언이 실질적으로 생리적 효과를 가진다. 느리고 깊은 심호흡은 부교감신경(휴식-소화 반응)을 촉진하여 여러분이 고요와 중심화를 느낄 수 있도록 돕는다. 다른 기술의 발전과 마찬가지로, 호흡을 이용하는 조용한 기법도 발전되어 왔다.

명상도 유용한 마음챙김의 수단이다. 왜냐하면 명상은 숙련된 집중을 통해 마음을 고요하게 만든다. 선, 초월, 휘빠사나(vipassana), 만트라(mantra) 및 자비명상(loving-kindness meditation)등과 같은 다양한 명상 방법이 존재한다. 연구자들은 불꽃을 보면서 명상을 발견했던 원시 수렵채집을 하던 사람으로부터 명상이 시작되었다고 생각한다.

여러분이 선택한 마음챙김의 방법에 관계없이, 중요한 것은 일관성인데, 그 이유는 이것이 패턴 변화와 연결되기 때문이다. 실습하고 인내하자. 그리고 어떤 실습에서든 가장 중요한 부분은 이것을 하기 위해 노력하는 것임을 명심하자. 만약 1분의 명상이 여러분의 출발점이라면, 거기에서부터 시작하자. 시간이 경과함에 따라 여러분의 명상 시간도 자연스럽게 길어질 것이고, 6개월이 지나면 여러분은 향상된 새로운 건강 습관을 갖게 될 것이다(여러분이 이것을 수행하는 시간을 찾을 수 있을 때까지 계속 기다린다). 호흡, 명상 및 움직임을 강조하는 다음 기법을 이용해 마음챙김을 연습해 본다.

움직임 해부학 Moving AnatoME

심호흡 기법: 요가 Alternate Nostril Breath (Anuloma Viloma)

그림 18.5 참고

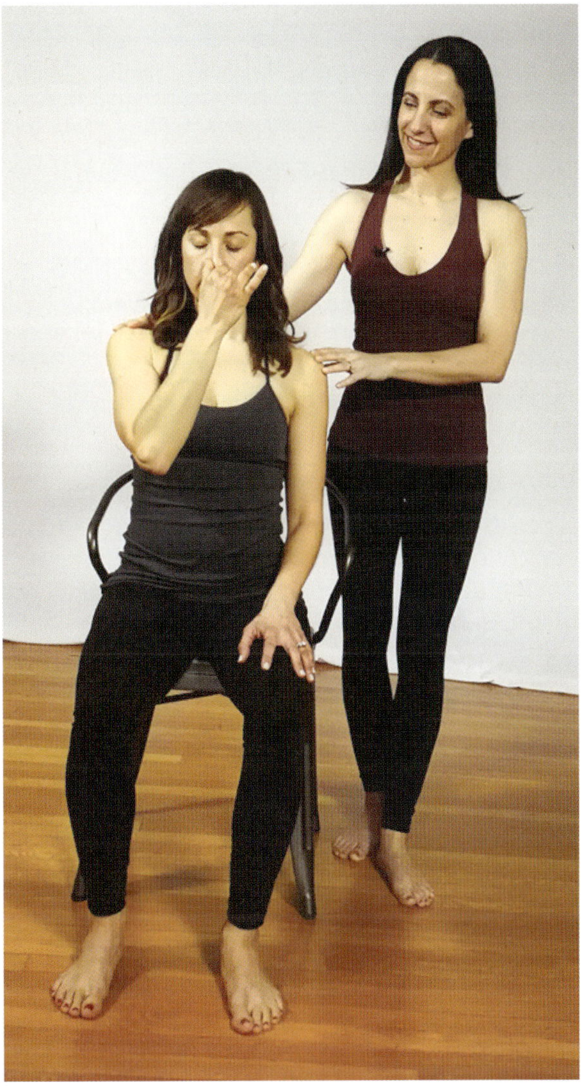

그림 18.5 요가 Alternate Nostril Breath (Anuloma Viloma)

- 시작 자세: 바닥 위에서 편안하게 양반다리로 앉는다. 필요하다면 의자나 쿠션으로 지지할 수 있다. 5분 동안 알람을 맞춰 놓고 나머지 모든 소리(전화기 소리, 컴퓨터)를 차단한다.
- 손바닥을 위쪽으로 향하게 하고 여러분의 왼손을 왼쪽 무릎 위에 올려놓는다. 오른손의 엄지, 약지 및 소지를 신전하고, 검지와 중지를 손바닥쪽으로 굴곡한다.
- 눈을 감고 코로 2번 심호흡을 한다.
- 내쉰 후, 오른쪽 콧구멍을 엄지로 부드럽게 막는다. 느리게 넷을 세는 동안, 왼쪽 콧구멍으로 들이쉰다.
- 오른손 약지로 왼쪽 콧구멍을 막는다.
- 넷을 세는 동안 숨을 참는다.
- 오른쪽 콧구멍을 열고, 느리게 넷을 세는 동안 내쉰다. 균등하게 내쉬도록 조정한다.
- 오른쪽 콧구멍을 통해 넷을 세는 동안 들이쉰다.
- 오른손 엄지로 오른쪽 콧구멍을 막는다.
- 넷을 세는 동안 숨을 참는다.
- 왼쪽 콧구멍을 열고, 느리게 넷을 세는 동안 내쉰다.
- 다시 한 번 한 사이클의 운동을 시작한다. 타이머 소리가 날 때까지 반복한다.
- 끝 자세: 오른손을 이완하여 오른쪽 무릎 위에 올려놓는다. 일반적인 호흡으로 돌아간다.

환경과 익숙해지기: 감각 명상

그림 18.6 참고

명상을 위한 기초로서 5가지 감각에 집중한다: 시각, 후각, 촉각, 미각, 청각 등. 다음의 예는 소리를 사용하여 여러분의 마음이 중심으로 움직이도록 돕는다.

- 바닥 위에서 편안하게 양반다리로 앉거나 의자에 앉는다(필요하다면, 지지를 위해 쿠션이나 지지대를 사용할 수도 있다). 최상의 앉기 방법은 실습 동안 여러분을 잘 지지하는 것이다.
- 전화기를 끄고, 5, 10, 20분 간격으로 알람을 맞춘다.
- 손바닥을 위쪽으로 향하게 무릎 위에 올려놓는다. 그리고 눈을 부드럽게 감는다.
- 여러분의 환경과 모든 소리에 집중한다.
- 여러분 주위에서 들리는 하나의 소리(자동차 소리, 수다 소리, 삐 소리나는 기계음)에 집중한다. 그 소리에 계속 집중한다.
- 여러분의 마음이 흔들리면, 가능하면 빨리

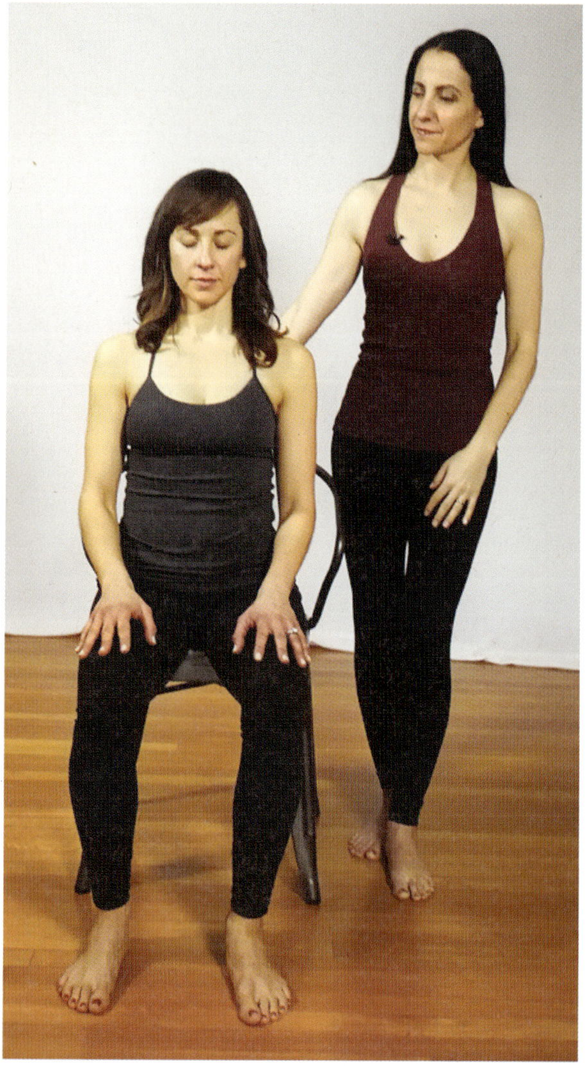

그림 18.6 감각 명상

그 소리를 다시 듣거나 집중한다. 여러분의 마음이 흔들리면, 그 소리를 들을 수 없다. 정기적으로 집중하는 것을 연습을 해야 한다. 이것은 명상이 연습으로 향상되는 이유이다.

- 알람 소리가 들릴 때까지 앉은 자세를 유지한다. 활동을 계속하기 전에, 여러분의 경험을 반영하기 위해 한 순간 잠시 휴식을 취한다.

모든 것을 합쳐: 요가와 필라테스 흐름(flow)

그림 18.7 참고

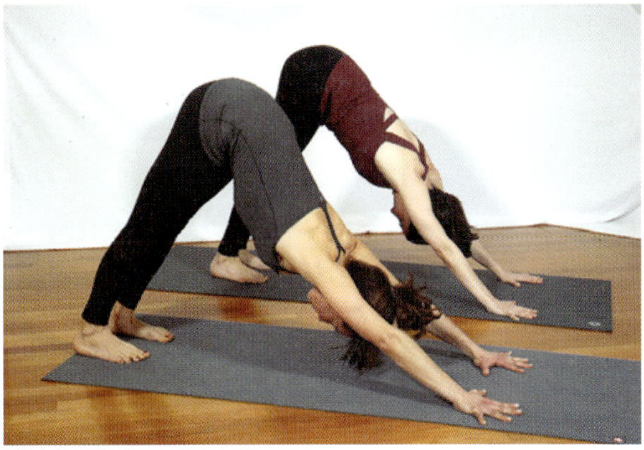

그림 18.7 요가와 필라테스 흐름

요가에서 집중은 "dlharana"로 불린다. 이것은 여러분이 하나의 정신 물체에 집중함으로써 여러분의 생각을 갈고 닦는 행위이다. 명상을 하기 전에 여러분의 자각을 청각에 집중하듯이, 여러분은 자신의 해부학적 구조물에 집중함으로서 마음챙김을 키울 수 있다. 여러분께 어떤 일(발 배치, 호흡 및 고요)이 일어나는지에 집중하면서 운동 시퀀스를 수행한다. 이런 흐름의 기간 동안에도 집중을 유지한다. 여러분의 마음이 흔들리면, 여러분이 선택한 초점으로 다시 되돌아간다. 집중하는 여러분의 능력은 매트에서는 물론, 하루의 일과 중에서도 증가할 것이다.

"임상 초점" 상자와 "연습" 상자

Clinical Focus and Practice What You Preach Boxes

"임상 초점" 상자

CLINICAL FOCUS BOXES

"연습" 상자

PRACTICE WHAT YOU PREACH BOXES

찾아보기 Index